日本エム・イー学会編
ME 教科書シリーズ　C-3

# 生体リズムとゆらぎ
## ―モデルが明らかにするもの―

工学博士　中尾　光之
工学博士
医学博士　山本　光璋

共　著

コロナ社

日本エム・イー学会
教科書編纂委員会

委員長　佐藤　俊輔（藍野大学）
委　員　稲田　紘（兵庫県立大学）
（五十音順）金井　寛（東京電機大学）
　　　　神谷　瞭（日本大学）
　　　　北畠　顕（医療法人社団 カレスサッポロ）
　　　　楠岡　英雄（国立病院機構 大阪医療センター）
　　　　戸川　達男（早稲田大学）
　　　　鳥脇純一郎（中京大学）
　　　　野瀬　善明（九州大学）
　　　　半田　康延（東北大学）

（所属は編纂当時のものによる）

# 刊行のことば

　医療は理工学領域で開発された技術を導入し，めざましい発展をとげた。いまから100年ほど前1895年に，レントゲンによって発見されたX線は人体内部の透視に応用され診断に大いに役立った。1900年代にはいってハンス・ベルガーは人の頭皮上で脳の電気現象が記録できることを発見した。これらは20世紀の医療の性格を象徴する発見であった。さらに生体材料の開発，X線CTやMRIなどの計測・診断機器や，各種治療機器の導入により，診断や治療技術は急激な発展をとげた。医療はME機器の支援なくしては成立しえない状況にある。理工学でも医学から発掘されたテーマが重要な研究対象になってきている。この分野には新技術のシーズが豊富なことが認識されてきたのである。

　日本エム・イー学会設立に時を同じくして，大学でも医用生体工学の教育や研究がさかんになってきた。最近になって，理工系学部・大学院を中心に，医用生体工学を専門とする専攻や学科が設立されはじめた。これらの学部，学科や大学院専攻で行われている教育・研究は医学部での工学技術の教育とともに，MEの将来を支える人材を育成し，技術を開発するために極めて重要である。

　日本エム・イー学会では，教育の一貫として，臨床工学技士のための教科書として「臨床工学シリーズ」を監修し，コロナ社から刊行中である。ところが，理工系大学あるいは医学部の学部，大学院の学生向けのMEに関する適当な参考書や教科書は，以前コロナ社から刊行された「ME選書」や「医用工学シリーズ」を除けば皆無である。それらもすでに品切れになって入手できないものや，または内容が古くなっているものもある。大学・大学院の教育の現場では，適切なMEの教科書がないために，教官が経験から講義や演習をしている状態である。日本エム・イー学会の教育委員会が同評議員に対して行った講義に関するアンケートからも，横断的かつ基礎的な教科と，最新の発展に関する部分とを適当にミックスした教科書シリーズの編纂が期待されている。この期待に応えるために日本エム・イー学会では，教科書シリーズを編纂することになった。

　この教科書シリーズは，大きく分けて

　　　　生体計測関係
　　　　生体システム・バイオメカニクス関係
　　　　生体情報処理関係
　　　　医用画像関係
　　　　生体物性・材料，機能代行関係
　　　　医療機器・情報システム関係

からなる。各巻とも基礎から最近の研究の状況までを簡潔に教科書としてまとめたもので，大学高学年から大学院修士課程での半期（半年）の講義で教える程度の内容にしてある。もちろん，参考

書としても使える。内容はなるべく視覚的に理解できるようにつとめた。この企画は，現時点でのME教育あるいは学習に必要な内容を網羅するようにつとめた結果であり，国際的にみてもこれに匹敵するものはない。できるだけ多くの教育の現場で使っていただければ幸いである。

1999年3月

日本エム・イー学会教科書編纂委員会

# ま え が き

　体温のリズムや心拍のゆらぎは生きている証であり，病態ではそれらの振幅が低下したり，消失したりすることが知られている．これより，生体リズムや生体信号にみられるゆらぎは生物の持っているなんらかの機能の現れではないかと考えることができるだろう．とりあえずリズムやゆらぎの観測を行ったとして，観測データを解析して，それらのダイナミクスの特徴づけまではたどり着けたとしよう（スペクトル解析や適当な統計モデルの適用を考えればよい）．では，そこから，リズムや心拍のゆらぎを生じさせている，あるいはそれを利用することによって果たされる機能を知るにはどうすればよいだろうか．ここにモデルを登場させよう．このモデルとしては，生理学的な構造とある程度対応づけが可能な構造を有しているものを考える．このようなモデルが生成する信号ダイナミクスが実際の観測データのそれに近いものとなるなら，それを生成しているメカニズムを生理学的な実体に即して明らかにすることができるだろう．

　さらに機能へと結びつけるためにはどうしたらよいであろうか．残念ながらそれを確実に実現するための道筋は必ずしも明らかではない．優れた機能的洞察のみがそれを可能にする．これにはモデルの構造解析が有効かもしれない．すなわち，メカニズムがなぜそうでなければならなかったか，ほかのやり方ではかなわなかったのかを問うのである．推定されたメカニズムに基づいた機能探索のためのモデル化を行ってみるのもよいだろう．生体システムモデルへの要請「機能の推論に役立つこと」が，物理的なモデルを考えたりするのとは大きく異なる点である．

　本書では，生体リズムや生体信号ゆらぎのさまざまなモデルについて述べ，そこに盛り込まれた製作者の意匠や意図を説明するように心掛けた．また，モデル化に必要な生体システムに関する生理学的な知識についてできるだけ解説するようにした．生体システムのモデル化は，つねに生体の中で実際に起きている現象との間に，ある種の緊張関係を持ちながら進めていく必要がある．そのためにも生理学的な知識が必須である．それを怠ると単なるモデルのためのモデルになってしまう可能性がある．本書で紹介するモデルにはさまざまな工学的道具だてが使用されている．ここではそれらに関する基礎的な知識について詳しくは述べなかったが，必要ならばほかの図書（例えば本シリーズの『生体信号処理の基礎』など）を参照してほしい．

　以下，本書の内容を概説する．1章では，生体リズムや生体信号のゆらぎを観測し，解析を行って得られるそれらのダイナミクスの特徴づけが持つ意味について考えるとともに，それを生理学的実体へと近づけるものとしてモデリングを位置づけた．また，モデリングの機能を分類し，対象ごとに具体的なモデルについて紹介した．

　2章では生体リズムのうち，日周リズムに焦点をあてている．日周リズムは最も身近な生体リズムの一つであり，それとのつき合いなしには生活できない．ここでは，こんにちまでに明らかにさ

れている日周リズムの性質について概観するとともに，その代表的モデルについて紹介する。日周リズムはリズムといってもただの振動現象ではない。ときには止まってみたり，位相をジャンプさせたり，ほかのリズムとくっついたり離れたりする。モデル化の営為は，このような複雑な振る舞いを呈する生体リズムのメカニズムがどう考えられてきたかをわれわれに教えてくれる。高度情報化社会においては，自らの日周リズムに忠実に従って睡眠-覚醒を繰り返すことがますます困難になりつつある。うちなる自然を手なずけるすべをモデル化は教えてくれるかもしれない。

3章では，心臓血管系生体信号のモデル化について述べている。まず，血圧や心拍などの身近な生体信号がどのように制御されているかについて生理学的な知見を説明した。心拍リズムとほかの生体リズムとの協調関係とその生理学的意義について述べたあと，多変量閉ループ系として心臓血管系をモデル化した例を紹介した。これらのモデル化研究は単に多変量時系列モデルを適用したにとどまらず，生理学的に意味のある情報を引き出すための工夫が盛り込まれている。その精神をくみ取って頂きたい。

4章では生体信号にあまねく観測される$1/f$ゆらぎ現象の紹介とそのモデル化について述べている。最初に$1/f$ゆらぎの確率過程としての不思議さについて説明したあとで，心拍変動系列およびニューロン活動における$1/f$ゆらぎについて紹介し，さらに心拍変動時系列の$1/f$ゆらぎの時変的な構造に関する解析結果について述べた。ニューロン活動の$1/f$ゆらぎがクラスタ構造を有する点過程として解釈できることを示すとともに，神経回路網モデルを用いてそれがアトラクタの準安定性から生成され得ることを説明した。また，心拍変動の$1/f$ゆらぎが心臓血管系の制御戦略によってもたらされたものだとすると，それはなんであろうか。ここでは，心臓血管系を最適制御系に見立てたモデル化を行うことにより明らかにされた，$1/f$ゆらぎを生成する制御規範について説明した。

最後に，5章では，ポストゲノム時代においてその重要性が指摘されている生体のシステム論的理解に，モデル化が果たすべき役割について述べた。

本教科書シリーズの編纂委員会委員長である佐藤俊輔先生には，遅々として進まない執筆過程において多くの激励を頂いた。本書がなんとか形になったのは先生に負うところが大きい。また，編集全体にわたってコロナ社にご助力頂いた。関係各位に深く感謝の意を表したい。

2004年8月

中尾　光之・山本　光璋

# 目　　次

## 1. はじめに

1.1 生体信号ダイナミクスへの表層的アプローチと還元論 ················· 1
1.2 モデリングの役割 ················································ 2
1.3 生体リズムとそのモデル ·········································· 3
1.4 心臓血管系信号のゆらぎとそのモデル ······························ 5
1.5 生体信号における $1/f$ ゆらぎとそのモデル ························ 6

## 2. 生体リズムとそのモデル

2.1 生体リズムの振る舞い ············································ 9
2.2 リミットサイクルとしての生体リズムとその同調 ···················· 11
　2.2.1 光による位相反応曲線 ········································ 12
　2.2.2 明暗サイクルへの同調 ········································ 14
　2.2.3 パラメトリック同調とノンパラメトリック同調 ·················· 15
　2.2.4 非光同調因子による同調 ······································ 18
2.3 生体リズムのホメオスタティックな性質 ···························· 19
2.4 フリーラン時の生体リズム ········································ 20
2.5 睡眠-覚醒リズムのモデル ········································· 23
　2.5.1 結合振動子モデル ············································ 23
　2.5.2 ２プロセスモデル（緩和振動子モデル） ······················· 29
　2.5.3 振動子としての２プロセスモデル ······························ 33
　2.5.4 単純化されたサークルマップモデル ···························· 38
2.6 睡眠の体温調節機能に着目したモデル ······························ 45
　2.6.1 体温調節ブロック ············································ 47
　2.6.2 タイミングブロック ·········································· 47
　2.6.3 モデルの基本動作 ············································ 48
　2.6.4 種々の条件下でのモデルの振る舞い ···························· 52
　2.6.5 より一般的なモデルをめざして ································ 57
　2.6.6 モデルの統合化 ·············································· 65

## 3. 心臓血管系信号ゆらぎのダイナミクスとそのモデル

3.1 心臓血管系の成り立ちと心拍リズムのゆらぎ ......................................... 66
　3.1.1 心拍リズムのスペクトル解析法 ..................................................... 66
　3.1.2 計数スペクトルのエリアシングについて ....................................... 68
　3.1.3 心拍リズムのスペクトル構造とその生理学的意味 ......................... 70
　3.1.4 リズム間の協調現象とその生理学的意義 ....................................... 77
　3.1.5 心臓血管系ダイナミクスのモデル化 ............................................... 84
3.2 状態依存性からみた心臓血管系ダイナミクス ........................................ 94
　3.2.1 心臓血管系ダイナミクスの状態依存性 ........................................... 94
　3.2.2 心臓血管系信号ダイナミクスの状態依存性の解析法 ...................... 99
　3.2.3 状態依存性心臓血管系ダイナミクスの距離的関係 ....................... 102
　3.2.4 状態遷移時におけるダイナミクスの軌道解析 ............................. 104
　3.2.5 心臓血管系ダイナミクスの個別性と相似性 ................................. 106
　3.2.6 心臓血管系ダイナミクスのモデル化の課題 ................................. 107

## 4. 生体リズムを貫くゆらぎ―$1/f$ゆらぎ―とそのモデル

4.1 生体$1/f$ゆらぎとは ........................................................................ 109
　4.1.1 確率過程としての$1/f$ゆらぎ .................................................... 109
　4.1.2 レム睡眠時中枢神経系ニューロン活動の$1/f$ゆらぎ ................. 111
　4.1.3 心臓血管系信号における$1/f$ゆらぎ .......................................... 116
4.2 生体$1/f$ゆらぎに関連した数理・物理モデル .................................... 124
　4.2.1 クラスタ点過程モデル .................................................................. 124
　4.2.2 $1/f$ゆらぎの神経回路網モデル ................................................. 131
4.3 心拍$1/f$ゆらぎの心臓血管系制御モデル ........................................... 140
　4.3.1 最適制御機構 ................................................................................. 141
　4.3.2 シミュレーション結果 .................................................................. 142
4.4 生体$1/f$ゆらぎの生理学的解釈について .......................................... 152

## 5. おわりに

引用・参考文献 ............................................................................................ 156
索　　引 ...................................................................................................... 169

# 1 はじめに

　生体内には分子レベルから行動レベルまでのさまざまな階層において，多様なタイムスケールのリズムやゆらぎが観測される．本書では，生体信号や行動学的パターンに特徴的に現れるリズムやゆらぎを，背景にある生理的機能の現れであると考え，それらのダイナミクスの解析やモデル化を通して，その機能を実現しているメカニズムを知ろうとする試みについて紹介する．

## 1.1 生体信号ダイナミクスへの表層的アプローチと還元論

　生体信号の観察（観測や解析）からスタートする方法を，ここではあえて"表層的アプローチ"と呼んでおく．このような試みの対象は相互作用する多くの要素からなっており，原因と結果の間の因果関係や，どれが入力でどれが出力であるかさえも明確に把握されていることは稀である．したがって，上述のアプローチは，このようなシステムを対象としているために要求される戦略にほかならない．あくまでも明確な入出力関係や因果関係にこだわるなら，そのような関係が成立すると思われるまでシステムを分解してみるのが近道かもしれない．いわゆる還元論的な方法である．そのためには存在している相互作用を断ち切ってシステムから対象を分離するか，相互作用が無視できるくらいの刺激を加えてその応答との間に実験的な因果関係を確立するなどの方法が用いられる．実際，分子生物学，細胞生物学から神経生理学まで多くの知見がそのような方法によってもたらされてきた．しかしながら，何層にもわたる階層を射程にして行われる最近の研究においては，対象の複雑さから，還元論的な方法の厳格な適用が困難になってきているのも事実である．このような対象に対して表層的な方法はどんな形で役立つのだろうか．

① **表層的アプローチは還元論が被るリスクを補える**　システムから対象を分離して取り出すときに断ち切られた相互作用はたぶん修復できないし，そのときの対象の状態も通常とは異なるだろう．したがって，それによって明らかになった入出力特性はシステム内にあったときとは異なるものになる可能性がある．これは還元論的アプローチに不可避な限界であり，通常はこれらの結果に及ぼす効果が無視できるという予想のもとに，それが行われることになる．表層的アプローチでは，少なくとも物理的な相互作用の分断は行わ

ないため，このようなリスクを犯すことは少ないものと考えられる。

② **表層的アプローチは診断の基準を与える**　表層的なアプローチにはシステムの特徴づけの側面もある。観測可能な変数のダイナミクスをなんらかの形で定量的に特徴づけ，それによって病態や状態依存性などを差異化するのである。

③ **表層的アプローチはモデリングを必要とする**　当然のことながら，表層的アプローチによる特徴づけだけやって，メカニズムに対する洞察を行わないならそのメリットは限られたものとなる。少なくとも医学・生物学的な応用を目指す場合は，より生理的実体に近い（生理学的に解釈可能な）要素からなるモデリングを行って，ダイナミクスの表層的な性質についてはリアルなものに一致するようにモデルの構造を決めておく必要がある。そのときのモデルの成り立ちがメカニズムへのシステム論的な洞察となる。

対象のシステム論的な理解が一つの目的であるなら，表層のみならず，還元論的アプローチによって対象を構成する要素の性質が少なからず明らかになっていることが必要なのである。これらの表層と構成要素をつなぐ営為としてモデリングがある。すなわち，表層的な方法はモデリングによって初めてシステムへと届くことになる。

## 1.2　モデリングの役割

前節では，生体信号ダイナミクスへの表層的アプローチと還元論を結びつけ，そのシステム論的理解へと導くものがモデリングであると位置づけた。さらに，その成り立ちや役割については大きく分けて三つの側面から差異化できるように思われる。

① **特徴づけモデル**　代表格は統計的モデルである。ダイナミクスを対象にしたものだと自己回帰モデルなどがこの仲間に入る。このカテゴリに属するモデルは広い一般性を持ち，数学的な性質やパラメータ推定法など利用上の必要となる情報がよく研究され蓄積されている。利用者は当てはめたモデルのパラメータ値やモデルの内部構造を調べることによって対象を特徴づけたり，変数間の関係を定量的に知ることができる。一方で，その数学的に抽象化された構造ゆえに，対象固有の構造に即した情報は得られない。例えば，心拍と血圧の関係がパラメトリックに記述されたとしても，それを血管系や自律系の働きなど具体的な要素に直接還元して理解することは困難となる。というより，それを目的としていないというべきかもしれない。

② **詳細モデル**　対象の表層に現れる現象を担う具体的な構造に照応した構成要素を持つモデルである。しかしながら，構成要素には分子レベルから行動学的なレベルまでさまざまな階層があり，「どこまで詳細か」にはそれぞれの

モデルで違いがある。作者がモデルの振る舞いをリアルな構成要素のそれになぞらえて解釈しようとしており，それを指向した構造を有しているということである。

③ **抽象モデル**　モデルは多かれ少なかれなんらかの抽象を経ているのだが，詳細モデルに対比してこのカテゴリを考える。すなわち，特にモデルの動作をリアルな構成要素のそれに対応させることではなく，より本質的なメカニズムを問題にしているということである。ここではシンプルで数学的に抽象化された構造をモデルは有することになる。

特徴づけモデルや詳細モデルでは，その振る舞いが対象と一致することが必要となる。この"一致"とは，必ずしも直接的な対応を意味するのではない。例えば，心拍変動時系列を対象とする場合，拍動時点が厳密にモデルのそれと一致する必要はないのである。むしろ，表層的な方法によって明らかにされた特徴（例えば，スペクトル，拍動間隔分布，フラクタル次元など）が似ていることのほうが重要である。もちろん，このような事情は，対象が決定論的なルールに基づいて動いていると考えるのか，それとも確率的な背景を持つと考えるかにもよっている。

一方で，抽象モデルは対象の詳細には頓着しない。その分，多くのリアルな対象でみられる現象が統一的に説明できたりする。その例としては，リミットサイクルが多くのリズミックな生物現象のメカニズムとして有効であったり，反応拡散系が神経回路のダイナミクスや形態形成をよく説明したりすることをみればよい。

本書では，生体リズムやゆらぎを特徴づける方法やその結果をメカニズムへと橋渡しするモデル化の実例とその効用を具体的な現象に即して紹介する。以下に，序論として，本書で触れる生体現象とそれぞれに対して行われてきた解析やモデリングについて，こんにちまでの流れを振り返っておく。

## 1.3　生体リズムとそのモデル

本書では生体リズムとしておもに 24 時間近い周期を持つヒトの日周リズム（circadian rhythm）を採り上げる。日周リズムはある種のバクテリアからヒトまで生物に広く認められる生命現象で，生物が地球の昼夜変化に適応する過程で進化した機能と考えられる。日周リズムを駆動するメカニズムは生体内にあり，"生物時計"あるいは"体内時計"と呼ばれている。生物時計が真に"時計"であることを示すには，すべての周期的な環境要因を取り払い，その中で生体リズムが持続的に振動するかどうかを観察しなくてはならない。いわゆる，フリーラン実験である。そのときに観測される生体リズムの周期をフリーラン周期という。1962 年にヒトのフリーラン周期が Aschoff と Wever によって初めて計測された[1]†。その周期は 24.7 時間であり，24 時間よりも長かった。これ以降多くのフリーラン実験が行われ，

---

† 肩付き数字は，巻末の引用・参考文献番号を示す。

さまざまな生体リズムの性質が明らかにされたが，特に"内的脱同調"の発見は有名である[2]。これはヒトとサルにしかみられない現象で，同調していた複数の生体リズムが異なる周期で振動しはじめることをいい，おもに体温やメラトニンリズム（松果体ホルモン）と睡眠-覚醒リズムとの間でみられる。すなわち，体温やメラトニンリズムが約25時間の周期で振動を続けるのに対して，睡眠-覚醒リズムは大きくその周期を変化させる[3]。研究者たちを驚かせたのは，一見すると解離しているように振る舞うこれらのリズムの間に，ある秩序が存在していたことである（図2.9）[4),5)]。そこでみられた体温リズムに対する入眠位相と睡眠時間の特異な関係は，内的脱同調現象とあわせて多くのモデル化研究を生み出した。現在，最もよく参照されるヒトの生体リズムのモデルはこのころ提案されたものがほとんどである。

〔1〕 抽象モデル

上述した内的脱同調は体温やメラトニンのリズムを駆動する振動子と睡眠-覚醒リズムを駆動する振動子が存在していることをうかがわせる。このような二振動子からなる生体リズムのモデルを提案したのがKronauerらである[6]。これは力学系としての研究も多い結合振動子系の一つに位置づけられる。これとは異なる立場から提案されたモデルがDaanらの2プロセスモデルである[7]。これはBorbélyによって提案された2プロセスモデルに端を発している[8]。覚醒時に疲れが蓄積し，それが睡眠によって解消されるというのは最も素朴で理解しやすい睡眠-覚醒リズムの支配原理であろう。これから，疲れがある閾値レベルまで蓄積すれば睡眠が誘導され，ある閾値レベルまで低下すれば覚醒するという描像が導かれる。このような考えを具現化したのが2プロセスモデルである。後述するように実際には閾値レベルは日周的に振動しており，一種の緩和振動子として位置づけられる[9]。Nakaoらは2プロセスモデルのダイナミクスをサークルマップで表現し，それを抽象化したモデルを提案している[10]。また，休息-活動リズムから生体リズムへのフィードバック効果をモデル化するために位相のみを状態変数として持つ振動子（位相振動子）を相互結合したモデルを提案している[11]。結合位相振動子は抽象モデルの主要な枠組みをなすものである[12),13)]。

〔2〕 詳細モデル

より詳細モデルに近いものとしてNakaoらのモデルがある[14),15)]。これはモデルの中に，体温調節という機能，および体温と睡眠の調節機能を媒介するニューロン群を具体的に含んでいることによる。本書では詳しく説明しないが，時計遺伝子を含む遺伝子ネットワークによるリズム生成モデルは詳細モデルとして位置づけられるだろう[16),17)]。

## 1.4　心臓血管系信号のゆらぎとそのモデル

　心拍数や血圧などが1拍ごとに変動していることは古くから知られていた[18]。そのころから，呼吸リズム，血圧，心拍間隔の間に相関関係があることも知られていた（呼吸性洞性不整脈：RSA）。医者は長い間心拍数変動を"健康のしるし"だと考えてきたが，その重要性は胎児の状態観測において最初に認識された[19]。分娩中の胎児の心拍数変動の減少は胎児仮死の兆候であり，早急に取り出す必要があると考えられていた。心臓血管系信号が1拍ごとに変動していることは長い間知られていたし，その臨床的意義も認識されていたにもかかわらず，それを生み出す生理的メカニズムを数学的に特徴づけようとする研究は少なかった。RSAのほかに，特に血圧において著明に認められる10秒程度の周期を持つ振動現象〔マイヤー（Mayer）波〕が血圧制御系によって生み出されていることを最初に示唆したのはWagnerであるといわれている[20]。この解釈はGuytonとHarrisほか多くの研究者によって支持された[21]。また，Burtonは40秒程度の周期を有する血圧振動を見いだし，それが体温のフィードバック調節系に由来するものではないかと予想している[22],[23]。観測されたこれらの振動現象と，それらの生理学的な起源に関するより定量的な解析は，スペクトル解析を駆使したSayersらの研究を待たねばならなかった[24],[25]。彼らは心拍間隔時系列や血圧時系列に対してスペクトル解析を適用し，さまざまな実験環境下における各振動成分の変化を調べている。その後，薬物を使った実験などにより各振動成分への交感神経活動，副交感神経活動およびレニンアンジオテンシン系などの関与が調べられた[26],[19]。心拍や血圧の変動時系列にみられる振動成分の生理学的起源に関して現在普及している解釈の多くはこのころまでに基礎づけられていたことがわかる。

〔1〕　詳細モデル

　HyndmannとKitneyは，心臓血管系信号において観測された振動現象のメカニズムを血圧および体温の非線形フィードバック制御系としてモデル化している[27],[28]。DeBoerらは1拍ごとの血圧，心拍間隔，呼吸リズム，末梢血管抵抗などを含む離散時間フィードバックモデルを提案し，マイヤー波やRSAの生成をシミュレーションしている[29]。さらに，Seidelらは心臓ペースメーカ細胞の自律神経活動に対する位相反応性と非線形フィードバックを組み込んだモデルを構築し，そのダイナミクスの分岐現象として病態を説明しようとしている[30]。さらに，集中定数系電気回路を多数接続して血管系をモデル化し，局所的な血流や血圧の分布を予測する研究も従来から行われている[31]。これは重力負荷が変化したときの心臓血管系応答のシミュレーションとしてよく利用される。

〔2〕　特徴づけモデル

　血圧や心拍変動など1変数時系列のスペクトル解析の後に，多変量スペクトル解

析や閉ループ系同定法が導入され，心拍変動，血圧，呼吸リズムなどの心臓血管系信号ダイナミクスを多変数システムとしてモデル化する方法が一般化した〔例えば，文献 32)〜34) 参照〕。そこでは，変数間の伝達関数やインパルス応答関数，およびコヒーレンス関数などによって変数間の相互作用やその自律神経系活動への依存性が研究対象となる。また，逆に同様な枠組みを使いながらも，サブシステムの構成を変えながら RSA やマイヤー波の発生メカニズムを探る研究もある[35],[36]。また，これらはモデルとはいえないかもしれないが，特徴づけのための解析手法の変遷についても述べておく。70 年代のスペクトル解析に始まり，80 年代の後半からカオスやフラクタル解析の適用が盛んになってきた〔例えば，文献 37), 38) 参照〕。また，心拍の非線形振動としての側面を重要視し，それと呼吸リズムや運動リズムとの関係を相互引込みの枠組みで特徴づけようとする研究もある[39],[40]。これらはある意味では抽象モデルと呼べるかもしれない。

## 1.5　生体信号における $1/f$ ゆらぎとそのモデル

$1/f$ ゆらぎとは，現象のパワースペクトル密度（以下単にスペクトルと呼ぶ）が，注目する帯域でフーリエ周波数（$f$）に反比例するような変動現象の総称である。実際にはスペクトルの指数が $-1$ の周りにある程度ずれていてもそう呼ばれている。$1/f$ ゆらぎはもともと半導体などの物性として見いだされたものであり，多くの物理学的研究がある。しかしながら本章ではおもに生体信号において観測された現象について紹介する。生体 $1/f$ ゆらぎのダイナミクスとしての特徴や意味づけの詳細については 4 章を参照してほしい。以下に観測結果をまとめる。

① **心臓血管系信号**　　心拍変動時系列の $1/f$ ゆらぎは 1982 年に Kobayashi と Musha が見いだしたものが最初である。彼らは，約 10 時間にわたってベッドに横たわった状態のヒトの心拍変動時系列が，0.000 1〜0.02 Hz の帯域で $1/f$ 様スペクトルを呈することを報告した[41]。この性質はほかの研究者によっても確認され，心拍変動ダイナミクスに関する一つの経験則となっている[42],[43]。ヒトの血圧変動系列も 0.000 1〜0.01 Hz の帯域で $1/f$ ゆらぎを呈することが明らかになっている[44],[45]。Kawahara らのグループはこのような心臓血管系信号の $1/f$ ゆらぎが発達とともに生じることを鶏胚を用いた実験で明らかにしている[46],[47]。

② **ニューロン活動**　　単離されたニューロン活動（アフリカマイマイ）やヤリイカの巨大軸索上の神経興奮の伝導パターンにおいても $1/f$ ゆらぎが観測されている[48],[49]。また，Yamamoto らは，レム睡眠中に脳（ネコ）のさまざまな部位のニューロン活動が $1/f$ 様スペクトルを呈することを見いだした[50]〜[53]。その帯域は 0.01〜1.0 Hz である。さらに，ほかの研究者によって，橋（pons），聴覚・視覚系のニューロン活動において同様の性質が見いださ

れている[54]〜[56]。

③ **その他** 呼吸リズムにも $1/f$ ゆらぎが内在していることが報告されている[57],[58]。また，瞳孔径の変動時系列は 0.001〜0.1 Hz の帯域で $1/f$ ゆらぎを呈することが Yana と Yoshida によって観測されている[59]。さらに，脳波や重心動揺においても $1/f$ ゆらぎが観測されている[60],[61]。

$1/f$ ゆらぎが物理現象から生体現象まで広く観測されることはなんらかの共通の生成メカニズムの存在を想起させる。$1/f$ ゆらぎ現象のモデル化においては，個別の対象に忠実な詳細モデルのほかに，より一般的な立場からその生成メカニズムを探るものがある。ここではこのようなモデルを抽象モデルと呼ぶことにするが，実際には，その構造に照らして $1/f$ ゆらぎ現象を特徴づけることもできるため特徴づけモデルとしての側面も持つ。

〔1〕 **特徴づけモデル**

$1/f$ ゆらぎはその定義がスペクトルによっていることから，それ自身ダイナミクスの特徴づけとしての側面を持つ。事実，そのスペクトルの指数を病態や年齢に対して推定し，両者の間に有意な関係を見いだそうとする研究もある[45]。Yamamoto と Hughson は，信号処理によって心拍変動時系列の呼吸性変動リズムやマイヤー波などの周期成分と $1/f^b$ 様のスペクトル成分を持つフラクタル成分とを分離した。これによりフラクタル成分の自律神経活動依存性について明らかにしている[38],[62]。

〔2〕 **抽象モデル**

フラクタル構造を有する時系列のスペクトルは $1/f^b$ 様となるため，$1/f$ ゆらぎをフラクショナルブラウン運動として解釈する研究もある[63]。小倉らは $1/f$ ゆらぎを非定常過程である定常増分過程として解釈している[64]。これらに対して，ランダムな間隔で生起する有限の持続時間を有する事象の重ね合わせ，すなわちショットノイズとして $1/f$ ゆらぎをモデル化する研究もある。Grüneis らは各事象がランダム点によって構成されているクラスタリング点過程モデルを $1/f^b$ 様のスペクトルを呈する神経インパルス時系列へ適用している[68]。また，時間のべきに従って減衰する事象のランダム生起系列やそれを点過程の事象生起強度過程として用いて $1/f$ スペクトルを生成した Lowen と Teich らのフラクタルショットノイズもある[65],[66]。また自己組織化臨界現象としてのモデル化研究も著名である[67]。以上は通常の確率過程からの標本として時系列のダイナミクスを扱っているが，間欠カオスなどの決定論的な立場から $1/f$ ゆらぎをとらえる研究もある[69]。

〔3〕 **詳細モデル**

Hopfield 型神経回路網モデルは個々のニューロンのダイナミクスや結合形態の詳細を捨象した抽象モデルである[70]。同時に，神経回路網が生成するダイナミクスをニューロンユニット間の相互作用に即して解釈できるという意味で詳細モ

デルの側面も有している。Nakao らはレム睡眠時に脳内で観測されたニューロン活動の $1/f$ ゆらぎを，Hopfield 型神経回路網を用いてモデル化している。これにより神経回路網の準安定性が $1/f$ ゆらぎを生成している可能性を示し，それを実現する生理学的条件をモデルの構造に照らして与えている[71),72)]。また，$1/f^b$ 様のスペクトルを呈する心臓血管系信号ダイナミクスの生成メカニズムに関するモデルも Nakao らによって提案されている[73),74)]。これは，圧受容器の入出力特性，心機能や血管系の自律神経活動依存性をモデル化し，このモデルを制御対象として，適当な制御規範のもとに，最適制御を行うものである。この枠組みを用いて，心臓血管系信号ダイナミクスが $1/f^b$ 様のスペクトルを呈するような制御規範を推定しようとしている。

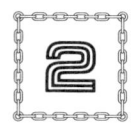

# 生体リズムとそのモデル

本章では，生体リズムとしてよく知られているほぼ24時間を周期とする日周リズムの基本的な性質について述べるとともに，その理解や制御に向けてなされてきたモデリングについて説明する。これによって，生体リズムが単なる周期現象ではなく，複雑な内部構造や相互作用を有していることを示すとともに，それがどのように解釈され，モデル化されてきたかについて述べる。以下で対象とする生体リズムは，特に断らない限り日周リズムのことである。

## 2.1 生体リズムの振る舞い

一般的に地球上の生命体がほぼ24時間の自転周期にあわせた生活パターンを有していることはよく知られている。これを支えているのは体温，睡眠-覚醒および各種ホルモンなどの日周性生体リズム（一日を周期とすることからこう呼ばれる）である。これらの生体リズムは，内在するリズムを表現しているという意味で表現型リズムと呼ばれ，通常，たがいに一定の位相関係を保ちながら周期的に変動していることが知られている。その関係を**図2.1**に示す。まず体温は午後から夕方にかけて頂点位相を迎え，入眠時刻にかけて下降しはじめる。そして朝方最低点を迎え，上昇に転じたところで起床する。睡眠は脳波，筋電図および眼電図などのポリグラフィックな特徴からレム睡眠やいくつかの段階を持つノンレム睡眠に分けられる。ヒトでは入眠後ノンレム睡眠からスタートしてノンレム-レムのサイクルが約90分周期で繰り返される。このうち，レム睡眠は夢見の眠りとして知られており，眠りでありながら大脳皮質の活性が高まるため，逆説睡眠と呼ばれることもある。ノンレム睡眠は休息の眠りとして知られており，特に深いノンレム睡眠である徐波睡眠は重要である。ただし，ここでは簡単にするためにレム睡眠とノンレム睡眠を区別して扱わないことにする。

成長ホルモンの分泌量は入眠とともに上昇しはじめ，睡眠の前半にピークを迎える。「寝る子は育つ」というのは間違いではないことになる。一方，副腎皮質刺激ホルモンACTHは早朝に最高値を示す。そのほか多くのホルモンの分泌量が日周リズムを有することが知られている。また，さまざまな心理学的に計測されるパラメータも日周リズムに従っていることがわかっている。例えば，眠気は図2.1に示

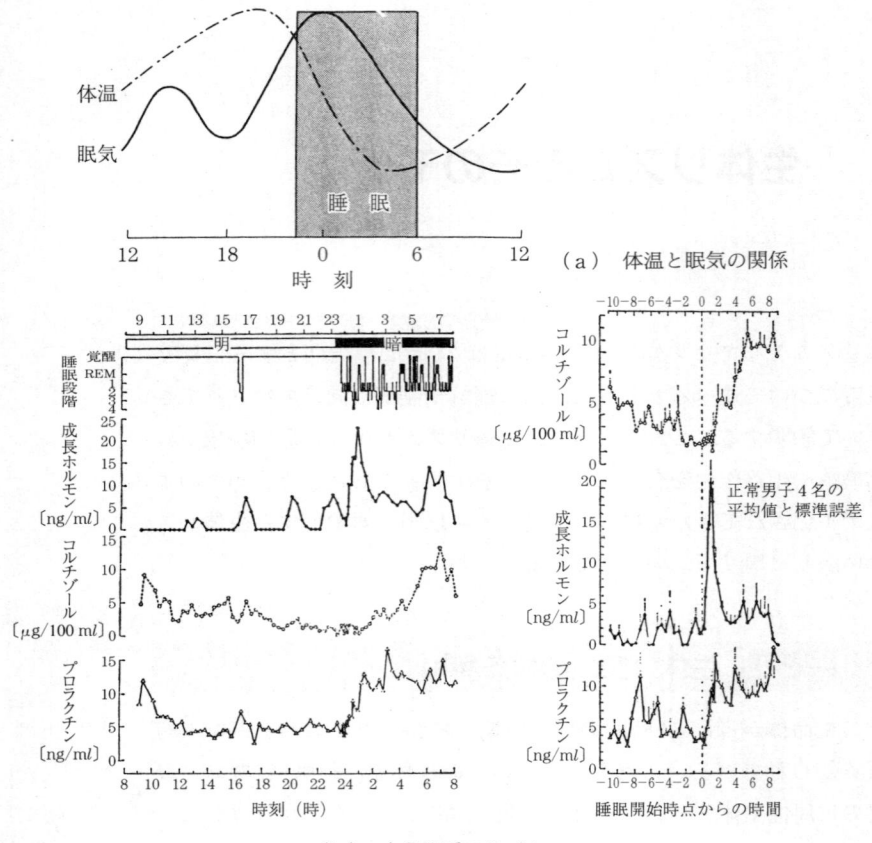

**図 2.1** 表現形リズムの位相関係〔高橋康郎，高橋清久：睡眠覚醒サイクルと内分泌機能（伊藤正男，入沢　宏，小幡邦男，鳥居鎮夫，松尾　裕　編）：脳の統御機能 1. 生体リズム，医歯薬出版, pp.117-144（1978）より許可を得て転載〕

すように午後のピークを経て夜再び高まるような二相性のパターンを有している。逆に覚醒度は朝方と夕方に高まりこれらを覚醒維持期間（wake maintenance zone）と呼ぶ。ここで眠気や覚醒度を数値として計測するのは困難なので，実際には MSLT（multiple sleep latency test）[†] やタスクパフォーマンスなどにより間接的に計測される。

このような秩序ある表現型リズムどうしの位相関係は，朝決まった時刻に起きて太陽の光をあび，学校や職場で活動し，朝昼晩と 3 回の食事をして，夜は決まった時刻に寝るという生活パターンのリズムと一体である。すなわち，起床や就寝時刻が不規則だったり，食事もとったりとらなかったり，活動レベルが日中低くて夜高いとか，規則的でない生活パターンに従っている場合は，秩序あるリズム間の関係は乱れてしまうことになり，さまざまな病気の原因となることもある。それは，生

---

[†] ベッドに横たわり，睡眠が許可されてから脳波的に睡眠がスタートするまでの時間（sleep latency：睡眠潜時）を一定の時間ごとに計測し，眠気の時間変化を計測する手法。

活パターンを形作る明暗環境，摂食，身体活動などの外的なリズム（外的同調因子）と生体リズムが相互作用しながら秩序を形成しているからである．ではこのような秩序形成のメカニズムはどのようなものなのだろうか．

## 2.2 リミットサイクルとしての生体リズムとその同調

　生体リズムは環境の周期的な変化に受動的に追随するだけの直接的反応ではなく，生体内で自律的に作り出されている振動現象，すなわちリミットサイクルによって駆動されていると考えられる（リミットサイクルの詳細については本シリーズの『生体リズムの動的モデルとその解析』を参照のこと）．これは以下に述べるような理由による．まず，恒常暗などの恒常的な環境条件下においても振動は持続しており，しかもその周期は 24 時間より少し長い（フリーランリズム）．つぎに光や薬物などの短時間続く刺激（パルス）を生体に与えると，リズムの周期，波形，位相などは変化するが，十分時間がたつと周期と波形はもとに戻る．このような自律性と擾乱に対する復元力が生体リズムがリミットサイクルであることを支持しているのである．これより，光や給餌などの外的なリズムと一定の位相関係を保って

### ☕ コーヒーブレイク ☕

**生体リズムの中枢は視交叉上核**

　1970 年代に哺乳動物の生体リズムの中枢が突き止められた．ラットの視交叉上核（suprachiasmatic nucleus；略して SCN）と呼ばれる文字どおり視床下部の視交叉の背側に左右一対ある直径 0.5 mm 程度の神経核である．この核を破壊すると行動リズム，飲水リズム，コルチコステロンリズムが消失することが見いだされたのである[100),101)]．また，ここには眼（網膜）からの直接の神経連絡路も存在し，外部の明暗サイクルに同調する機構も存在することが明らかになっている．視交叉上核が破壊されると睡眠や摂食行動は均等に分布するようになるが，一日の睡眠量や摂食量は破壊前と変わらないことから，リズムのみが純粋に壊れていることがわかる．もっと直接的に視交叉上核のニューロン活動を計測しても明暗リズムに即して発火頻度が変化する様子が報告されている[102),103)]．ほかの生体リズムが消失してしまうことからも視交叉上核がおもな振動子であることは明らかであるが，ではほかには自律的な振動機構はないのだろうか．Honma らは覚醒剤として知られるアンフェタミン類を視交叉上核破壊で行動リズムが消失したラットに投与すると，日周リズムによく似た行動リズムが発現することを報告している[104)]．この行動リズムは明暗サイクルには同調しないが，周期的な摂食サイクルに同調するし，薬物投与による位相反応曲線も測定されている．これらのことはこのリズムがリミットサイクルの性質を有していることを示している．視交叉上核以外に存在するこのような振動機構は多振動子系として生体リズムをとらえようとする立場を支持するものである．

動いているとき〔これを外的同調（external entrainment）という〕の生体リズムの振る舞いは，たがいの周期が近いことから生体リズムが外的リズムに"引き込まれた[†]"状態であることを示している。

種々の生体リズムを駆動するリミットサイクル振動子の生理的内部状態を直接観測することは可能だろうか。いまのところこれは実現されていない。しかしながらそのダイナミックな性質は適当な擾乱を振動子に与え，それに対する応答から知ることができる。また，得られた応答特性から振動子の内部構造を知ることもできる[91]。以下では，光および非光同調因子に対する振動子の応答特性について説明する。

### 2.2.1 光による位相反応曲線

リミットサイクル振動子のダイナミックな応答特性を知り，その内部構造に対する洞察を得るためには位相反応曲線（phase response curve；略して PRC）が用いられる。位相反応曲線とは周期に比べて十分短い時間加えられた擾乱に対して振動子の位相が定常的にどれくらい変化したかを，擾乱を加えた位相に対してプロットしたものである（図 2.2）。図のように恒常環境条件下で振動している周期 $\tau$ のリズムにパルス状の刺激を与える。ここで，適当な事象が起きた位相を $\theta=0$ と約束しておく。また，$\theta$ は時間 $t$ を $\tau$ で割った余りとして定義する。刺激を与えるとリズムの位相が進んだり遅れたりするが，十分時間がたつと周期は $\tau$ に戻る。刺激を与えてから $i$ 番目の事象と対応する参照事象との位相差を $\Delta\phi_i$ で表す（進みを正とする）。リミットサイクル振動子であることから刺激後時間が十分経過した後では，$\Delta\phi_i$ はある一定の値 $\Delta\phi = \lim_{i\to\infty} \Delta\phi_i$ に落ち着く。これらの値は刺激を加えた位相 $\phi$ に依存する。このとき，$\Delta\phi_i(\phi)$ および $\Delta\phi(\phi)$ をそれぞれ，過渡的および定常的 PRC と呼ぶ。また，刺激によって，結果的に振動子の位相（旧位相 $\phi$）がどの位相（新位相 $\phi'$）に移ったかを表す位相遷移曲線（phase transition curve；略して PTC），$\phi_i'(\phi) = \phi + \Delta\phi_i(\phi)$ および $\phi'(\phi) = \phi + \Delta\phi(\phi)$ もよく利

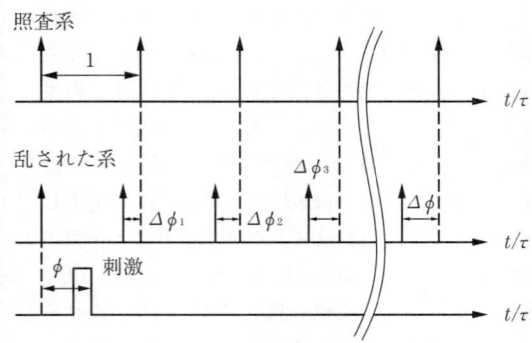

図 2.2 位相反応曲線の計測方法

---

[†] リミットサイクルが外力や相互作用する振動子とある秩序立った位相関係を保ちながら動いている状態のことを引込み（entrainment）という。特に，前者を強制引込み（forced entrainment），後者を相互引込み（mutual entrainment）という。

用される。

　Winfreeはさまざまな生物リズムの定常的な位相反応曲線がその平均の傾きで2種類に分類されることを示した[105]。**図2.3**に示すように，$\phi$を0から1まで変化させたときの平均の傾きが0のPRCを1型，一方，みかけ上の不連続があって平均の傾きが−1のPRCを0型と呼ぶ。同じリズムでも弱い刺激のときには1型のPRC，ある値以上の強い刺激に対しては0型のPRCが得られる。Kawatoはこれらの違いをホモトピー理論で説明し，さらにある刺激強度で0型の位相反応曲線が得られるならばそれより弱い刺激を適当な位相で加えればリズムを止めることが可能であることを数学的に証明した[106],[91]。

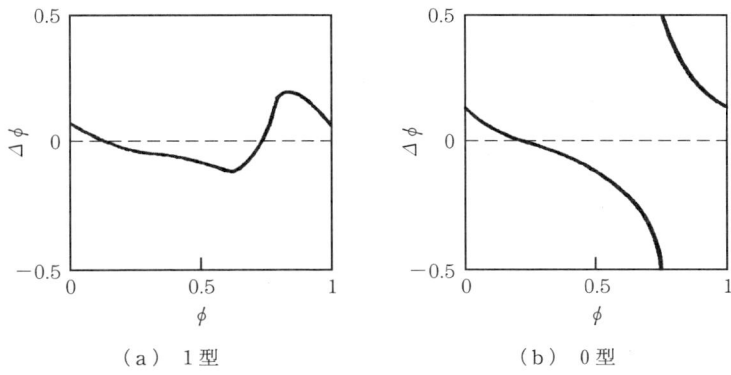

(a) 1型　　　　　　(b) 0型

図2.3　1型および0型の位相反応曲線

　生体リズム研究では光パルスに対する体温リズム，メラトニンリズム，睡眠-覚醒リズムなどの位相反応曲線が求められている。光応答性は生体リズムの同調機構を考えるうえで最も重要である。**図2.4**は体温リズムのPRCを模式的に示したものである（体温最低値が$CT=0$)[107],[108]。この場合，恒常暗のフリーラン条件下†で高照度の光パルスをあびせて，そのときの体温リズムの位相変化の大きさを計測している。いうまでもなく，これは1型のPRCである。注目してほしいのは，主

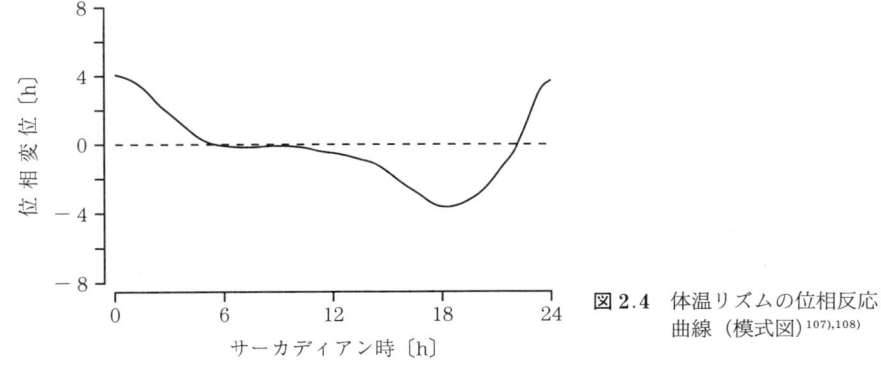

図2.4　体温リズムの位相反応曲線（模式図）[107],[108]

---

† 明暗サイクルや食事のタイミングなどの時間の推移を知る手がかりを取り去った状態をいう。

観的な朝（$CT=0$ から2時間程度あとが起床位相）の位相で加えられた光には位相進み反応，主観的な夕方から夜の位相に加えられた光には位相遅れ反応が生じている点である[†]。

### 2.2.2 明暗サイクルへの同調

生体リズムの光に対する PRC を用いると，近似的にではあるが一日を周期とする通常の明暗サイクルへの同調過程を解析することができる．その際，簡単にするために，つぎのような仮定をおく．まず，生体リズムに対して刺激となるのは光が立ち上がるときが主であるとする．すなわち PRC を求めるときに用いた光パルスと光の立ち上がりを同一視し，その後，持続的にあびる光はさほど大きい影響を同調にはもたらさないとする（光が生体リズムの固有周期を直接変化させるような同調機構ではないという意味で，ノンパラメトリックな同調機構[112]を仮定しているといえよう）．つぎに，対象とする生体リズムにおいては過渡的および定常的な PRC はほぼ同一視できるものとする．すなわち，光パルスを受けたあとリズム位相は変位するがそれは十分に定常値に近いものと考える．

以下に述べるように，恒常的環境条件下では体温やメラトニンリズムなどの生体リズムの周期は24時間よりも長くなることが知られている．これがそれらのリズムの固有周期に近いものであるとすると，24時間周期の明暗サイクルが存在したとき，どのような条件が満たされれば生体リズムの同調が可能となるのだろうか．ここでは説明のために図 2.5 に示すような 1 型の位相反応に基づいて同調条件を考えてみる．いま，明暗サイクルの周期を $T(<\tau)$ とする．このとき，生体リズムが1回振動する間に生じる位相差は周期の差を考慮して $(\tau-T)/\tau$ のように与え

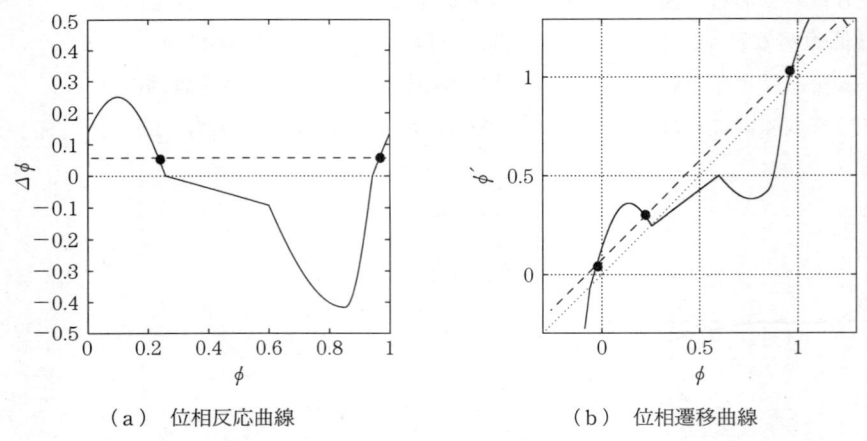

（a）位相反応曲線　　　　　　（b）位相遷移曲線

図 2.5　位相反応曲線と位相遷移曲線（いずれの軸も $\tau$ で正規化されている）

---

[†] Czeisler らは4日間連続して同じ位相に光刺激を行うことで 0 型の大きい位相シフトが生じることを，またその後，振動が停止するような特異点の存在を示唆する実験結果を，それぞれ報告している[109],[110]．しかしながら，以後，これを再現するような報告はなく，その正当性は依然として明らかではない．

られる．これがある位相 $\theta^*$ で加えられた光パルスによる位相変位 $\varDelta\phi(\theta^*)$（これは進みでなくてはならないことに注意）でキャンセルされれば，周期 $T$ での同調が可能となるので，$\varDelta\phi(\theta^*)=(\tau-T)/\tau$ が同調の条件である．その解は図 2.5 に $(\tau-T)/\tau$ に対応した直線を引けば，その PRC あるいは PTC との交点の位相が $\theta^*$ を与えることになる（平衡点）．得られた平衡点のうち $-2<d\varDelta\phi(\phi)/d\phi|_{\phi=\theta^*}<0$ あるいは $-1<d\phi'(\phi)/d\phi|_{\phi=\theta^*}<1$ なる $\theta^*$ が安定な解である（図 2.24 参照）．すなわちその位相で光がオンするような位相関係で生体リズムは"引き込まれる"ことになる．この関係式は平衡点の周りの線形安定解析の結果導かれるものであるが，定性的には平衡点と旧位相の差の絶対値が新位相において減少するようになっていれば，その平衡点は安定である〔詳しくは 2.5.3 項，2.5.4 項，および文献 82) を参照〕．また，以上の議論から，明暗サイクルの周期と生体リズムの固有周期の差が最大位相変位量によっても補償されないなら少なくとも明暗サイクルと同一周期（1:1）での引込みはなくなることがわかる．しかしながら，$m:n$（$m, n$ は同時には 1 ではない自然数）での引込みはあるかもしれないので注意が必要である．

### 2.2.3 パラメトリック同調とノンパラメトリック同調

これまでは，明暗サイクルの明期の立ち上がりで生じる位相反応のみが同調に関与しているという仮定（ノンパラメトリック同調）のもとで，PRC による同調の条件について議論した．しかしながら，明期の間中，光強度や浴びた光の量などによって日周リズムの位相が連続的に変化し，結果として明暗サイクルへの同調が実現されている可能性も否定できない（パラメトリック同調)[123],[118]．しかしながら，日周リズム位相の連続的な変化を逐一測定することは困難であることから，パラメトリック同調がリズム現象の解釈に登場することは多くない．あるいは，（パラメトリックな解釈をしていたとしても）PRC になぞらえて病態などを説明してしまう場合が多い．例えば，体温リズムが位相後退しがちな被験者がいたとして，その理由を午前中と夕方にあびる光の強度や量のバランスに求めようとする場合などが挙げられる．そこでは，ノンパラメトリックな性質がパラメトリックなそれと同一視されているということになる．これは誤りなのだろうか，それとも近似的には成立していると考えてよいのだろうか．ここでは，Kawato と Suzuki[92]，および Daan と Pittendrigh[93] の議論をたどりながら，「明期に生じる位相変化量の総量が PRC の積分値に対応すると考えてよいかどうか」について考察する．

いま，明暗サイクルの周期を $T$，明期の長さを $L$，日周リズムのフリーラン周期を $\tau$ とする．ここで大胆にもつぎのような仮定をおいて，PRC と位相変化量をつなぐことにする．すなわち，$L$ を十分に短い区間に $n$ 等分して，持続時間 $L/n$ の光パルス列と考える．個々のパルスによって生じるであろう位相反応（PRC によって表現される）の総計として位相変化の総量が決まると考えるのである．実際には，このようなある種の線形性が非線形振動子の位相反応に対して成立している

とは考えにくく[†]，かなり理想化された条件であることをことわっておく。

いま，$i$ 番目のパルスに対する位相反応を $\Delta\phi_i$ とおくと

$$
\left.\begin{aligned}
\Delta\phi_1 &= f(\phi_1) \\
\Delta\phi_2 &= f\left(\phi_1 + \frac{L}{n\tau} + \Delta\phi_1\right) \\
&\vdots \\
\Delta\phi_i &= f\left(\phi_1 + (i-1)\frac{L}{n\tau} + \sum_{k=1}^{i-1}\Delta\phi_k\right) \\
&\vdots \\
\Delta\phi_n &= f\left(\phi_1 + (n-1)\frac{L}{n\tau} + \sum_{k=1}^{n-1}\Delta\phi_k\right)
\end{aligned}\right\} \quad (2.1)
$$

と表される。ここに $\phi_1$ は明期の開始位相である。$f$ は PRC を表す。この式において右辺を $\phi_1 + (i-1)L/(n\tau)$ の周りにテイラー展開すると

$$
\left.\begin{aligned}
\Delta\phi_1 &= f(\phi_1) \\
\Delta\phi_2 &= f\left(\phi_1 + \frac{L}{n\tau}\right) + f'\left(\phi_1 + \frac{L}{n\tau}\right)\Delta\phi_1 + \cdots \\
&\vdots \\
\Delta\phi_i &= f\left(\phi_1 + (i-1)\frac{L}{n\tau}\right) + f'\left(\phi_1 + (i-1)\frac{L}{n\tau}\right)\sum_{k=1}^{i-1}\Delta\phi_k + \cdots \\
&\vdots \\
\Delta\phi_n &= f\left(\phi_1 + (n-1)\frac{L}{n\tau}\right) + f'\left(\phi_1 + (n-1)\frac{L}{n\tau}\right)\sum_{k=1}^{n-1}\Delta\phi_k
\end{aligned}\right\} \quad (2.2)
$$

を得る。ここで各式の右辺第二項および高次項が無視できるとすると，最終的に $\Delta\phi_i$ はつぎのように表される。

$$
\left.\begin{aligned}
\Delta\phi_1 &= f(\phi_1) \\
\Delta\phi_2 &= f\left(\phi_1 + \frac{L}{n\tau}\right) \\
&\vdots \\
\Delta\phi_i &= f\left(\phi_1 + (i-1)\frac{L}{n\tau}\right)\cdots \\
&\vdots \\
\Delta\phi_n &= f\left(\phi_1 + (n-1)\frac{L}{n\tau}\right)
\end{aligned}\right\} \quad (2.3)
$$

すなわち，それぞれの位相変化はパルスが加えられた位相での PRC の値と同一視できることになる。これらの総和が位相反応量 $\Delta\phi_{\text{total}}$ であったから

$$
\Delta\phi_{\text{total}} = \sum_{i=1}^{n}\Delta\phi_i \quad (2.4)
$$

となる。ここでの同調条件は $\Delta\phi_{\text{total}} = 0$ であり，これは明期の PRC において位相前進部分と後退部分がバランスすることに対応している。したがって，このときは

---

[†] 過渡的な応答や，特異点やその周辺で生じる位相反応などによる[106]。

PRC をパラメトリック同調の立場から読み替えることが可能となる．しかしながら，このような解釈が可能なのは $f$ の値やその変化が無視できる場合，言い換えれば PRC が小さく，加えて非常に緩やかに変化している区間に限られる．図 2.4 からも明らかなように，このような条件が満たされる可能性があるのは主観的な昼間を明期が覆う場合である．

　Daan と Pittendrigh は，恒常照明下での日周リズムのフリーラン周期と照度との関係を表す Aschoff の法則[†] を PRC から説明しようとしている[93]．彼らは，その解釈の正当性には留保をつけながらも，恒常明下の照度とフリーラン周期の関係について PRC が少なからず情報を与えることを示唆している（例えば，夜行性動物では PRC において位相後退部分が前進部分を大きく凌駕しているから照度とともにフリーラン周期が延長するなど）．彼らは角速度応答曲線（velocity response curve；略して VRC）を用いてその根拠を示そうとしている．以下にその議論を要約する．

　これまでの議論と同様に一定照度の光を短いパルスに分け，それぞれのパルスに対する PRC によって位相反応の総量を再構成する手順を踏む．いま，恒常暗条件下でのフリーラン周期を $\tau$，角速度を $\omega_{DD}$ とおく．個々のパルスの持続時間を $\eta$，PRC を $f$ とおき，位相 $\phi \in [0,1]$ に加えられたパルスに対する位相変化量を

$$\omega_{DD}\eta + f(\phi)$$

のように記述する．第一項は，不連続な位相変化以外は，パルス持続時間中も振動子は同じ角速度で振動していると仮定されていることによる．この記述は角速度の連続的な表現を得るためになされたものと考えることができる．さて，上式はパルス一発の持続時間 $\eta$ に対応する位相変化量であったから，これを $\eta$ で割ることにより恒常明条件下での $\phi$ における角速度 $\omega_{LL}$ がつぎのように得られる．

$$\omega_{LL} = \omega_{DD} + X\frac{f(\phi)}{\eta} \tag{2.5}$$

ここに，$X$ は光強度の適当な単調増加正関数であり，PRC から角速度への寄与を調整するためのパラメータである．さらにこれを使えば恒常明条件下でのフリーラン周期 $\tau(X)$ が以下のような積分で与えられるというわけである．

$$\tau(X) = \int_0^1 \frac{d\phi}{\omega_{LL}}$$
$$= \int_0^1 \frac{d\phi}{\omega_{DD} + X\frac{f(\phi)}{\eta}} \tag{2.6}$$

この式から $X$ に関して下に凸な関数になることが示せ，Aschoff の法則をよく説明することがわかる[93]．しかしながら，このような見通しのよい結果が得られているにもかかわらず，式 (2.5) や式 (2.6) の導出に際してある種の連続性を前提

---

[†] 恒常明の照度とフリーラン周期，活動期と休息期の長さの比（$\alpha/\rho$ 比），1 サイクルの活動量には，夜行動物では正の相関が，昼行動物では負の相関が認められること[112]．

としている点で現実的ではない．すなわち，式 (2.1) が意味するところは，ある
パルスに対して PRC に即した不連続な位相変化が生じ，それによって引き続くパル
スを受ける位相も不連続に跳躍するという事象が間断なく繰り返されるということ
である．Daan と Pittendrigh の議論では「引き続くパルスを受ける位相も不連続に
跳躍する」ということが考慮されていないのである．これはちょうど式 (2.3) 導出
に際して行った仮定が満たされていることを暗黙裏に前提していることに対応する．

上述のように，パラメトリック同調機構を PRC によって解釈できるのは限られ
た場合にすぎないことから，その一般的な妥当性を示すためには，より振動子の力
学的な構造に根ざした議論が必要である．

### 2.2.4 非光同調因子による同調

生体リズムを同調させることができるのは光だけではない．摂食，運動，休息-
活動サイクル[†] なども社会的同調因子と呼ばれ，その可能性が示唆されている．し
かしながら，これらの因子に対する生体リズムの応答性についてはいまだ定まった
理解は得られていない．ここでは，Honma らが行った実験について紹介し，休息-
活動サイクルとメラトニンリズムの相互作用について示す．図 2.6 には，フリーラ
ン条件下で休息-活動サイクルを普段の睡眠-覚醒リズムよりも 8 時間程度位相前進
させて，8 日間にわたって強制的に固定した場合の，睡眠-覚醒リズムとメラトニ
ンリズムの最大値位相の振る舞いを示している[78]．ここで，表示はダブルプロット
と呼ばれる方法で行っている．これは 24 時間周期の中の任意の時刻にスタートし，
つぎの 24 時間の任意の時刻で終わる睡眠のような現象の時間的な挙動をわかりや
すく示すために考えられたもので図 2.7 のように組み立てられる．

実験結果で注目すべきは以下の 2 点である．一つは，放っておけばどんどん遅れ

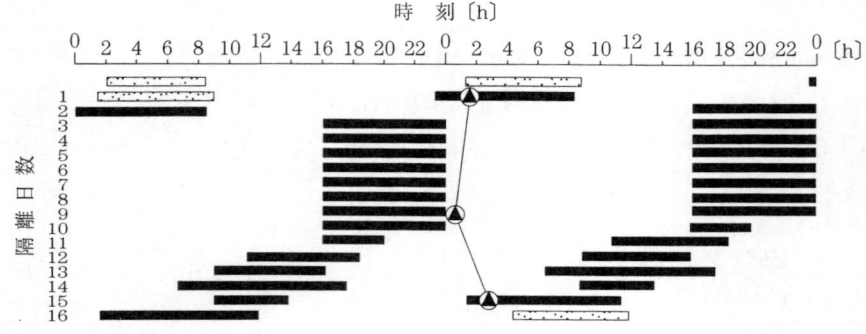

黒いバーが睡眠（強制休息）期間を，▲がメラトニンリズムの頂点位相をそれぞれ表す

**図 2.6** 社会的因子に対する睡眠-覚醒リズムの同調〔Hashimoto, S., Nakamura, K., Honma, S. and Honma, K. : Non-photiv entrainment of human rest-activity cycle independent of circadian pacemaker, Sleep and Biol. Rhythms, **2**, pp.29-36（2004）より許可を得て転載〕

---

[†] ここでは，自発的な睡眠-覚醒リズムと，恣意的あるいは強制的に選択された活動パターン
を休息-活動サイクルというように使い分ける．睡眠そのものを強制できないからである．

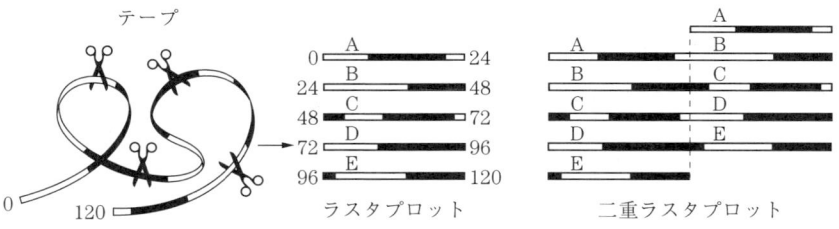

図 2.7　ダブルプロットの作成法

ていってしまうはずのメラトニンリズムが休息-活動サイクルの強制期間中はほとんど位相変化していない点である。強制期間終了後，位相後退が始まっているようにみえる。このことは休息-活動サイクルを強制したことで，メラトニンリズムの周期が短縮したことを示唆している。もう一つは，強制解除後の睡眠位相の振る舞いである。一度にメラトニンリズムに引き込まれるのではなくて，徐々に位相関係を回復していくのである〔これを再同調（re-entrainment）という〕。ここに示した例では，再同調の方向は位相前進であったが，位相後退しながら再同調する例もある。また，再同調方向によらず，休息-活動サイクルの強制が 4 日以下であればこのような漸進的な回復は起こらず，急峻に睡眠-覚醒リズムがメラトニンリズムに引き込まれていくような振る舞いが観測される。このような現象はメラトニンリズムを駆動している振動子とは別に，睡眠-覚醒リズムを駆動する振動子が存在し，固定された休息-活動サイクルがその振動子を同調させるのに一定期間を要したのだと考えれば説明がつく。すなわちこの実験は，社会的スケジュールが生体リズムを同調させ得ることを示唆するだけではなく，後述するような生体リズムの多振動体仮説を裏づけているとも解釈されることから興味深い結果であるといえよう。

## 2.3　生体リズムのホメオスタティックな性質

これまでは生体リズムのリミットサイクル振動子としての性質について述べてきたが，特に睡眠-覚醒リズムは過去の睡眠-覚醒パターンの履歴に依存して変化する特徴がある。

例えばなにかの都合で徹夜をしてしまったとしよう。徹夜明けの眠気はどうだろうか。少なくとも徹夜しなかった日に比べて眠気をよけいに感じるだろう。その日の夜はぐっすり眠れるのではないだろうか。これは徹夜して睡眠がとられなかった分だけ，それを取り戻そうとする生理的反応が引き起こされ，眠りへのプレッシャーを高め，睡眠を深くするようなメカニズムが働いていることを示唆している。また，別の例として，覚醒期間中の運動や温浴が引き続く眠りを深くするということも知られている。これも覚醒時に活動が高まって"疲労"が余計にたまった分だけ睡眠を深くして，これを癒すというメカニズムを考えられそうである。これは直感

的にも受け入れやすく，睡眠の機能的側面をよく言い表している．このようなメカニズムをリズムとは区別して，ホメオスタシス（恒常性維持機能）と呼ぶことにする†．ホメオスタシスも乱れかけた睡眠-覚醒リズムを修復し，もとの生体リズムの秩序を取り戻すのに役立つ．

## 2.4 フリーラン時の生体リズム

生体リズム固有の性質を調べるには外的同調因子を取り払って，その振る舞いを観測することが一つの有効な方法である．フリーラン実験とはこのような目的のために，外的同調因子を完全に取り去った環境（隔離実験室）で行われる実験である．図 2.8 はフリーラン実験時のヒトの睡眠-覚醒リズムをダブルプロットで示している．

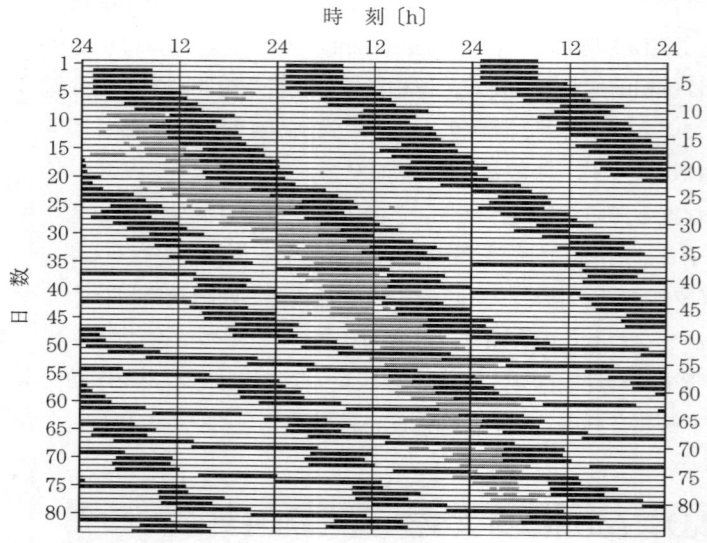

黒いバーは睡眠相，網かけは体温が平均レベル以下になっている部分をそれぞれ表す

図 2.8　長期フリーラン実験における内的脱同調〔Kronauer, R.E., Czeisler, C.A., Pilato, S.F., Moore-Ede, M.C. and Weitzman, E.D. : Mathematical model of the human circadian system with two interacting oscillators, Am. J. Physiol., **242**, pp.R3–R17 (1982) より許可を得て転載〕

これは薄暗い部屋でなんの時間的な手がかりも与えられず，寝たくなったら寝て，起きたくなったら起きるという生活を被験者にしてもらった場合の睡眠-覚醒リズムと体温リズムの振る舞いを示している．最初の 20 日くらいは睡眠区間がまっすぐ縦に流れている．このことは睡眠-覚醒リズムが正しく 24 時間周期で時を刻

---

† ホメオスタシスは，なんらかの摂動に対して逸脱した軌道をもとの周期軌道へと戻そうとする復元力あるいはそのプロセスであると考えることもできる．このような復元力はリミットサイクルにもとから備わっている性質であることから，ホメオスタシスをリミットサイクルの一部として解釈することもできよう．

んでいることを示している。それを過ぎると睡眠区間が右斜め下に流れるようになる。これは睡眠-覚醒リズムがほぼ25時間周期で繰り返されるようになったことに対応している。横軸が24時間周期で繰り返されているから，それより長い周期でリズムを刻んでいるものは右斜め下に流れていくし，短ければ左下へ流れていくのである。さらに睡眠-覚醒リズムと体温リズムの位相関係が周期的にゆらいでいる期間（phase trapping）を経て，60日を経過したあたりから睡眠-覚醒リズムに大きな乱れが著明にみられるようになる。すなわち，異様に長い覚醒区間や睡眠区間が出現しはじめるようになり，睡眠-覚醒リズムが25時間周期で繰り返されている区間とそうでない区間とが入り乱れた無秩序な様相を呈している。これを内的脱同調という。興味深いのは，被験者がいくら乱れたリズムや周期の延長したリズムを呈していてもまったくそのことが意識されないということである。さらに驚くべきことは睡眠-覚醒リズムがこれだけ多様な振る舞いを見せているにもかかわらず，体温はずっとほぼ25時間周期のリズムを刻んでいるということである。このように外的同調因子の影響がない環境下で観測された体温リズムの周期が，そのリズム本来の周期ではないかと解釈されている。言い換えると，通常は外的同調因子のリズム周期が24時間であるために，もとはほぼ25時間周期を有するリズムが24時間に歩調を合わせているのだと考えられよう。

一見無秩序にみえる内的脱同調時の睡眠-覚醒リズムであるが，体温リズムとの間にはある関係が保たれていることが明らかになっている。その一つは図2.9に示した入眠位相と睡眠時間の関係である[5]。

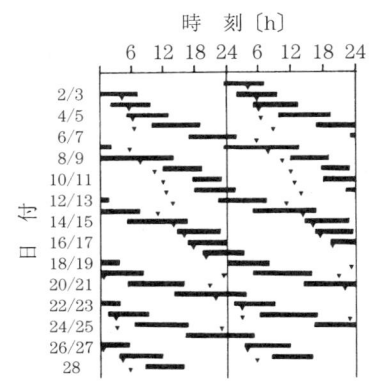
黒いバーは睡眠期間を，▼は最低体温位相をそれぞれ表す

（a）内的脱同調時の睡眠-覚醒リズム

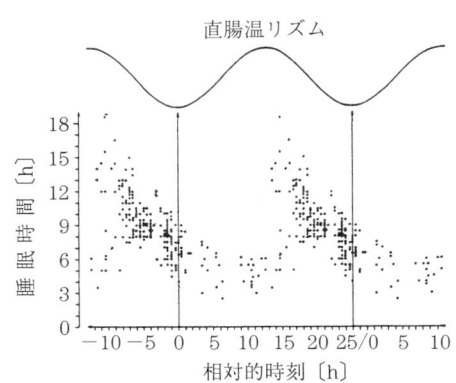

（b）体温リズムに対する入眠位相と睡眠時間の関係

図2.9 内的脱同調時における入眠位相と睡眠時間の関係〔本間研一，本間さと，広重力：生体リズムの研究，北海道大学図書刊行会（1989），Zulley, J., Wever, A. and Aschoff, J.: The dependence of onset and duration of sleep on the circadian rhythm of rectal temperature, Pflügers Arch., **391**, pp.314-318 (1981) より許可を得て転載〕

これより，体温の頂点位相付近で入眠した場合は睡眠時間が極端に長くなり，入眠位相が体温の最低点位相に近づくほど短くなり，体温の頂点位相付近で最短，最長睡眠時間へとジャンプする。同様なプロットを起床位相と覚醒時間について行ってもこのような一定の関係は見つかっていない。図2.10には入眠位相頻度と体温リズムの関係が示されている[99]。体温の上昇位相と下降位相部分に入眠頻度が極端に少ない時間帯が存在しているのがわかる。これは覚醒維持期間と呼ばれ，外的同調時の午前中と夕方の覚醒度が高い時間帯に対応しているのではないかと考えられている。すなわち，外的同調時の入眠と体温リズムの関係が内的脱同調時にも残存しているというわけである。

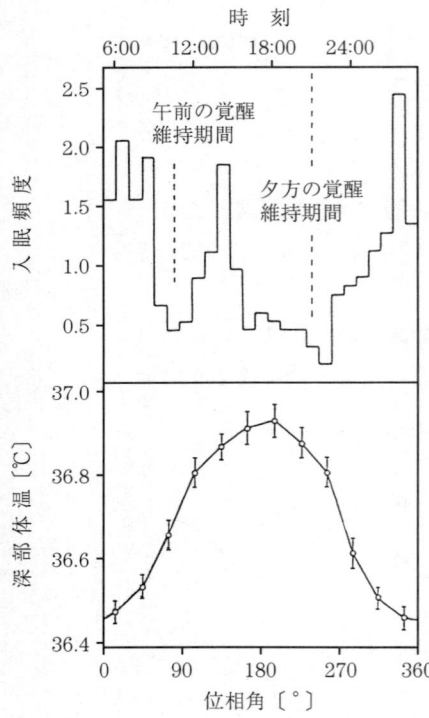

図2.10 内的脱同調時の入眠頻度分布
〔Strogatz, S.H., Kronauer, R.E. and Czeisler, C.A. : Circadian pacemaker interferes with sleep onset at specific times each day : Role in insomnia, Am. J. Physiol., **232**, pp. R172–R178 (1987)より許可を得て転載〕

内的脱同調時に限らず，実験開始初期に体温リズムと一定の関係を保ちながら25時間周期のリズムを呈している状態でも，外的同調時と比べると，その位相関係に変化がみられる。図2.11は覚醒期間と体温リズムの位相関係を示したものである[3]。外的同調時のほうがフリーラン時に比べて，睡眠-覚醒リズムが体温リズムに対して位相前進していることがわかる[3]。

ここに述べてきたような，フリーラン時の体温リズムと睡眠-覚醒リズムの関係の変化は，外的同調因子の生体リズムへの影響の仕方や生体リズムどうしがどう相互作用しているのかを明らかにするうえで重要な情報を与えている点に注目してほしい。

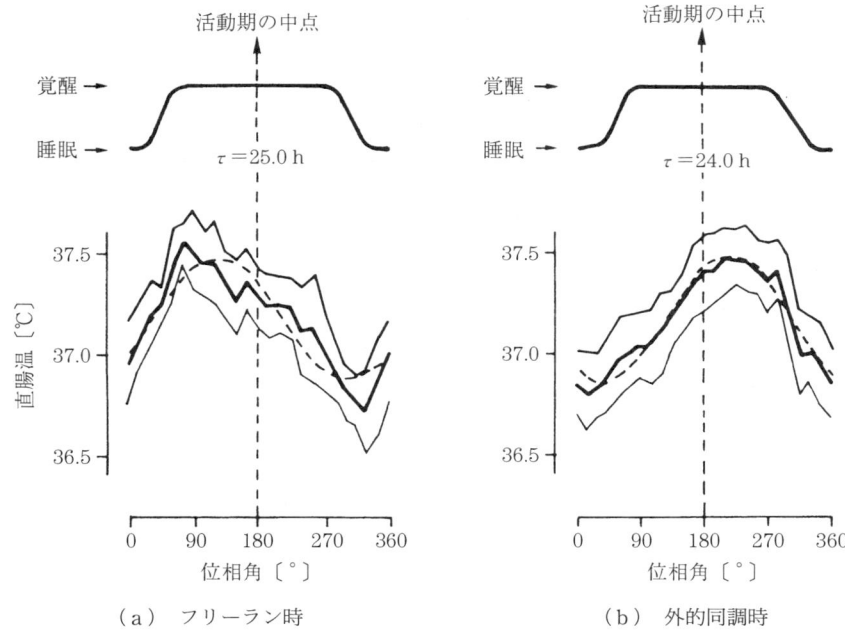

**図 2.11** 体温リズムと睡眠-覚醒リズムの位相関係の状態依存性〔本間研一, 本間さと, 広重力：生体リズムの研究, 北海道大学図書刊行会 (1989), Wever, R. A.: The Circadian System of Man. Results of Experiments under Temporalisolation, Springer-Verlag, New York (1979)より許可を得て転載〕

## 2.5 睡眠-覚醒リズムのモデル

これまで述べてきた生体リズムの外的同調時およびフリーラン時の振る舞いはリズムの内部構造についてさまざまな情報を与えている。これを数学的な構造に写し取り，具体的なメカニズムとして理解するために，これまでさまざまなモデルが考案されてきた。ここでは，いくつかのよく知られたモデルについてその成り立ちを紹介し，研究者らが生体リズム機構をどうとらえてきたかについて述べる。

### 2.5.1 結合振動子モデル

内的脱同調時にも周期を大きく変えることなく振動し続けていることを考慮すれば，体温やメラトニンリズムが一つの振動子の振る舞いを反映していると考えることに無理はなかろう。さらに，睡眠-覚醒リズムも一つの振動子に支えられていると考える立場からすると，前節で述べた生体リズムの振る舞いはどのようにみえるであろうか。まずフリーラン時の両リズムの振る舞いからなんらかの相互作用が振動子間に存在すると考えてよかろう。これが外的同調時には同調因子によって強制的に同期化されることでリズム間の秩序だった位相関係が形成されると考えられる。そうするとフリーラン時の振動子の体制としては**図 2.12（a）**のようなもの

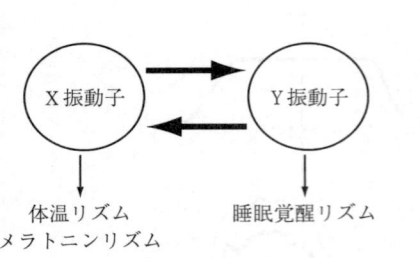 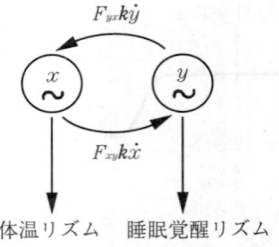

（a） 日周リズムの二振動体仮説　　　（b） Kronauer のモデル[6]

図 2.12　フリーラン時の振動子の体制

が考えられる。便宜上，体温リズムをつかさどる振動子を X 振動子，睡眠-覚醒リズムをつかさどる振動子を Y 振動子と呼ぶ。ここでなんらかの物理的な構造を振動子に与えよう。通常，振動子の動作は非線形微分方程式で与えられるが，具体的な方程式の形に関する情報はないので，とりあえず最も単純で動作のよく知られた方程式を便法として考える。その一つはファンデルポール方程式と呼ばれるもので，以下のように2階の非線形微分方程式で表される。

$$k^2 \frac{d^2 x}{dt^2} + k\mu(-1+x^2)\frac{dx}{dt} + \omega^2 x = 0 \tag{2.7}$$

これが 24 時間周期で振動するためには，$k=24/2\pi$，$\omega=1$ のように設定する。ファンデルポール方程式を用いて図 2.12（a）の様子を表現すると

$$\left.\begin{array}{l} k^2 \dfrac{d^2 x}{dt^2} + k\mu_x(-1+x^2)\dfrac{dx}{dt} + \omega_x^2 x + (相互作用項\ y\to x) = 0 \\[1em] k^2 \dfrac{d^2 y}{dt^2} + k\mu_y(-1+y^2)\dfrac{dy}{dt} + \omega_y^2 y + (相互作用項\ x\to y) = 0 \end{array}\right\} \tag{2.8}$$

のようになる。相互作用項はどうするのがよいだろうか。これにはいくつかのアイデアが提案されているが[3),6)]，ここでは Kronauer らの選択した相互作用について説明する[6)]。彼らは簡略化と望ましい位相関係が得られることから，つぎのような速度結合を選択している。

$$\left.\begin{array}{l} (相互作用項\ y\to x) = F_{yx} k \dfrac{dy}{dt} \\[1em] (相互作用項\ x\to y) = F_{xy} k \dfrac{dx}{dt} \end{array}\right\} \tag{2.9}$$

ここで，$F_{yx}$，$F_{xy}$ はそれぞれ結合の強さを表す定数である。この時点でモデルの構造をまとめると図 2.12（b）のようになる。このようにモデルの構造を仮定したとき，実際の現象を引き起こしているメカニズムをその構造に照らして解釈するというのがモデル化の一つの目的である。そのためには現象をモデルパラメータの値に写し取ることが必要になってくる。しかしながら，モデルが非線形である場合，パラメータ値と現象との厳密な対応を導くことは一般には困難である。そこ

で，効率はよくないが適当なパラメータ値を与えておいてシミュレーションを行い，モデルの振る舞いと現象との定性的な類似性を指標にパラメータ値を決定したり，あるいは強引になんらかの最適化手法に頼らざるを得ない場合も多い。そのような場合でも，パラメータ値とモデルの振る舞いの関係や現実的な値を大まかにでも推論しておくことは有効である。そのいくつかをKronauerらの議論にそってみていこう[6]。

フリーラン時の生体リズムの振る舞いを概観すると，つぎのような特徴的な区間に分けられる。

① 9〜40日目までにみられ，24時間より少し長い周期で体温リズムと睡眠-覚醒リズムが同調している区間（区間S：体温周期24.9h，睡眠-覚醒リズム周期25.1h）
② 40〜75日目まで続く，睡眠-覚醒リズムの位相が周期的にゆらいでいる区間（区間P）
③ 75日目以降の，内的脱同調を呈している区間（区間NS：体温周期24.55h，平均睡眠-覚醒リズム周期29.3h）

まず，それぞれの振動子の振動周期について考える。$\omega_x$に関しては，フリーラン時にも体温リズムが24時間に近い周期で振動し続けていることから，$\omega_x \sim 1$という関係がほぼ満たされていると考えられる（$\omega_x=0.99$）。一方$\omega_y$に関しては，フリーラン時の睡眠-覚醒リズムの周期の経時的変化を踏まえて，期間を経るごとに睡眠-覚醒リズムの固有周期が延長していくと想定している。すなわち，100日間で0.92（26.1h）から0.78（30.8h）まで線形に減少していくと仮定している。区間Sにおける$\omega_y$の値はそのときの両振動子の位相関係（図2.11参照）を満たすように決められる。

つぎに相互作用項について考える。まず，それらの符号については，$\omega_x$および$\omega_y$に関する仮定，および区間Sにおける同調周波数$\omega_s$は両者の間にあると考えて，$F_{xy}/F_{yx}>0$なる関係，すなわち同符号をシミュレーション結果を踏まえて選択している。またその大小関係については，上述のように$\omega_y$が変動してもX振動子の振る舞いはほとんど影響を受けていないということから，相互作用としてはX→Yが強く，逆は弱いと考えられる。その比を$R=F_{xy}/F_{yx}$のようにとると，$\omega_s$を用いて，$R=|\omega_y-\omega_s|/|\omega_x-\omega_s|$のように同調周波数の固有周波数からのズレの比として考えられそうである。すなわち，相互作用の強さと$\omega_s$の固有周波数への近さが折り合っているということである。ここでは$R\sim 4$と設定している。これよりとりあえず$F_{yx}$を無視して，$F_{xy}$の絶対値が満足する関係について考える。このためには，相互作用によってなんとか両振動子間の周期差にあらがって同調できる限界（entrainment limit）点を考慮する。それは区間NSが開始する点であり，その時点での$F_{xy}$は$|kF_{xy}|\sim|\omega_x-\omega_y|$のような関係を近似的に満たしていると考えている。

では $\mu$ についてはどうだろうか。$\mu$ は振動子の"硬さ"と呼ばれ,この値が小さい場合は $x$ は振幅 2 の正弦波に近い波形で振動する。図 2.13 は $\mu$ に依存して振動子の性質がどう変わるかを示したものである。これからわかるように $x(t)$ がなんらかの摂動によってもとの周期軌道から離れたときに,$\mu$ が大きい場合はすばやく復帰するようになる。すなわち,$1/\mu$ はもとの周期軌道への復帰の速さを決めている"時定数"であると考えられる。したがって,その性質が顕在化するのは,外的な力が急峻に変化するような場合である。これに該当するのは外的同調因子から解放されフリーランが開始する時点である。このとき,X,Y 両振動子間の位相差が外的同調時から大きく変化する。ここで,この位相関係の変化はおもに Y 振動子の性質を反映していると仮定すると(外的同調因子の周期が X 振動子の固有周期に近く,フリーラン初期の周期もそれと大きくは異なっていないことを考慮すれば,これは自然な仮定である),$\mu_y \sim 1/(2\pi D)$ と書ける。ただし,$D$ [day] は位相変化の時定数である。実験データから $D=2$ 程度であり,これより $\mu_y \sim 0.1$ 程度と推定される。一方,$\mu_x$ に関しては,外的同調からフリーランへの移行過程では,

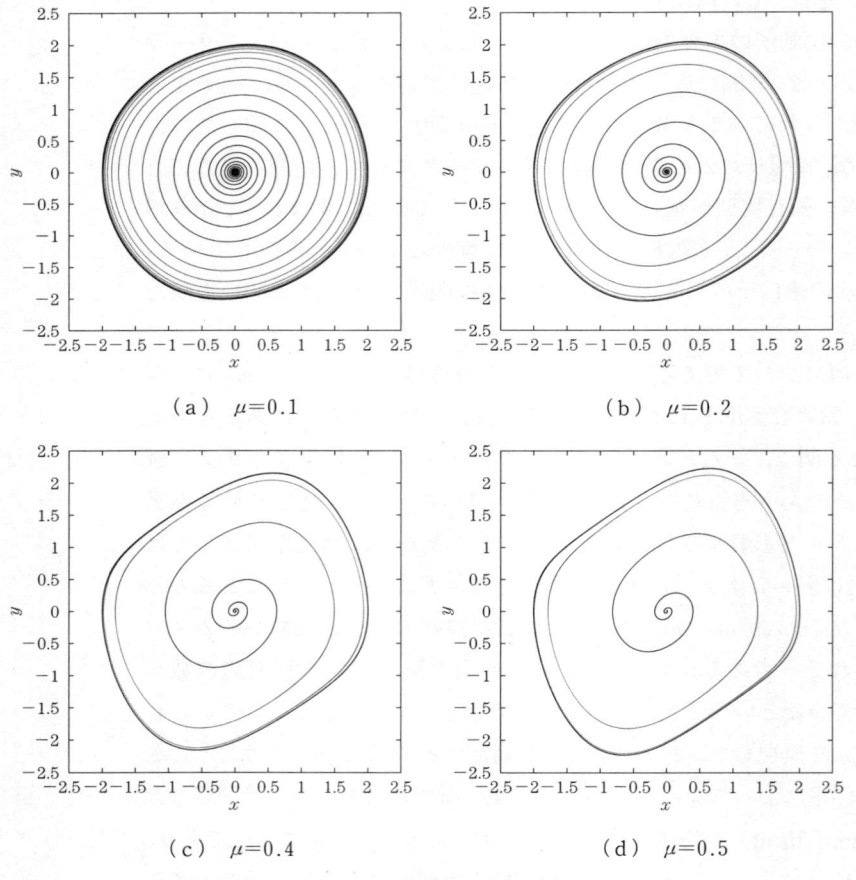

(a) $\mu=0.1$  (b) $\mu=0.2$

(c) $\mu=0.4$  (d) $\mu=0.5$

図 2.13 ファンデルポール振動子ダイナミクスの $\mu$ 依存性

それを顕在化させる状態がないために推定は難しい。フリーランしている体温リズムを外力によって再同調させ，その時の位相変化を追跡すれば推定できるだろう。いずれにしても，その振動の頑健さからすると，$\mu_x$ の値はフリーラン時のモデルの振る舞いには大きい影響を及ぼさないと考えられる。

以上のように推定されたパラメータ値を用いて行ったシミュレーション結果が図2.14である。これは図2.8に示した観測結果を定性的に再現しているといえよう。

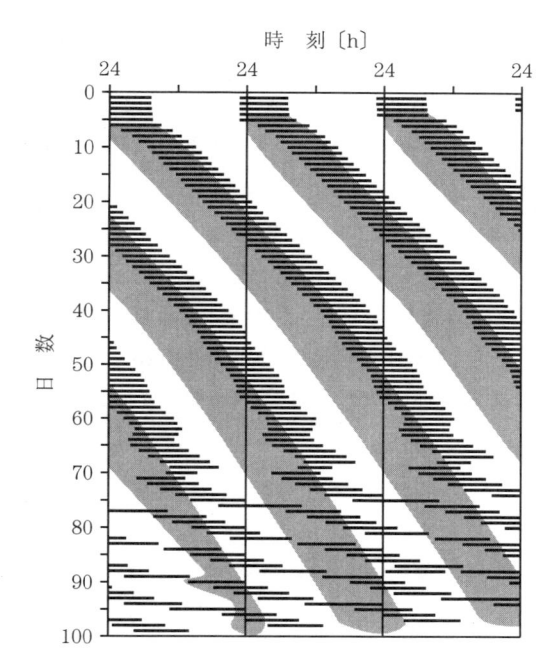

図2.14 内的脱同調のシミュレーション〔Kronauer, R.E., Czeisler, C.A., Pilato, S.F., Moore-Ede, M.C. and Weitzman, E.D.: Mathematical model of the human circadian system with two interacting oscillators, Am. J. Physiol., **242**, pp.R3-R17 (1982) より許可を得て転載〕

黒いバーが睡眠期間を，網かけがX振動子の負の部分をそれぞれ表す

以上のモデルはフリーラン時に起こる現象のモデルであるから外的同調因子は存在しない。では，モデルにおいて明暗サイクルなどの外的同調因子（社会的同調因子はここでは考えないことにする）は両振動子に対してどのように作用すると考えられるだろうか。最初，KronauerらはY振動子のみにこの同調因子が作用すると考えていた。その根拠は，つぎのようなものであった。同調因子がX振動子のみに作用しているとしよう。この場合，$\omega_x \sim 1$ および $F_{xy} \gg F_{yx}$ から，同調因子を取り去ったときのX, Y両振動子間の位相関係は同調時と比べて大きくは変動しないだろうと予測される。一方，Y振動子のみに同調因子が作用すると考えると，同調時にはX振動子は弱いながらも同調入力を受けるY振動子からの作用 $F_{yx}$ を通じて同期化されているということになる。フリーラン時は $F_{xy} \gg F_{yx}$ であることから，逆にX振動子がY振動子を同期化することになる。両振動子の固有周波数の

違いを考えると，同調因子を取り去る前後で両振動子間の位相関係は大きく変わるはずである。これらの予測はシミュレーションによっても裏づけられている。では実際はどうかというと，図 2.11 にも示すとおり，睡眠-覚醒リズムの位相は体温リズムに対して大きく位相後退する。これより，外的同調因子は Y 振動子におもに働きかけているのだと結論された。

ところがこの結論は彼ら自身によって修正されることになるのである。彼らは，時差飛行時の生体リズムの振る舞いをシミュレーションするために，明暗サイクルの位相を急激にシフトさせるシミュレーションを行った。これによれば，明暗サイクルが Y 振動子を経由して間接的にしか X 振動子に影響を与えないとした彼らのモデルでは，体温リズムの位相変化は漸進的であり，その変化率もたかだか 1.5 h/day 程度であることが明らかになった。一方，7 000～12 000 ルクス程度の高照度光パルスを夜 7 時 40 分から 4 時間与える実験を行ったところ，被験者の体温リズムは即時的に 6 時間もの位相後退を示したのである。いうまでもなく両者は矛盾していることから，明暗サイクルは X 振動子に直接影響を与えていると考えざるを得なくなったのである。現在では二振動子に基づいたモデルを考える場合は図 2.15 のように，明暗サイクルは X 振動子に，摂食リズムや運動などの社会的同調因子は Y 振動子に，それぞれ影響を与えると考えられている。

## ☕ コーヒーブレイク ☕

### 隔離実験の歴史[112]

ヒトのフリーランリズムが初めて計測されたのは 1962 年のことである。この年，Aschoff はミュンヘン大学医学部の地下に隔離実験用住居を作り，時刻を知る手がかりのまったくない部屋で 9 日間過ごした。この間，睡眠-覚醒リズム，直腸温リズムなどの生体リズムが測定された。実験を終えたとき彼の体内時計は現地時間より約 6 時間遅れていた。すなわち，フリーラン周期は 24.7 時間であった。同じころ，フランスの Siffre はアルプス氷河の洞窟で時計なしの地下生活を 3 か月間送った。洞窟は真っ暗で温度はほぼ一定で，外界からの音も聞こえない天然の隔離実験室であった。このときの Siffre のフリーランリズムは 24.6 時間であることがのちに報告されている。Aschoff と Siffre の実験後 10 年間は隔離実験室と洞窟とで並行して行われた。しかしながら 1972 年に Siffre によって 6 か月間の長期滞在が記録されたのを最後に洞窟実験は行われなくなった。一方，Aschoff と Wever はミュンヘン郊外アンデックスに隔離実験住居を作り，延べ 200 名を超す被験者から生体リズムを計測し，ヒトの生体リズム機構に関する多くの知見をもたらした。その後は，隔離実験住居が各地に作られ，ヒトのフリーラン実験が頻繁に行われるようになってきた。わが国では，北海道大学の本間らの実験室が有名である。

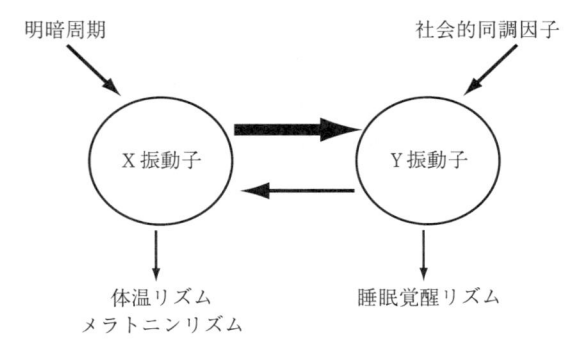

図 2.15 光同調因子および社会的同調因子の日周振動子への作用

### 2.5.2 2プロセスモデル（緩和振動子モデル）

Kronauer らのモデルはリズム的な側面をおもにモデル化しているが，実際には先に述べたようにホメオスタティックな側面も無視できない．では，リズムとホメオスタシスをモデル中にどう表現したらよいのだろうか．その一つの典型例を Daan らの 2 プロセスモデルに見ることができる（**図 2.16**）[7]．これはホメオスタシスを反映したプロセスとして，覚醒中に単調に増加し睡眠時に減少する徐波帯域の脳波パワー（0.75〜2.0 Hz）の時間経過を考え（プロセス S），これが日周的に変動する上下二つの閾値プロセス（これらをまとめてプロセス C と呼ぶ）の間を往復するモデルである．

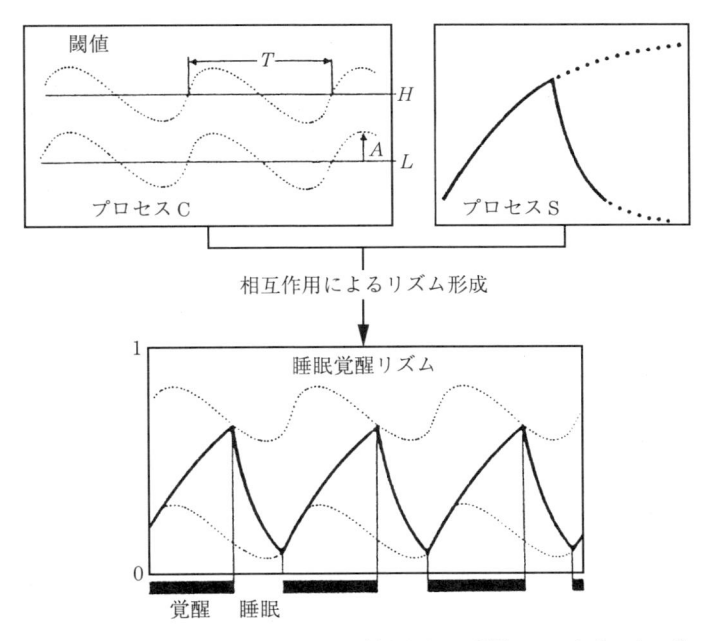

図 2.16 Daan の 2 プロセスモデル〔本間研一，本間さと，広重 力：生体リズムの研究，北海道大学図書刊行会（1989），Daan, S., Beersma, D.G. and Borbély, A.A.: Timing of human sleep recovery process gated by a circadian pacemaker, Am. J. Physiol., **246**, pp.R161-R178 (1984) より許可を得て転載〕

ここではまず，このモデルの構造がどのように決められたかを見ていくことにしよう。まず，プロセス S の変化を指数関数的であるとして，その時定数を実験データから求めると覚醒時における増加率 $\alpha$ は 0.055/h，睡眠時における減少率 $\beta$ は 0.238/h であった。つぎに下側のプロセス C〔$L(t)$〕の形を決める。図 2.17 のように，16 時間覚醒/8 時間睡眠という通常の睡眠-覚醒リズムではプロセス S が減衰して $L(t)$ と一致した時点（$S_0$）で起床し，上昇して $H(t)$ と一致した時点（$S_{32}$）で就寝していると考える。プロセス S の上の漸近値を 1 に正規化すると，時定数は既知であることから $S_0$ と $S_{32}$ が求まる。断眠によって $S_{32}$ よりもさらにプロセス S が増加し続けると考え，さまざまな断眠時間に対応した起床時間の実験結果から $L(t)$ の概形が求まる。これを内挿することでゆがんだ正弦波のような振動波形が得られる。これは起床が目覚ましでも使わない限り恣意的に制御できない現象であることによっている。就寝時刻は恣意性があり環境や個人のムードに左右されるため $H(t)$ の形を具体的に求めることは困難である。彼らは $H(t)$ と $L(t)$ を同じ形として，$S_{32}$ が $H(t)$ 上にあると考えられることから，同時刻での $L(t)$ の値との差より，$H(t)$ と $L(t)$ のギャップ $D$ が 0.5 であると推定した。断眠後の $S(t)-H(t)$ を"疲労度"と解釈して実験データと比較すると，両者は類似した時間経過をたどることから，彼らは $H(t)$ を $L(t)$ と同じ波形であるとした考えにも一定の根拠があるとしている。以上でモデルの構造が以下のように定まる。

$$L(t) = A\left[0.97\sin\left(\frac{2\pi t}{T}\right) + 0.22\sin\left(\frac{4\pi t}{T}\right) + 0.07\sin\left(\frac{6\pi t}{T}\right)\right.$$
$$\left. + 0.03\sin\left(\frac{8\pi t}{T}\right) + 0.01\sin\left(\frac{10\pi t}{T}\right)\right] + \overline{L} \tag{2.10}$$

$$H(t) = L(t) + D \tag{2.11}$$

$$S(t) = \begin{cases} 覚醒時：1-(1-L(t_w))\exp[-\alpha(t-t_w)] \\ 睡眠時：H(t_s)\exp[-\beta(t-t_s)] \end{cases} \tag{2.12}$$

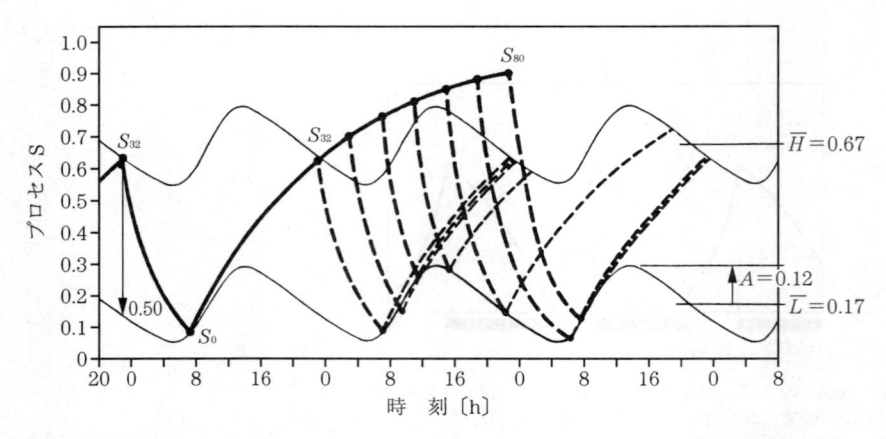

図 2.17　2 プロセスモデルの成り立ち〔Daan, S., Beersma, D.G. and Borbély, A.A.: Timing of human sleep recovery process gated by a circadian pacemaker, Am. J. Physiol., **246**, pp.R161-R178 (1984) より許可を得て転載〕

ここに，$t_w$ および $t_s$ は起床および入眠時刻をそれぞれ表す．$T$ はプロセスCの振動周期であり，外的同調時には24hに設定される．その他のパラメータ値は，特にことわらない限り $\overline{L}=0.17$ および $A=0.12$ である．なお，実際のシミュレーションでは必要に応じて標準偏差0.022の正規白色ノイズが $H(t)$ に加えられている（これはあくまでもリアリティを持たせるためのものであり，モデルの振る舞いを本質的に変えてしまうものではない）．

2プロセスモデルを用いて行われたフリーラン時のシミュレーションをみよう．シミュレーションに際して，彼らはつぎのような条件を採用している．すなわち，プロセスCの振動周期 $T$ を25hとし，ギャップ $D$ を外的同調時より広げて0.69としている．さらに，プロセスCの振動振幅 $A$ をフリーラン開始後徐々に20日かけて0.12から0.08に減少させ，その後0.08に固定している．これは，外的同調時，24時間に近い固有周期を持つ日周性振動子の振幅が外的同調因子との"共鳴"によって大きくなっており，フリーランに移行後，外的同調因子が取り去られて，振動子の振幅が減少して行くと考えられたことによる．このときの結果を図2.18に示す．シミュレーションはデータを定性的には再現しているといえよう．特に，内的脱同調期にみられる不連続な睡眠-覚醒リズムの位相のジャンプの様子はデータのそれによく似ている．このジャンプはモデル的には $H(t)$ の最小値付近の入眠のタイミングをプロセスSが偶然（閾値に加えられたノイズの影響で）

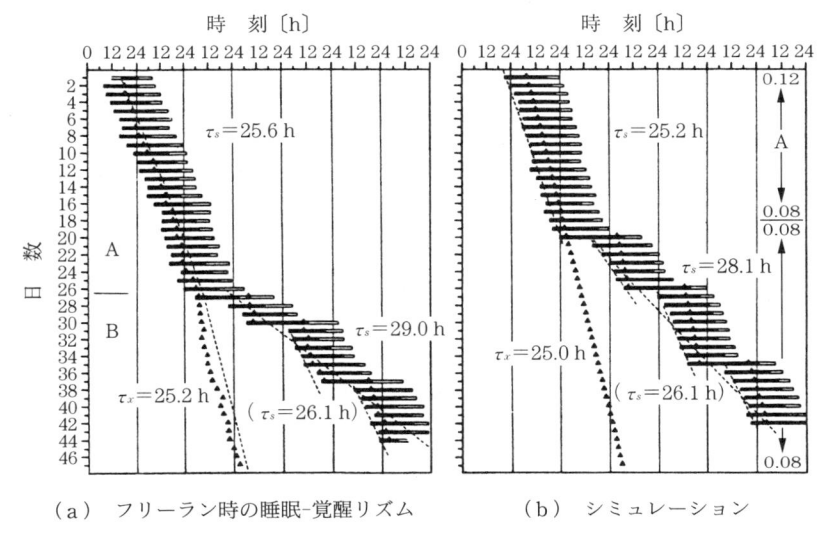

(a) フリーラン時の睡眠-覚醒リズム　　(b) シミュレーション

バーの黒部分が覚醒期間，白部分が睡眠期間をそれぞれ表す．▲は体温最高点に対応している．実験結果においてはAが内的同調区間，Bが脱同調区間をそれぞれ表す．シミュレーションの条件については本文を参照のこと

図2.18 フリーラン時における内的同調から脱同調への遷移過程とそのシミュレーション〔Daan, S., Beersma, D.G. and Borbély, A.A.: Timing of human sleep recovery process gated by a circadian pacemaker, Am. J. Physiol., **246**, pp.R161-R178 (1984), Wever, R. A.: The Circadian System of Man. Results of Experiments under Temporalisolation, Springer-Verlag, New York (1979)より許可を得て転載〕

素通りし，覚醒が異常に長くなってしまうことから起きる．このときの睡眠位相と睡眠時間の関係をプロットしたものが図2.19である．両者の，不連続性を含む関係はデータのそれと類似している．2プロセスモデルの特徴はフリーラン時のみならず外的同調時にも簡単に適用できる点である．プロセスCが単に周期的な波形であり，さまざまな状態に応じて加工することができるからである．外的同調時のシミュレーションとして断眠時間と回復睡眠の長さの関係を再現したものが図2.20である．断眠時間が12時間付近を過ぎると回復睡眠の長さが不連続にジャンプする現象がよく再現されている．ここでフリーラン時の図2.19と断眠時の図2.20にみられる不連続性はかけ離れた現象のように思われるが，2プロセスモデル

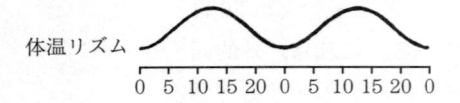

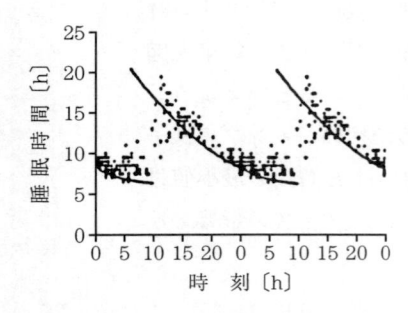

図2.19 2プロセスモデルによる内的脱同調時の入眠位相と睡眠時間の関係のシミュレーション〔Strogatz, S.: Human sleep and circadian rhythms: A simple model based on two coupled oscillators, J. Math. Biol., **25**, pp.327-347 (1987)より許可を得て転載〕

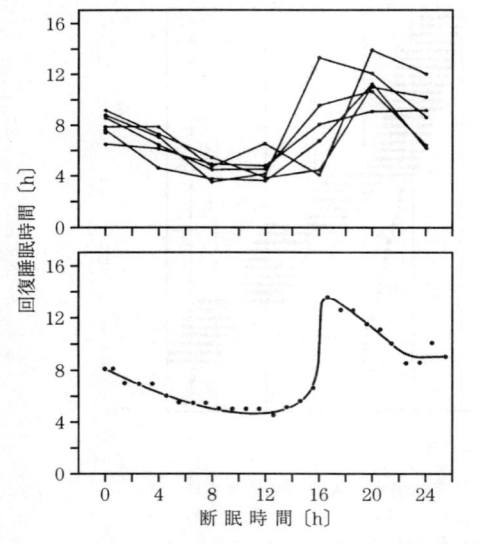

(a) 実験結果

(b) シミュレーション結果

図2.20 断眠時間と回復睡眠の長さの関係〔Daan, S., Beersma, D.G. and Borbély, A.A.: Timing of human sleep recovery process gated by a circadian pacemaker, Am. J. Physiol., **246**, pp.R161-R178 (1984), Daan, S. and Beersma, D. G.: Circadian gating of human sleep-wake cycles, In: Moore-Ede, M. C. and Czeisler, C. A. eds.: Mathematical Models of the Circadian Sleep-Wake Cycle, Raven Press, New York, pp.129-158 (1984) より許可を得て転載〕

の立場から考えると，いずれも，$H(t)$ の最小点あるいは $L(t)$ の最大点とプロセス S が出会えるかどうかに帰着される．つまり，出会えなかった場合に大きなジャンプが生じるのである．さらにヒトだけでなく，げっ歯類が示すような多相性の睡眠-覚醒リズムも2プロセスモデルを用いて再現することができる．単にギャップ $H(t)-L(t)$ を小さくすればよいのである（**図2.21**）．このような構造の単純さと適用範囲の広さが2プロセスモデルの魅力である．

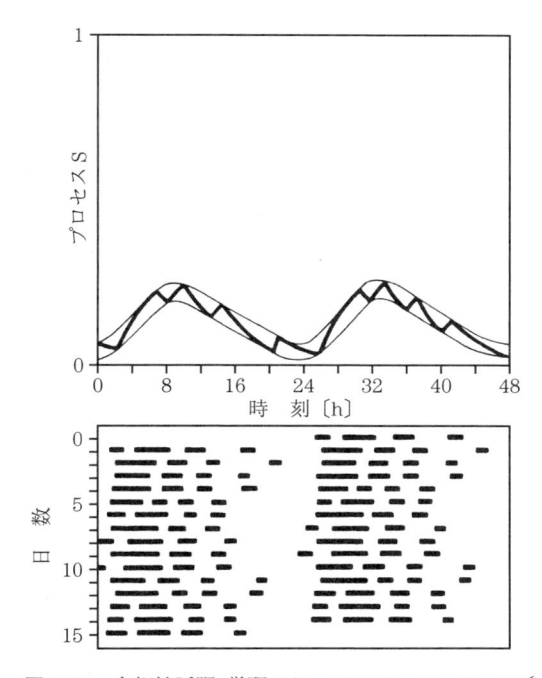

黒いバーは睡眠期間を表す

**図2.21** 多相性睡眠-覚醒パターンのシミュレーション〔Daan, S., Beersma, D.G. and Borbély, A.A.: Timing of human sleep recovery process gated by a circadian pacemaker, Am. J. Physiol., **246**, pp.R161-R178 (1984) より許可を得て転載〕

2プロセスモデルが体温リズムと睡眠-覚醒リズムの間の関係の本質を垣間見せていることは確かであるが，睡眠-覚醒リズムが自律性振動子として表現されていないことから，睡眠-覚醒リズムの表現をめぐって多振動子説を唱える研究者との間でいまだに論争がある．

### 2.5.3 振動子としての2プロセスモデル

2プロセスモデルはその構造の単純さから，多様な研究者の想像を受け入れやすく，さまざまな実験データの解釈や予測に利用されてきた．例えば，$H(t)$ とプロセス S が出会っても睡眠には移行しなかったと仮定すると，上昇し続けるプロセス S は断眠時の疲労の蓄積として解釈されよう[7]．しかしながら，そのような人為的な操作がないなら，このモデルは一つの非線形振動子として振る舞う．そのダイナミクスはつぎのようにして調べることができる．**図2.22**に示すように，

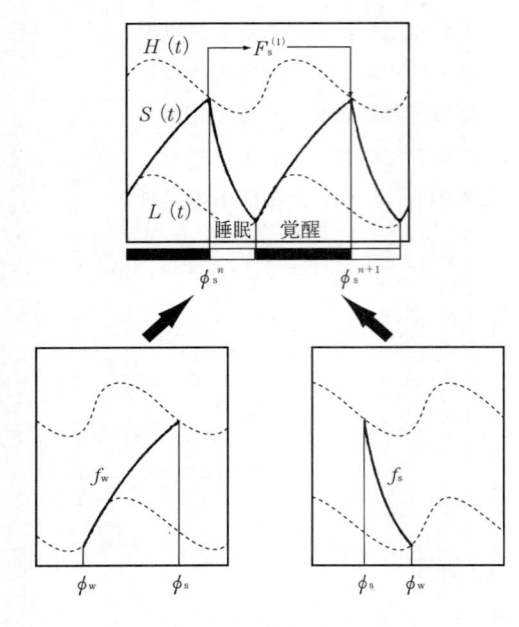

**図 2.22** 2プロセスモデルの
サークルマップの作成[120]

$\phi_w \mapsto \phi_s$ および $\phi_s \mapsto \phi_w$ の写像をそれぞれ $f_w$ および $f_s$ と呼ぶことにする（位相はプロセス C に対してとり，位相原点はプロセス C が平均レベルを下から上に横切る点とする）。これらを合成すれば

$$\phi_s^{n+1} = F_s^{(1)}(\phi_s^n) = f_w(f_s(\phi_s^n)) \tag{2.13}$$

のように入眠位相 $\phi_s^n \in [0,1]$ の時間発展を表現する写像 $F_s^{(1)}$ が得られる（$n$ は睡眠-覚醒サイクルの回数を表す）。合成の順序を逆にすれば，起床位相 $\phi_w^n$ についても同様な写像が得られる。これらの写像はサークルマップと呼ばれる。ここでは $H(t)$ と $L(t)$ の間の間隔 $D$ に対するモデルのダイナミクスの変化を追跡しよう。モデルパラメータは $A=0.096$，$T=24.8\,\mathrm{h}$ とした以外はこれまでの値と同様である。

いくつかの $D$ について $F_s^{(1)}$ を示したものが**図 2.23**である。このときモデルのダイナミクスとして興味があるのは，$F_s^{(1)}$ と $\phi_s^{n+1} = \phi_s^n$（対角線）との交点の有無である。交点では $\phi_s^{n+1} = F_s^{(1)}(\phi_s^n)$ なる関係が満たされており平衡点と呼ばれる。その安定性は平衡点の周りでの $F_s^{(1)}$ の傾きによってわかる。すなわち

$$-1 < \left. \frac{dF_s^{(1)}(\phi_s)}{d\phi_s} \right|_{\phi_s = \phi_s^*} < 1$$

ならばその平衡点 $\phi_s^*$ は安定である。これは**図 2.24**をみれば明らかであろう。

図 2.23 より $D$ の値によって平衡点の数や性質が異なることがわかる。これは，おおよそつぎのように記述される。$D<0.415$ では平衡点なし，$0.415<D<0.45$ では安定平衡点 1，不安定平衡点 1，$0.45<D<0.65$ では安定平衡点 1，$D>0.65$ では平衡点なし。平衡点がないということは，必ずしもプロセス S とプロセス C の間になんら定まった位相関係が存在しないということを意味しない。あくまでも 1:1 での引込みがみられないということに過ぎない。一般にはさまざまな整数比

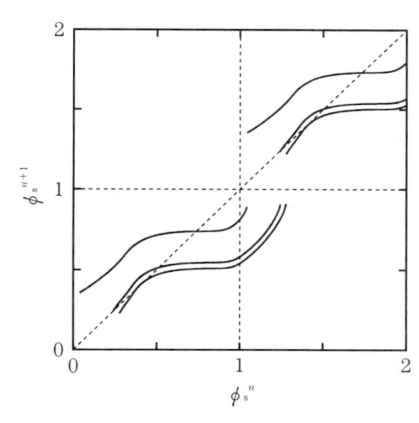

**図 2.23** サークルマップ $F_s^{(1)}(\phi_s^n)$ の $D$ 依存性〔Nakao, M., Sakai, H. and Yamamoto, M.: An interpretation of the internal desynchronizations based on dynamics of the two-process model, Methods of Inform. Med., **36**, pp.282-285 (1997) より許可を得て転載〕

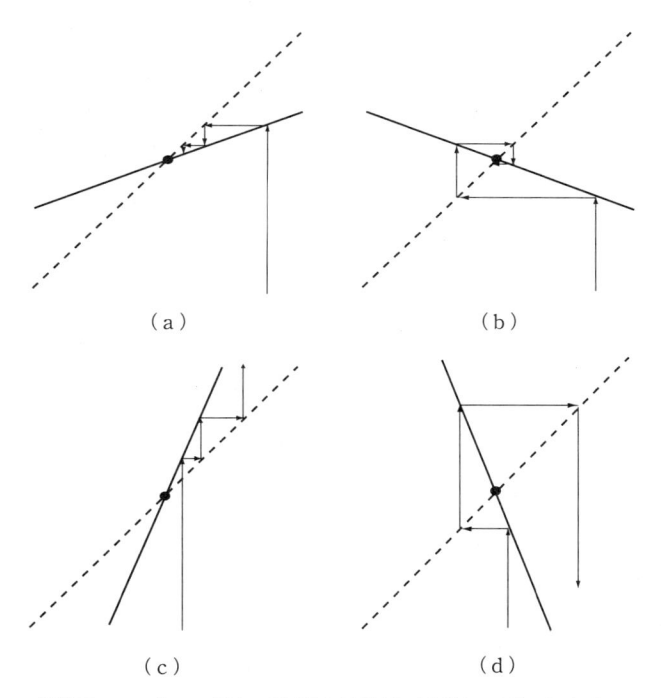

$D$ の値は上から下に 0.610, 0.450, 0.415 である

実線はマップの一部を,破線は対角線 ($\phi_s^{n+1}=\phi_s^n$) を表す。両者の交点が平衡点である。図 (a), (b) が安定,図 (c), (d) が不安定となる例である

**図 2.24** サークルマップにおける平衡点の安定性

$m:n$ での引込みがあり得る(プロセス C が $m$ 回振動する間にプロセス S が $n$ 回振動してもとの位相関係に戻ることを意味している)。それを調べるためにはサークルマップ $F_s^{(1)}$ を $n(>1)$ 回再帰的に適用した結果得られるマップ $F_s^{(n)}$ の平衡点を調べればよい。実際には $D$ の大きさに伴ってさまざまな引込みパターンが現れ

る。このようにシステムのダイナミクスの定性的な性質が変わることを分岐（bifurcation）と呼び，あるパラメータに依存した分岐の様子をプロットしたものを分岐図（bifurcation diagram）という。図 2.25 にパラメータ $D$ による分岐図を示す。広い 1：1 の引込み領域の外には $m：n$ の領域がその比を変化させながら広がっていることがわかる。それとあわせて，いくつかの引込みパターンについてモデルの振る舞いを示した。

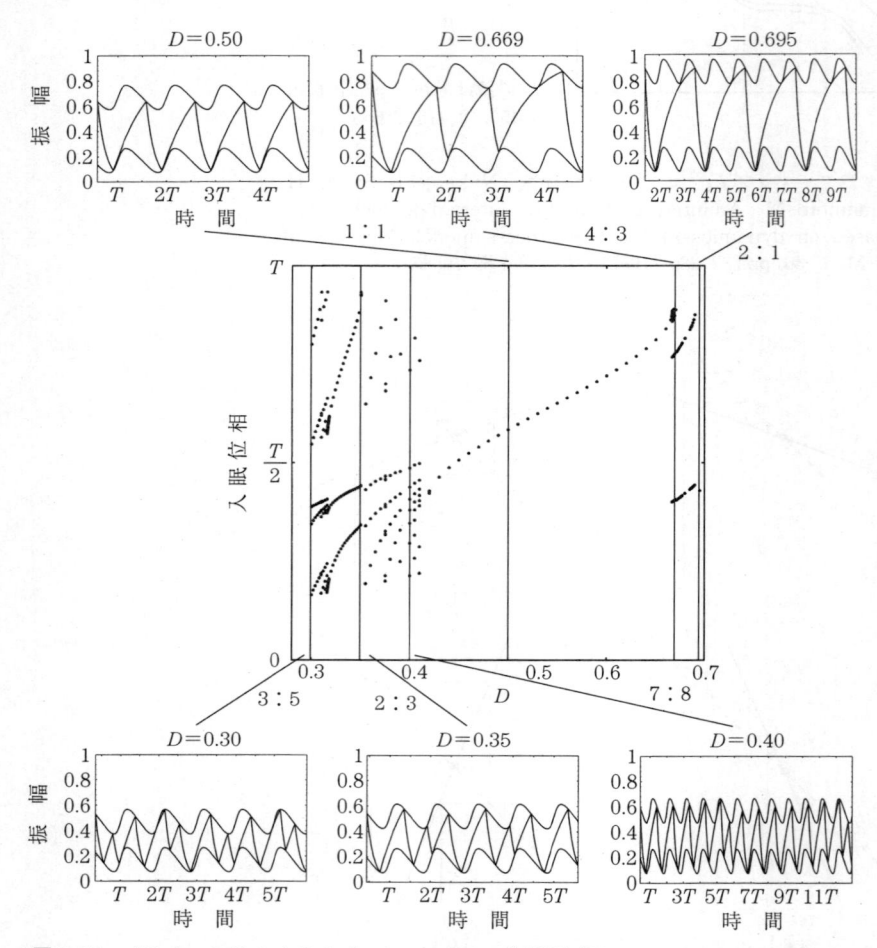

**図 2.25** パラメータ $D$ による 2 プロセスモデルの分岐図〔Nakao, M. and Yamamoto, M. : Bifurcation properties of the two process model, Psychiatry and Clin. Neurosci., **52**, pp.131-133（1998）の Fig.1 を改変して転載〕

以上のような分岐構造は単にモデルの物理的な性質を明らかにするだけではない。その多様なパターンのうちのいくつかが生理的にも実現されているのを見ることができるのである。図 2.26 には Wever らによって観測された内的脱同調時の体温リズムと睡眠-覚醒リズムの振る舞いを示した[3]。睡眠-覚醒リズムの周期が 24 時間より長く右斜め下に流れていくパターンを示すものをⅠ型，周期が 24 時間より短く左斜め下に流れていくパターンを示すものをⅡ型と呼ぶことにする。体温リ

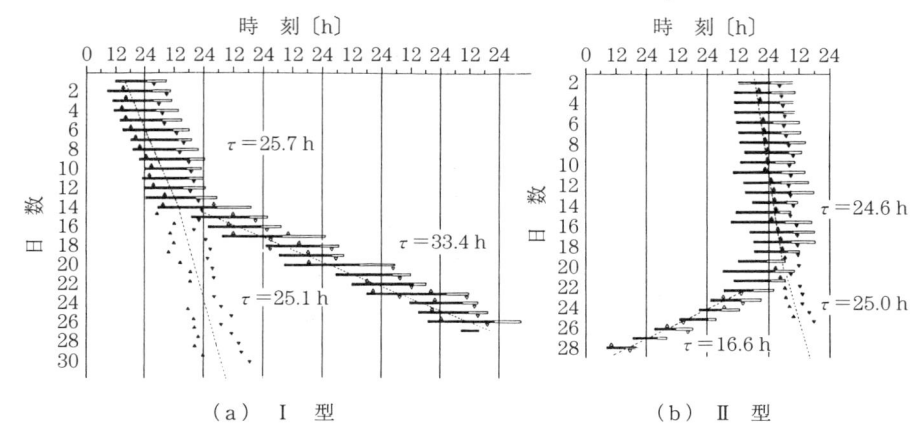

バーの黒部分が覚醒期間を，白部分が睡眠期間をそれぞれ表す．▲が体温最大点，
▼が最低点をそれぞれ表す

**図 2.26** 内的脱同調時の生体リズムの振る舞い（I 型および II 型）〔本間研一，本間さと，広重 力：生体リズムの研究，北海道大学図書刊行会 (1989), Wever, R. A.：The Circadian System of Man. Results of Experiments under Temporalisolation, Springer-Verlag, New York (1979) より許可を得て転載〕

ズムの周期はそれぞれ 25.1 時間および 25 時間である．それぞれのパターンにおける睡眠-覚醒リズムの周期と体温リズムの周期を最も近い整数比で表すと

- I 型：$\dfrac{\text{体温リズムの周期}：25.1\,\text{h}}{\text{睡眠-覚醒リズムの周期}：33.4\,\text{h}} \sim \dfrac{3}{4}$

- II 型：$\dfrac{\text{体温リズムの周期}：25\,\text{h}}{\text{睡眠-覚醒リズムの周期}：16.6\,\text{h}} \sim \dfrac{3}{2}$

のようになる．これらは体温と睡眠-覚醒リズムがそれぞれ 4：3 および 2：3 で引き込んでいること示唆するものである．

2 プロセスモデルにも適当な $D$ のときに上述のような引込みパターンが存在することが図 2.25 よりわかる．I 型は $D=0.669$ に，II 型は $D=0.350$ にそれぞれ対応している．このときの $F_s^{(1)}$，$F_s^{(3)}$，および睡眠-覚醒リズムのパターンを**図 2.27** に示す[120]．

モデルによって生成されたこれらのパターンは実験データとよく似たパターンを呈していることがわかる．すでに述べたように Strogatz らは内的脱同調時に入眠位相の頻度分布を求め，それが体温リズムに対して二相性を有していることを示した（図 2.10 参照）．これは基本的には睡眠-覚醒リズムの周期が体温リズムのそれよりも長くなる I 型の脱同調パターンに対してとられたものである．彼らは体温リズムの谷を挟んで存在する分布の起伏を一つのピークとして解釈したが，これを近接する二つのピークと考えると，高頻度で入眠が起きる位相が全部で三つ存在することになる．これを図 2.27 の I 型の $F_s^{(3)}$ にみられる三つの位相だと考えると，2 プロセスモデルによる解釈が無理のないものであることがわかる．II 型については同様な入眠位相の頻度分布は知られていないため II 型に関して直接の検証はできな

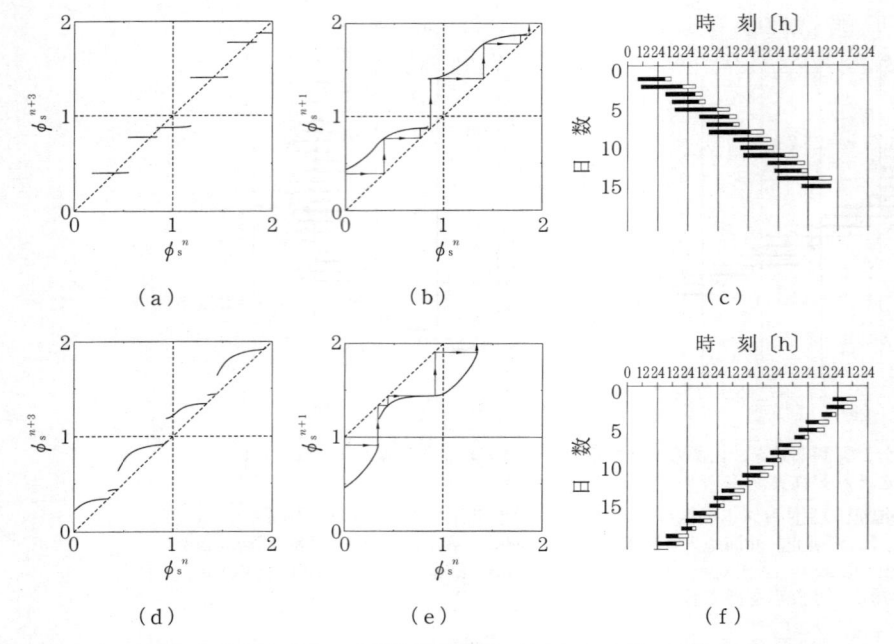

図 (a), (b), (c) それぞれ, I型内的脱同調に対応した $F_s^{(3)}$, $F_s^{(1)}$ ($D=0.669$), およびシミュレーション結果（バーの黒部分が覚醒期間，白部分が睡眠期間をそれぞれ表す）図 (d), (e), (f) それぞれ, II型内的脱同調に対応した $F_s^{(3)}$, $F_s^{(1)}$ ($D=0.350$), およびシミュレーション結果

図2.27 2プロセスモデルによる内的脱同調のシミュレーション〔Nakao, M., Sakai, H. and Yamamoto, M.: An interpretation of the internal desynchronizations based on dynamics of the two-process model, Methods of Inform. Med., **36**, pp.282-285 (1997) より許可を得て転載〕

いが，内的脱同調のような一見複雑な現象が2プロセスモデルの分岐現象として説明できることは興味深い。2プロセスモデルのサークルマップの本質は図2.23に示したように不連続点を有していることである。次項に示すように，そのような構造のみを取り出して極端な単純化を行ったマップでも，ヒトの生体リズムの振る舞いを定性的には説明することができる[10]。サークルマップに不連続性をもたらすような振動子の構造がヒトの日周リズムにとって本質的かもしれない。

### 2.5.4 単純化されたサークルマップモデル

前項では2プロセスモデルから得られるサークルマップに基づいてその分岐特性を論じ，パラメータに依存して多様な引込みパターンが現れることを示した。また，そのときのいくつかの引込みパターンが内的脱同調時に現れている可能性を示した。このような多様な分岐構造を支えるサークルマップの特徴の一つは図2.23に示されるような跳躍点を有する不連続性である。もう一つはマップが縦軸に並行移動することで分岐特性を作り出している点である。これらの構造が持つ意味を探るために，跳躍点以外は直線で表されるような単純化されたサークルマップからなるモデルのダイナミクスを調べてみよう。

## 〔1〕 サークルマップモデルの構成

モデル化にあたっては単純化のためにつぎのような仮定を行う。

① 入眠位相のサークルマップがモデルのダイナミクスを決定すると考える。
② 起床位相は入眠位相に応じて一意に決定されるものとする。
③ 入眠および起床位相は体温リズムについて定義されるものとする（体温リズムを正弦波と考え，0 を上向きに横切る点を位相 0 とする）。

仮定①から，まず前項で述べた $F_s^{(1)}$ を直線で表す（区別するためにこれを $F_{ss}^{(1)}$ と書く）。すなわち

$$\phi_s^{n+1} = F_{ss}^{(1)}(\phi_s^n)$$
$$= a\phi_s^n + b \quad \text{modulo } 1 \tag{2.14}$$

である。ここで，$a$ はこのマップの傾きを表し，異なる状態を通じて一定であるとする。$b$ はこのマップを縦軸に並行移動するための分岐パラメータである。このマップは modulo 1 を取るために $\phi_s^n = 0$（あるいは 1）において不連続になっていることに注意してほしい。容易にわかるように，適当な $b$ のとき $F_{ss}^{(1)}$ はただ一つの平衡点を持つ。このとき，その位相 $\phi_s^*$ は

$$\phi_s^* = \frac{b}{1-a} \tag{2.15}$$

と表されることに注意しよう。これが安定であるとき，外的および内的同調に対応していると考えられる。前項での 2 プロセスモデルのマップの平衡点にならって，この安定平衡点の近傍で $\phi_s^n$ は振動的ではない（図 2.24 参照）とすると，$0 < a < 1$ が満たされなくてはならない。この $a$ の値が，いかなる状態においても一定であるとしたから，その範囲で $a$ を定めることとする。マップをさらに上下に並行移動すると $F_{ss}^{(1)}$ は平衡点を持たなくなる。しかしながら，$a, b$ を適当に定めることにより $F_{ss}^{(m)}(m > 1)$ が安定平衡点を持つようにすることができ，体温リズムとの間に $m:n$（$m, n$ は同時には 1 ではない自然数）の引込みが実現する（図 2.32 参照）。ではどのように $a, b$ の値を推定すればよいだろうか。ここでは前項で述べた I および II 型の内的脱同調に関する解釈にしたがって推定を行う。

I 型の内的脱同調時，入眠位相と体温リズムは 4:3 の周期比で引き込んでいると解釈でき，その 3 周期点[†] は入眠頻度分布に現れた三つのピークに対応した位相と同一視できるだろう（図 2.19）。それらの位相はそれぞれ，0.11，0.59，0.91 (modulo 1) である[10]。異なる入眠位相三つが体温リズム 4 周期間に現れることから，これら三つの位相の間のマッピングのうちいずれか一つが体温リズム 1 周期をまたぐマッピングとなっていることが考えられる。$0 < a < 1$ としたことから，図 2.28 に示されるように，$F_{ss}^{(1)}$ は対角線より上の領域に存在する単調増加関

---

[†] サークルマップ $F$ が生成する位相の系列を $\phi_{i+1} = F(\phi_i)$ のように定める。このとき，定常状態で $\phi_i \in \{\phi^{*(1)}, \phi^{*(2)}, \cdots, \phi^{*(m)}\}$（$m$ は有限な正整数とする）であり，かつ $\phi^{*(j)} = F^{(m)}(\phi^{*(j)})$（$j = 1, 2, \cdots, m$）が成立しているとき $\phi^{*(j)}$ を $m$ 周期点と呼ぶ。ここに，$F^{(m)}$ は $F$ を $m$ 回繰り返して適用することを表す。

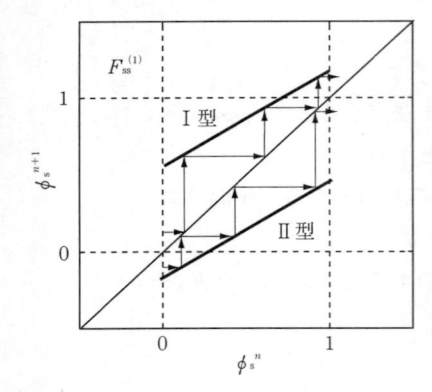

図2.28 Ⅰ型およびⅡ型脱同調に対応する $F_{ss}^{(1)}$ における3周期点の間の関係

数であり，$\phi_s^{n+1}>1$ となる部分を持つことがわかる（この部分が体温リズム1周期をまたぐマッピングを担う。実際には modulo 1 によって $0<\phi_s^{n+1}<1$ に折り返される）。これより，三つの位相の出現順序には（0.59 → 0.91 → 1.11），（0.11 → 0.91 → 1.59），（0.11 → 0.59 → 1.91）が考えられるが，マップの構造より平衡点位相（3周期点）が modulo 1 の意味で昇順に現れる組合せがモデルの構造に合致していることになる。これより，（0.59 → 0.91 → 1.11）が選ばれる。すなわち 0.59 → 0.91 → 0.11 → 0.59 → … の順に平衡点位相が現れ，0.91 → 0.11 へのマッピングは体温リズム1周期分をまたぐものとなる。このような3周期点が実現されるためには $F_{ss}^{(1)}$ が（0.59, 0.91），（0.91, 1.11）を通過するように $a, b$ を定めればよいということになる。これより，$a=0.63, b=0.54$ を得る[10]。傾き $a$ は一定だとしたことから，あとは $b$ をほかの状態について決定すればよい。図2.11より，外的同調時および内的同調時の $\phi_s^*$ はそれぞれ 1/3, 3/4 とした。これと式（2.21）より $b$ を求めるとそれぞれ，0.13 と 0.28 のようになる。Ⅱ型内的脱同調に関しては利用可能な入眠位相分布はないが，前項での解釈から，Ⅰ型と同様に3周期点を形成するように $b$ を決定すればよいはずである。ただし，体温リズム2周期の間にこの3点が存在する，すなわち3周期点のうちの2点は体温リズムの同一周期の中にあることがⅠ型とは異なっている。これは図2.28に示されるように $F_{ss}^{(1)}$ が対角線より下の領域にあり $\phi_s^{n+1}<0$ となる部分を有していることを意味している（この部分が体温リズムの同一周期内でのマッピングを実現する）。これらの条件を満たす $F_{ss}^{(1)}$ として，Ⅰ型のそれと回転対称な位置にあるものを選ぶことにしよう。このとき，$b=-0.17$ となる。以上の議論から得られた $F_{ss}^{(1)}$ を図2.29に示した。

つぎに入眠位相からつぎの起床位相を決定するマッピング $F_{sw}$ を構成する。仮定②から，起床位相は独自のダイナミクスを持たず，入眠位相によって一意に決定されるものと考える。そのような関係を表すものとして，図2.9に示した内的脱同調時の入眠位相と睡眠時間との関係がある。ここでは，この関係をつぎのような指数関数で近似し

$$睡眠時間 = L_{max}\exp(-c_s \times \phi_s^n) \quad [\text{h}] \tag{2.16}$$

## 2.5 睡眠-覚醒リズムのモデル

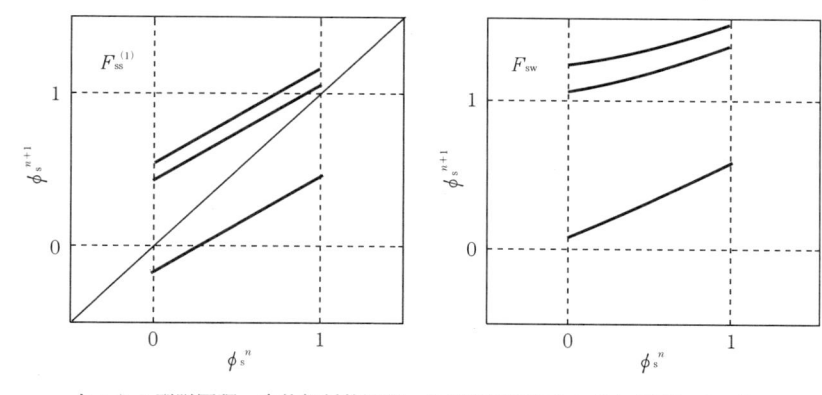

上から I 型脱同調，内的相対的同調，II 型脱同調にそれぞれ対応している

図 2.29　さまざまな引込み状態を実現する $F_{ss}^{(1)}$ と $F_{sw}$

これを $\phi_s^n$ に加えることで $F_{sw}$ を構成する[10]。すなわち

$$\phi_w^{n+1} = F_{sw}(\phi_s^n)$$
$$= \phi_s^n + \frac{L_{max}}{\tau} \exp(-c_s \times \phi_s^n) \quad \text{modulo } 1 \quad (2.17)$$

である。ここで，$\phi_w^{n+1}$ は起床位相を表す。$c_s=0.7$，$L_{max}=18\,\text{h}$ と推定される（I 型内的脱同調に対応）。$L_{max}$ は睡眠時間の最大値を表していることから，引込み状態によって変化することが考えられる。内的および外的同調時における $F_{ss}^{(1)}$ の平衡点とその時の睡眠時間長（睡眠-覚醒リズム周期の 1/3 とする）との関係†より，式（2.22）を解いて外的同調時 $L_{max}=10\,\text{h}$ および内的同調時 $L_{max}=14\,\text{h}$ が求まる。これに I 型内的脱同調時の $L_{max}=18\,\text{h}$ を加えて††各引込み状態における平衡点と $L_{max}$ の関係を直線で近似すると

$$L_{max}(b) = c_l + \frac{c_b \times b}{1-a} \quad [\text{h}] \quad (2.18)$$

を得る〔式（2.15）に注意〕。ここに $c_l=9.0$，$c_b=6.0$ である。この近似を II 型内的脱同調にも適用する。得られた $F_{sw}$ を図 2.29 に示す。以上のように構成したサークルマップモデルは分岐パラメータ $b$ の値のみに基づいてその引込みパターンを変化させることになる。表 2.1 にそれぞれの同調状態に対応した $b$ の値をまとめる。

〔2〕 **サークルマップモデルのダイナミクス**

ここでは，具体的に各同調状態におけるモデルの振る舞いを見てみよう。図 2.30 に $F_{ss}^{(3)}$ と対応した内的脱同調のシミュレーション結果を示す。図において，I 型内的脱同調では，13 日目に $b$ を 0.28（内的同調）から 0.54（内的脱同調）に変化させている。II 型内的脱同調では 21 日目に 0.28 から $-0.17$ に変化させている。これらは単に図 2.26 にシミュレーション結果を対応させるための操作である。

---

† 外的同調時：$\phi_s^*=1/3$ で睡眠時間 24 h/3 = 8 h，内的同調時：$\phi_s^*=1/3$ で睡眠時間 25.5 h（I 型脱同調時の結果[3]より）/3 = 8.5 h。

†† I 型内的脱同調時の $F_{ss}^{(1)}$ には平衡点は存在しないが，ここでは直線のあてはめのために $F_{ss}^{(1)}$ を対角線と交わるまで延長し，仮想的な平衡点を求める（$\phi_s^*=1.43$）。

表 2.1 異なる同調状態に対する $b$ の値

| 同調状態 | $b$ |
|---|---|
| I 型内的脱同調 | 0.54 |
| 内的相対的同調 | 0.43 |
| 内的同調 | 0.28 |
| 外的同調 | 0.13 |
| II 型内的脱同調 | -0.17 |

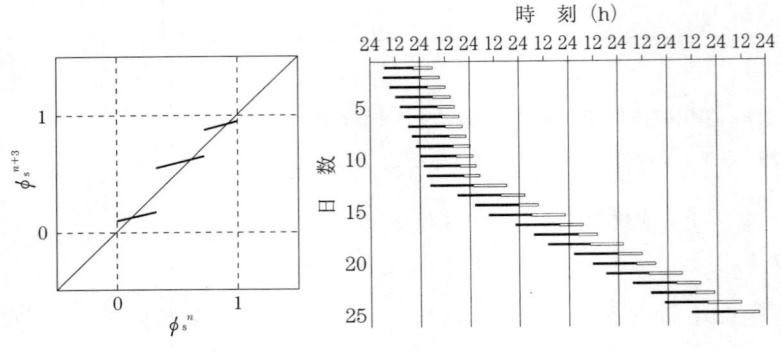

（a） I 型内的脱同調

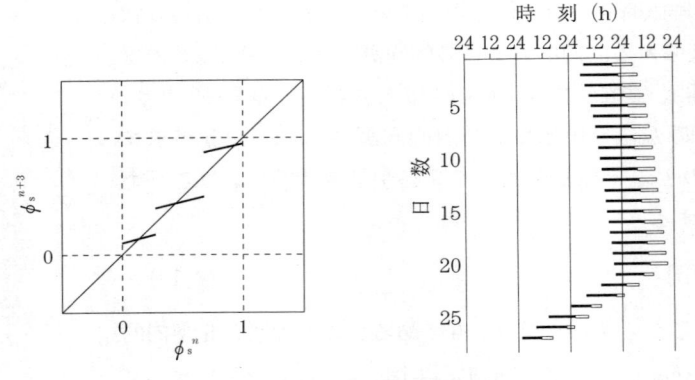

（b） II 型内的脱同調

バーの黒部分が覚醒期間，白部分が睡眠期間をそれぞれ表す

**図 2.30** 内的脱同調における $F_{ss}^{(3)}$（左）とシミュレーション結果（右）〔Sakai, H., Nakao, M., and Yamamoto, M.: A circle map model of human circadian rhythms, Frontiers Med. Biol. Eng., **9**, pp.75-92 (1999) より許可を得て転載〕

これより，$b$ の変化によって内的同調からそれぞれの脱同調状態へ移行していることがわかる。脱同調中の覚醒（睡眠）期間の長さの日ごとの変化などに注目すれば，シミュレーション結果が Wever が観測した内的脱同調によく似ていることがわかるだろう。

このような $b$ に依存した同調状態の変化はモデル構成の段階で組み込まれているものであり，当然のことであるように思われるかもしれない。そこで，構成時には考慮しなかったフリーラン時に観測される内的相対的同調（phase trapping）の

存在が，モデルの分岐構造から自然に予測されることを示そう．図 2.31（a）に相対的同調の観測例を示す．体温リズムと睡眠-覚醒リズムの位相関係が数サイクルを経て繰り返されるような振る舞いをみることができる[6]．このようなダイナミクスは，$m$ 周期点が現れたものと解釈してもよいだろう（$m>1$）．そこで $m=5$ となるように $b$ を決定し，シミュレーションしたものが図 2.31（b），（c）である．相対的同調時の位相関係の周期的な変化が定性的には再現されていることがわかる．このときの $b$ の値は 0.43 である．この値は表 2.1 から明らかなように，内的同調時の値とⅠ型内的脱同調時の値との間に位置する．相対的同調がフリーラン状態において，内的同調から脱同調に至るプロセスで観測される点に注意してほしい．すなわち，このことは，$b$ の単調な増加が，行動学的な同調パターンの推移を写し取っていることを意味している．

（a）フリーラン時に観測された内的相対的同調　　（b）$F_{ss}^{(5)}$ ($b=0.43$)　　（c）モデルの振る舞い

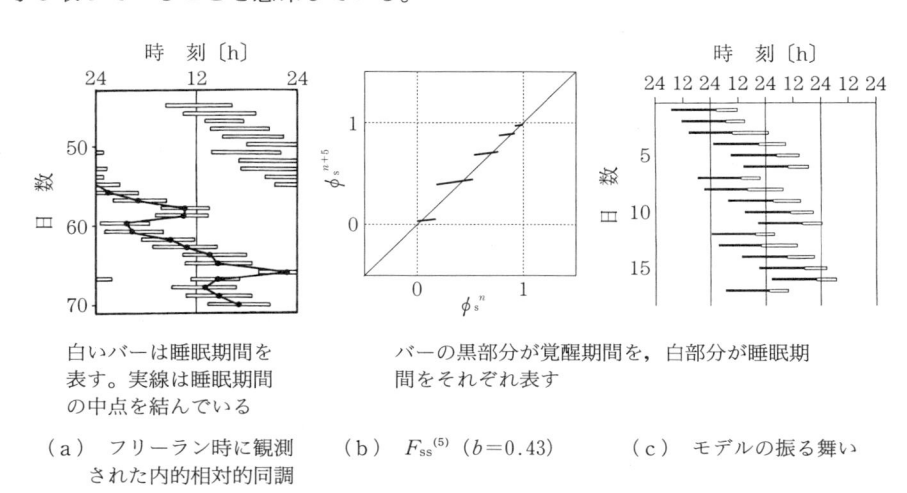

図 2.31　内的相対的同調のシミュレーション〔図（a）については，本間研一，本間さと，広重 力：生体リズムの研究，北海道大学図書刊行会 (1989)，Kronauer, R.E., Czeisler, C.A., Pilato, S.F., Moore-Ede, M.C. and Weitzman, E.D.: Mathematical model of the human circadian system with two interacting oscillators, Am. J. Physiol., **242**, pp.R3-R17 (1982)，図（b），（c）については，Sakai, H., Nakao, M., and Yamamoto, M.: A circle map model of human circadian rhythms, Frontiers Med. Biol. Eng., **9**, pp.75-92 (1999) より許可を得て転載〕

フリーラン状態において脱同調へと至るプロセスは，体温リズムと睡眠-覚醒リズム間の相互作用が一様に減弱していくプロセスであると考えられることから，$b$ の変化はその減弱過程に対応していると考えられる．前項で述べたように，2プロセスモデルでは二つの閾値プロセスのギャップ $D$ の増加にともなって内的同調時から内的脱同調時に対応したダイナミクスへと移行する（図 2.23）．$D$ の増加は体温リズムに対応するプロセス C と睡眠-覚醒リズムに対応するプロセス S の間の相互作用を減弱させると考えられることから（$D$ が極端に大きい場合を考えてみればよい），上述した $b$ の意味づけがここでも支持されている．一方，外的および内的同調からⅡ型脱同調へと至る $b$ の変化を2プロセスモデルの構造に照らしてみ

ると，$D$ を減少させることに対応している．これは一見プロセス S および C 間の相互作用を強化するようにみえる．しかしながら，実際には図 2.21 にみられるように，プロセス S が上下のプロセス C の間を行き来するようになり，プロセス C の周期的構造に依存した振る舞いは優位ではなくなる．これはやはり，両プロセス間の（1：1 の引込みを実現するような）相互作用が減弱することに対応していると考えられる．以上の議論から，$F_{ss}^{(1)}$ が一つの安定平衡点を持つような $b$ の値からの偏位は，いずれにしても，体温リズムと睡眠-覚醒リズムとの間の相互作用の弱体化を表現していると解釈されよう．

### 〔3〕 サークルマップモデルの分岐構造

前項までに，$b$ によるモデルダイナミクスの分岐が，日周リズムのさまざまな同調状態を統一的に説明することを示してきた．ここではさらに一般的な立場からモデルの分岐構造について調べてみよう．以下では，$m$ 周期点の $i$ 番目の平衡点（入眠位相）を $\phi_m^{*(i)}$ と表すことにする．

まず，$F_{ss}^{(1)}$ の安定平衡点から調べる．すでに述べたように，$F_{ss}^{(1)}$ は適当な $b$ のときにただ一つの安定平衡点 $\phi_1^{*(1)}$ を持つ．その座標は式（2.21）で与えられる．$\phi_1^{*(1)}$ は $[0,1]$ に存在しなくてはならないことから

$$0 \leq b \leq 1-a \tag{2.19}$$

を得る．

つぎに，$b>1-a$ のとき $F_{ss}^{(2)}$ の安定平衡点を求める（2 周期点となる）．そのうちの一つ $\phi_2^{*(1)}$ は式（2.20）を満たさなくてはならない．

$$\begin{aligned}\phi_2^{*(1)} &= F_{ss}^{(2)}(\phi_2^{*(1)}) \\ &= a^2 \phi_2^{*(1)} + ab + b \quad \text{modulo 1}\end{aligned} \tag{2.20}$$

これより

$$\phi_2^{*(1)} = \frac{b}{1-a} - \frac{1}{1-a^2} \tag{2.21}$$

を得る．もう一つの 2 周期点 $\phi_2^{*(2)}$ は

$$\phi_2^{*(2)} = F_{ss}^{(1)}(\phi_2^{*(1)}) \quad \text{modulo 1} \tag{2.22}$$

を満たすことから

$$\phi_2^{*(2)} = \frac{b}{1-a} - \frac{a}{1-a^2} \tag{2.23}$$

を得る．二つの 2 周期点は区間 $[0,1]$ 内に存在しなくてはならないことから，つぎの条件が満たされなくてはならない．

$$\frac{b}{1-a} - \frac{1}{1-a^2} > 0, \quad \frac{b}{1-a} - \frac{a}{1-a^2} < 1$$

したがって，$F_{ss}^{(2)}$ が 2 周期点を持つための $b$ の範囲は

$$\frac{1-a}{1-a^2} < b < \frac{(1-a)(1-a^2+a)}{1-a^2} \tag{2.24}$$

のように与えられる．

以上の手順を，$b>1-a$ のもとで，繰り返し適用することで

$$\phi_m^{*(i)} = \frac{b}{1-a} - \frac{a^{i-1}}{1-a^m} \quad [i=1,2,\cdots,m(>1)] \tag{2.25}$$

を得る．また，$F_{\mathrm{ss}}^{(m)}$ が $m$ 周期点を区間 $[0,1]$ 内に持つための $b$ の範囲は

$$\frac{1-a}{1-a^m} < b < \frac{(1-a)(1-a^m+a^{m-1})}{1-a^m} \tag{2.26}$$

のように与えられる．

一方，$b<0$ のもとでは，$F_{\mathrm{ss}}^{(m)}$ の $m$ 周期点は

$$\phi_m^{*(i)} = \frac{b}{1-a} + \frac{a^{i-1}}{1-a^m} \quad [i=1,2,\cdots,m(>1)] \tag{2.27}$$

のように与えられる．$m$ 周期点を許す $b$ の範囲は

$$-\frac{a^{m-1}(1-a)}{1-a^m} < b < -\frac{a^m(1-a)}{1-a^m} \tag{2.28}$$

である．

式 (2.25)，(2.27) より得られた $b$ に関する $F_{\mathrm{ss}}$ の分岐構造を図 2.32 に示す．これより明らかなように，平衡点の分布は回転対称になっている．

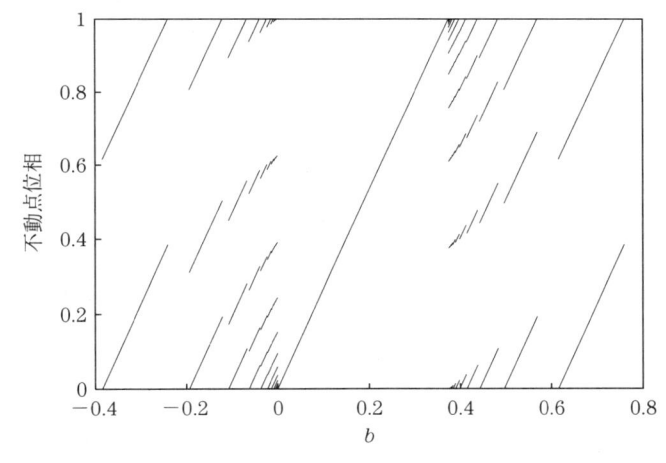

図 2.32 パラメータ $b$ による分岐図〔Sakai, H., Nakao, M., and Yamamoto, M. : A circle map model of human circadian rhythms, Frontiers Med. Biol. Eng., **9**, pp.75-92（1999）より許可を得て転載〕

## 2.6 睡眠の体温調節機能に着目したモデル

これまで見てきたモデルは，生体リズムを作り出したり制御したりする具体的な機構を捨象して得られた抽象的な構造を持っていた．このようなモデルは決めるべきパラメータの数も少なく，動作の見通しがよい．一方で，観測された現象を具体的なメカニズムに還元して解釈することは困難となる．ここでは，抽象化を少なからず犠牲にして，生理学的なメカニズムを具体的に反映した構造を持つモデルの例について述べる．

断眠，覚醒時の運動や温浴は引き続く眠りの中で深いノンレム睡眠を増加させることが知られている。同じように運動をしても放熱を十分に行えば睡眠への効果は薄れることから，これは運動や温浴によってもたらされたおもに熱的な負荷が蓄積され，それが睡眠を調節しているような生理学的なメカニズムの存在が示唆される。UCLAのMcGintyらは温度感受性ニューロンが密集している間脳の視床下部視索前野に，体温感受性を持ちながらノンレム睡眠の調節に関与しているとみられるニューロン群（HWSN）を発見した。この領域に存在するニューロンは睡眠を促進する物質として知られているプロスタグランジン$D_2$によってその活動を増加させることから，HWSNは体温調節とノンレム睡眠とを媒介する生理学的な実体の候補として考えてもよいだろう。すなわち，熱的負荷が睡眠促進物質によって蓄積・記憶され，それがHWSNの活動を修飾することでノンレム睡眠を調節しているのではないかと予想される。そのようなメカニズムはまさに睡眠のホメオスタティックな機能に対応している。言い換えると「ノンレム睡眠は覚醒時の活動でオーバヒートした脳を冷やすために存在しているのではないか」というわけである[113]。このような仮説に基づいて構成されたモデルを図2.33に示す。このモデルでは体温調節の観点から眠りが考えられているために，覚醒・睡眠時の身体的・生理的活動を熱的な効果として一元化されている。

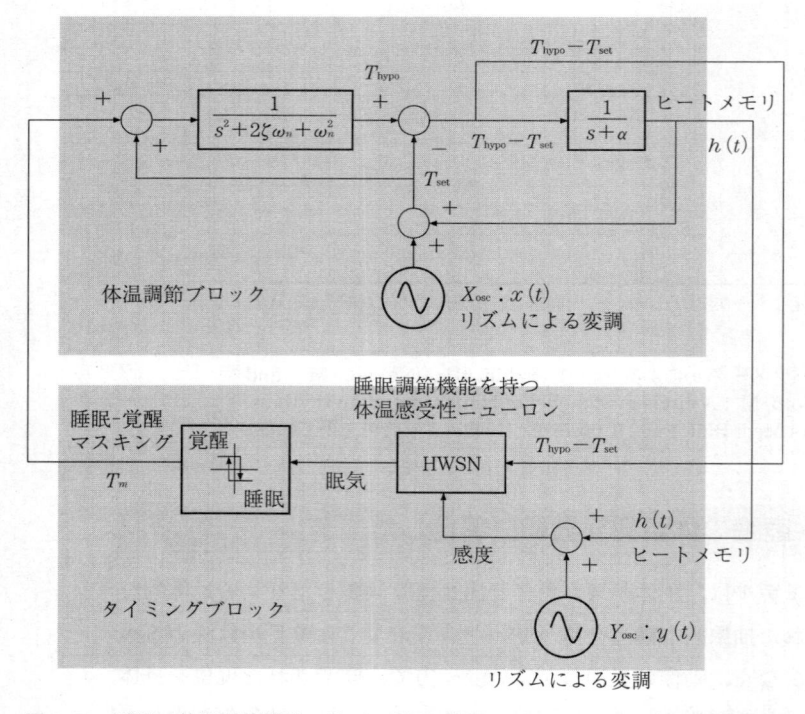

図2.33 睡眠の体温調節機能に基づく睡眠-覚醒リズムのモデル〔Nakao, M., McGinty, D., Szymusiak, R. and Yamamoto, M.: Thermoregulatory model of sleep control: Losing the heat memory, J. Biol. Rhythms, **14**, pp.547-556 (1999) より許可を得て転載〕

### 2.6.1 体温調節ブロック

脳温 $T_{\text{hypo}}$ はセットポイント制御とマスキングプロセスに対する生理的な応答を合計したものであると仮定する。マスキングプロセスは，覚醒時に正，睡眠時に負となる方形波状のプロセスである。符号はそれぞれ覚醒時の身体的・生理的活動に伴って生じる熱産生の蓄積効果とノンレム睡眠時の熱放散による冷却効果に対応している。このとき，生理的な応答が適当な二次系であるとすると $T_{\text{hypo}}(t)$ は以下のように記述される。

$$T_{\text{hypo}}(t) = g(\tau) * (T_{\text{set}}(t) + T_m(t)) \tag{2.29}$$

ここに $g(\tau)$ は二次系のインパルス応答関数，$*$ は畳込みをそれぞれ表す。$T_{\text{set}}(t)$ はセットポイントを表す。セットポイントとは体温調節系の仮想的な制御目標である。体温調節反応，すなわち"ふるえ"，血管拡張・収縮，発汗などがこの目標に向かって引き起こされると考えるのである[†114]。$T_m(t)$ はマスキングプロセスを表す。このとき，セットポイント $T_{\text{set}}(t)$ はつぎのように与えられる。

$$T_{\text{set}}(t) = x(t) - c_h h(t) \quad (c_h > 0) \tag{2.30}$$

ここに $x(t)$ は日周 X 振動子，$h(t)$ は"ヒートメモリ"（heat memory），$c_h$ は $h(t)$ からセットポイントへのフィードバック利得をそれぞれ表している。$x(t)$ は正弦波関数であるとする。$h(t)$ は視床下部温のセットポイントからのズレ（体温制御誤差）を一次のローパスフィルタに通したものである。すなわち"積分制御"になっている。$h(t)$ は $T_{\text{hypo}}$ が $T_{\text{set}}$ より高いとき増加し，$T_{\text{hypo}}$ が $T_{\text{set}}$ より低いとき減少することになる。ヒートメモリは過去の睡眠-覚醒パターンに伴う熱的負荷の蓄積と散逸の総体を表現しており，これが睡眠のホメオスタティックな制御を担っている。実際の体温制御はさまざまな体温調節反応によるフィードバックあるいはフィードフォワード制御系であり，その動作のタイムスケールも多様である[115]。ここに示した体温調節系のモデルはあくまでも睡眠-覚醒リズムという一日単位のタイムスケールに即したスケッチであることをことわっておく。

### 2.6.2 タイミングブロック

このブロックは HWSN，日周振動子，閾値素子からなり，眠気を生成し，それに基づいて睡眠-覚醒のタイミングを決める。

HWSN はノンレム睡眠の調節機能を担っているので，ノンレム睡眠の圧力である"眠気"を出力すると考える。同時に，体温調節にも関与していると考えられることから，脳温のセットポイントからの偏差（すなわち体温制御の誤差）を入力とする[114]。さらに，その感度がヒートメモリと日周 Y 振動子によって変調されているとする[††]。これらの考えからモデルでは眠気は以下のように表されている。

---

† サーモスタット的にそれぞれの体温調節反応をオン・オフする閾値温度というよりはさまざまな温熱反応の結果，達成されるはずの仮想的な目標値とここでは考える。

†† このような仮定は HWSN が例えば視交叉上核から神経投射を受けていて，その感度が日周性に変動していること，また断眠時にその感度が上昇していることなどを意味するが，これらは生理学的に確かめられているわけではない。

眠気＝(Y振動子＋ヒートメモリ)×$f(T_{\text{hypo}}(t) - T_{\text{set}}(t))$

このとき，関数 $f$ は適当な飽和関数である．Y振動子はX振動子とは一定位相差のある正弦波関数であるとする．実際には外部からやってくる明暗サイクルの影響や内的な両振動子間の相互作用も存在すると考えられる．振動子を単なる正弦波と考えるということはこれらのダイナミックな作用を無視しているということである．このような大胆な省略は明暗サイクルやその他の環境条件が一定であり，ダイナミックな相互作用が著明には現れないということを前提としてなされたものである．

入眠と覚醒のタイミングは生成された眠気がそれぞれの閾値をいつ横切るかで決まる．入眠は眠気が入眠閾値 $r_s$ を上向きに横切ったとき，起床は起床閾値 $r_w$ を下向きに横切った時と定義する（$r_s > r_w$）．このタイミングに合わせてマスキングプロセス $T_m(t)$ が生成され，体温調節ブロックへと供給される．これで両ブロックをつなぐループが一巡したことになる．

### 2.6.3 モデルの基本動作

図 2.34 にモデルの定常状態での振る舞いを示す．ここで，睡眠，覚醒期間はそ

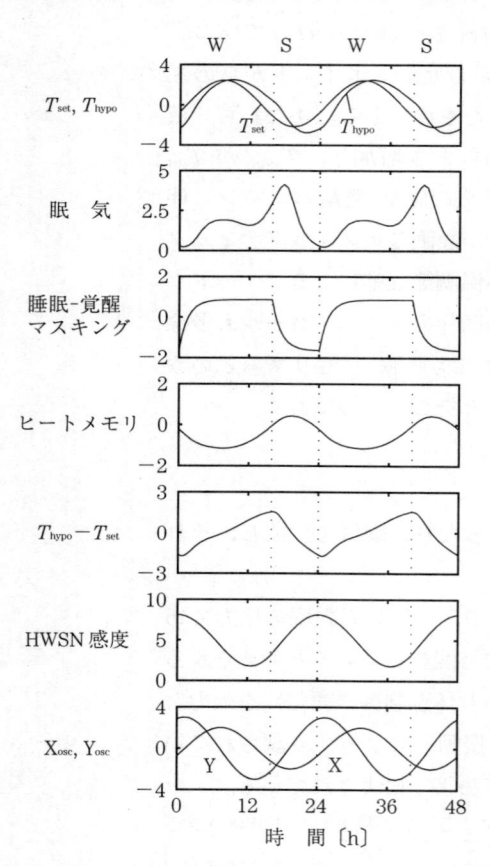

図 2.34 定常状態でのモデルの振る舞い〔Nakao, M., McGinty, D., Szymusiak, R. and Yamamoto, M.: Thermoregulatory model of sleep control: Losing the heat memory, J. Biol. Rhythms, **14**, pp.547-556 (1999) より許可を得て転載〕

れぞれ 8, 16 時間で一定である。図から明らかなように，モデルはヒトの体温リズムと睡眠-覚醒リズムの主要な性質をよく再現している。すなわち

① 覚醒が体温の最小点から上昇しはじめる位相で，入眠が体温の最大点から下降しはじめる位相でそれぞれ起きている。
② 眠気が二相性のパターンを呈している[121]。
③ ヒートメモリの時間経過がプロスタグランジン $D_2$ と類似の変動パターン，すなわち，活動期に低く，休息期に高いパターンを示している。
④ Y 振動子の X 振動子に対する位相関係（6 時間の位相前進）は，朝方にピークを迎える副腎皮質ホルモンの分泌を促す ACTH というホルモンの分泌リズムに類似している。

などの実際に観測された液性因子の分泌リズムが自然に実現されている点は，モデルの生理学的な妥当性を示唆しているように思われる。

ここでモデルの安定性について述べる。モデル全体の振る舞いは非線形成分を多く含むため，理解するのは容易ではない。しかしながら，体温調節ブロックについては線形システム論の枠組みでその安定性を議論できる。このために図 2.35 のようなシステムを考える。このとき，入力のマスキングプロセスは 24 時間周期の方形波（覚醒期間：$d_w$，覚醒時振幅値：$A_m\rho_w$，睡眠期間：$d_s$，睡眠時振幅値：$-A_m\rho_s$，ただし $\rho_w + \rho_s = 1$）であるとする。出力はヒートメモリ〔あるいは体温調節誤差（近似的にヒートメモリの微分値と考えられる）〕を考える。式（2.29）において $g(\tau)$ が安定であることから，このシステムの安定性を決めているのは体温調節誤差の積分時定数 $1/\alpha$ とヒートメモリのセットポイントへのフィードバックゲイン $c_h$ である。ラプラス変換を用いてシステム全体の伝達関数を求めると，その極はつぎの方程式を満たすことがわかる。

$$(s + \alpha - c_h)N(s) + c_h = 0 \tag{2.31}$$

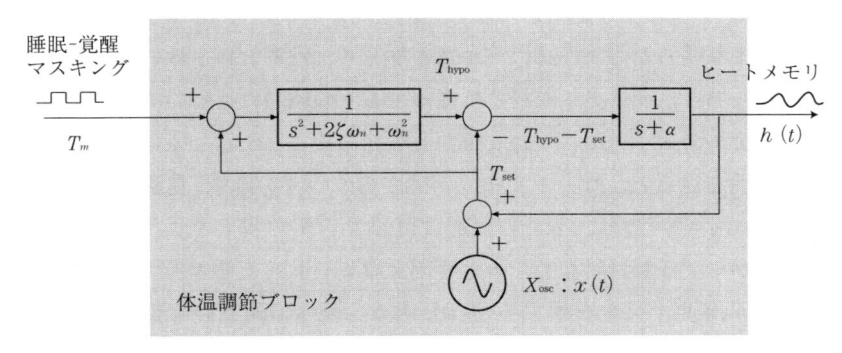

図 2.35 開ループ系としての体温調節ブロック

ここで，$s$ はラプラス変数，$G(s) = 1/N(s)$ である。実際に使用しているモデルパラメータの範囲では，式（2.31）は共役な複素根（実数部は負）と一つの実根を持つ。このうち実根の符合が安定性を決める。基本的には $c_h$ は実根を正方向に

大きくし，$\alpha$ は負方向に小さくする．すなわち，$c_h$ はシステムを不安定化し，$\alpha$ は安定化する．体温調節誤差の積分をめぐるループを考えるとこのことが理解できる．セットポイントに対しては，誤差の積分値（ヒートメモリ）はネガティブフィードバックになっているが，積分器の入り口では符合が反転してポジティブフィードバックになっている．したがって $c_h$ が値を持てばシステムが不安定化することになる．一方で，積分値が $\alpha$ の割合で散逸していけば，ポジティブフィードバックによる発散効果を打ち消して全体としてはシステムを安定化させることができるというわけである．

では，タイミングブロックを接続して全体のループを閉じた場合，どのような睡眠-覚醒サイクルが実現されるのであろうか．実現される睡眠-覚醒サイクルと振動子との位相関係を理論的に予想することは，閾値を含むため困難であるが，$\rho_w, \rho_s$ を適当な値に固定したときに，どのような $d_w, d_s$ が実現されるかを考えることはできる．少なくとも $1/\alpha \gg 24\,h$ であるようなときには，近似的に $\rho_w d_w = \rho_s d_s$ という関係を満たすような睡眠-覚醒サイクルが実現されるのである[116]．この条件はマスキング過程1サイクルでの覚醒時の熱的負荷の総量と睡眠時の熱的散逸の総量がほぼ一致することを意味している．定常状態ではマスキングが体温制御誤差の多くを占めていることを考慮すると，上に述べた条件が誤差の積分器の出力を24時間ごとにリセットすることになり，安定した周期的に変動するヒートメモリが生成される．

上述したようにモデル全体のダイナミクスを理論的に議論することは困難であるが，シミュレーションによって実現されたダイナミクスの安定性について調べることはできる．その一般的な方法はなんらかの摂動をシステムに与えてもとの状態に復帰するかどうかを観察するのである．ここでは高さ0.8，持続時間2hの方形波パルスをマスキングプロセスに加え，それに対するモデルの応答をシミュレーションする．図2.36に結果をヒートメモリと眠気からなる軌道をパルス適用後10サイクル分表示している．これより明らかなように，パルスを加えられたあと軌道はいったんもとの軌道から離れたあと，サイクルを経るに従ってもとの軌道に近づいていく．これは実現されたモデルのダイナミクスが安定なものであることを示している．一方，$\alpha$ に対する依存性を見ると，ヒートメモリが過去のすべての睡眠-覚醒リズムを記憶している場合（$\alpha=0$）では，もとの軌道に復帰するまで多くのサイクルを費やしているのがわかる．これに対して，一定の割合でヒートメモリを失う場合（$\alpha=0.1$）は，復帰に2,3サイクルを要するのみである．復帰の速さの $\alpha$ 依存性は，上述した体温調節ブロックの伝達関数の実数極の値と $\alpha$ の関係を忠実に反映したものとなっている．すなわち，$\alpha$ が小さいときは実数極は負であるがその絶対値は小さいのでモデルの摂動に対する応答は遅く，$\alpha$ が大きくなると実数極の絶対値が大きくなるので応答が速くなるのである．

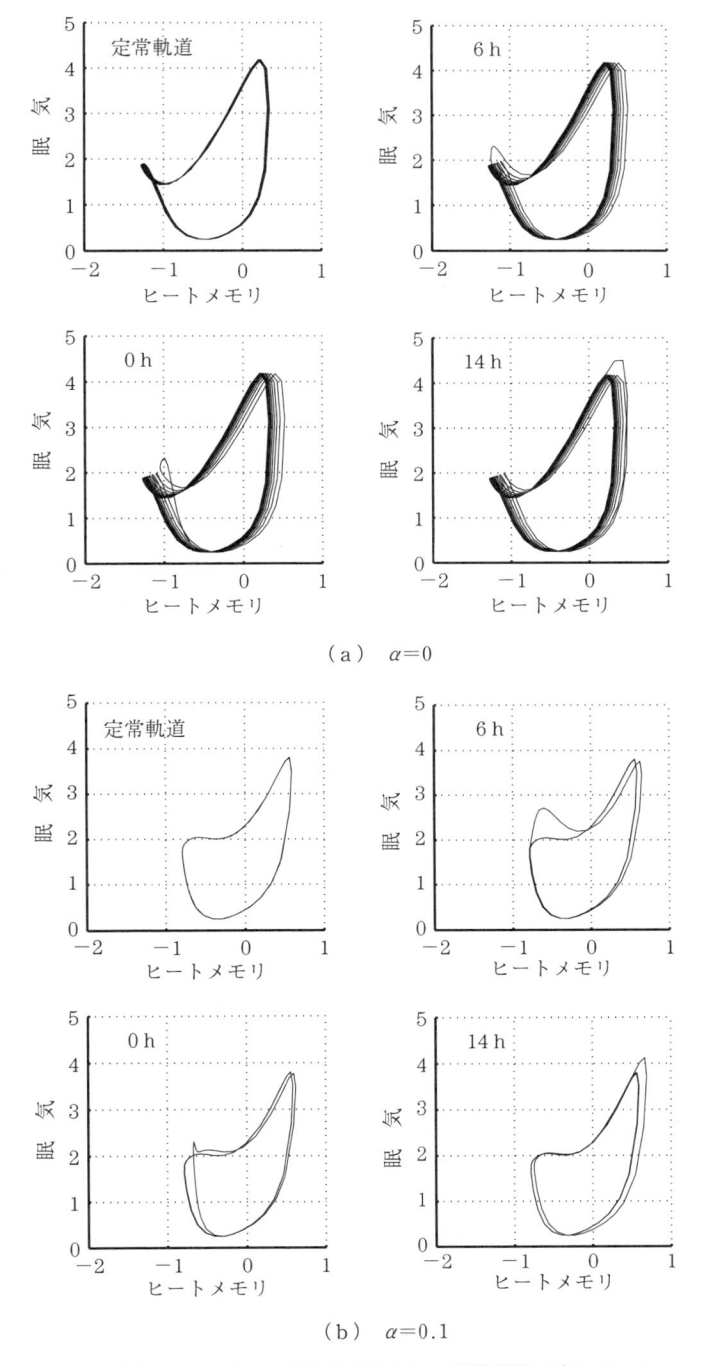

2.6 睡眠の体温調節機能に着目したモデル　51

(a) $a=0$

(b) $a=0.1$

パルスを加えたタイミングを起床後からの経過時間で表している

図 2.36　ヒートパルスに対するモデルの応答軌道〔Nakao, M., McGinty, D., Szymusiak, R. and Yamamoto, M. : Thermoregulatory model of sleep control : Losing the heat memory, J. Biol. Rhythms, **14**, pp.547-556 (1999) より許可を得て転載〕

### 2.6.4 種々の条件下でのモデルの振る舞い

つぎに，ホメオスタティックな機能の働きを調べるために，モデルを用いた断眠のシミュレーション結果について検討する．図 2.20 に示された短期間の断眠の実験をシミュレーションしたものが**図 2.37** である．回復睡眠が，断眠時間が 12～16 時間を超えた付近でジャンプする現象が再現されている．これは 2 プロセスモデルのところでも述べたが，リズム性がホメオスタシスを凌駕していることを端的に示している現象であり，モデルは両者の関係を良好に表現していることがわかる．このときのモデル変数の動きを表したものが**図 2.38** である．眠気に注目すると，断眠時間が 2 時間と 10 時間の場合は，断眠終了直後の睡眠期間中に眠気が急速に低下し，これが起床の閾値を横切ってすぐに覚醒に至る．一方，16 時間と 20 時間の場合は睡眠中の眠気の低下が緩慢で起床閾値までたどり着けず，結局通常の起床時間 (48 h) で起床している．これをより詳しく見ると，体温リズムの頂点位相より手前で寝れば眠気が急速に低下しすぐに起床できるが，それを超えてしまうとつぎの起床時間帯 (体温の最低点位相付近) がやってくるまで覚醒できなくなるという性質があることがわかる．これが図 2.37 に示したようなシミュレーション結果を生み出しており，回復睡眠の長さがある断眠時間でジャンプするメカニズムであることを示している．これは同時に，内的脱同調時にみられた入眠位相と睡眠時間の関係を担うメカニズムとしても考えられるだろう．

つぎに，断眠時のシミュレーション結果についてみる．20 時間断眠のシ

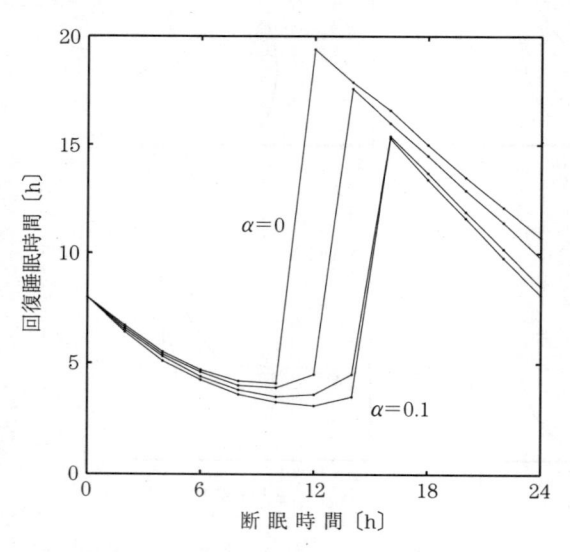

$\alpha$ 値の記載のない曲線のうち，$\alpha=0.1$ に隣接しているのが $\alpha=0.05$，$\alpha=0$ に隣接しているのが $\alpha=0.01$ である

**図 2.37** 断眠時間と回復睡眠時間の関係のシミュレーション〔Nakao, M., McGinty, D., Szymusiak, R. and Yamamoto, M. : Thermoregulatory model of sleep control : Losing the heat memory, J. Biol. Rhythms, **14**, pp.547-556 (1999) より許可を得て転載〕

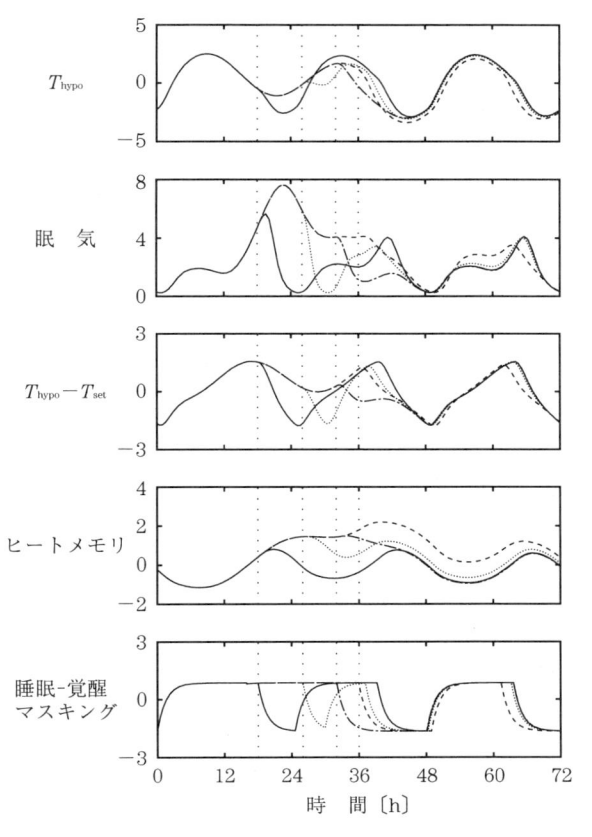

2.6 睡眠の体温調節機能に着目したモデル　53

図 2.38　断眠と眠気のシミュレーション

ミュレーションでは，眠気は単調に強まっていくのではなく，一過性に高まったあと，低下して一定レベルを保つような振る舞いがみられる．徹夜したときに体験する眠気の時間的な推移によく似ていないだろうか．**図 2.39** に示したのは持続的断眠のシミュレーションである．このとき，眠気はリズムを残しながら上昇していく．これは持続的断眠時の疲れを計測したデータともよく符合している（**図 2.40**）．ここで特に注目してほしいのは，振動しながら低下している脳温の振る舞いである．これはある意味では逆説的である．なぜなら，覚醒期間の延長は熱産生を高めこそすれ，低下させるほうには寄与しないように思われるからである．しかしながらこれも断眠時の体温の振る舞いとよい一致をみている（図2.40）．そのメカニズムをモデルの構造に照らして考察するとつぎのようになる．断眠はモデルにおける二つのフィードバックループのうち，睡眠-覚醒リズムによって媒介されるループを切断することに対応している．このとき生き残ったセットポイント制御のためのループが活性化されることになり，断眠による熱的負荷の蓄積によりセットポイントが低下するというわけである．実験的に確かめられたわけではないが，逆説的な現象に対して一つの予想を与えている．

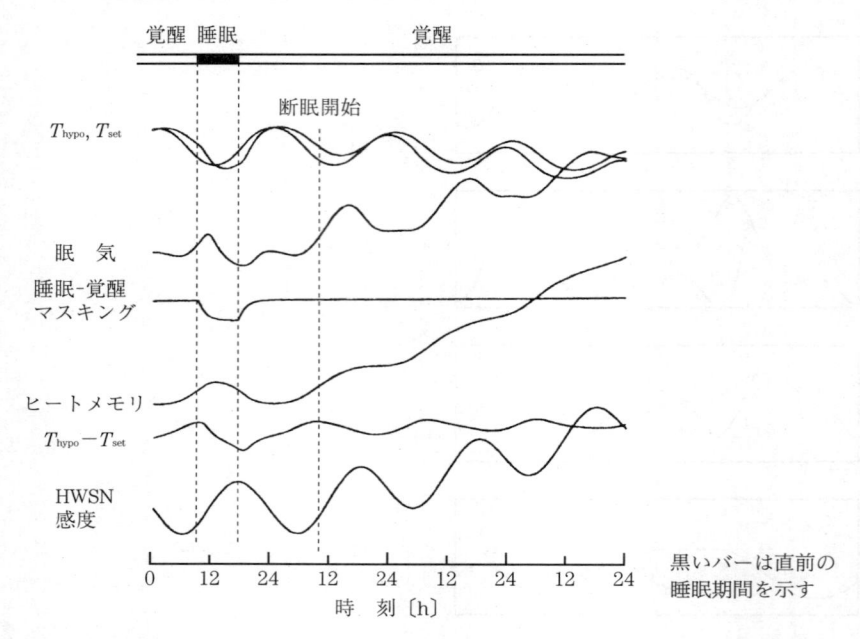

**図 2.39** 持続的断眠のシミュレーション〔Nakao, M., McGinty, D., Szymusiak, R. and Yamamoto, M.: A thermoregulatory model of sleep control, Jpn. J. Physiol., **45**, pp.291-309 (1995) より許可を得て転載〕

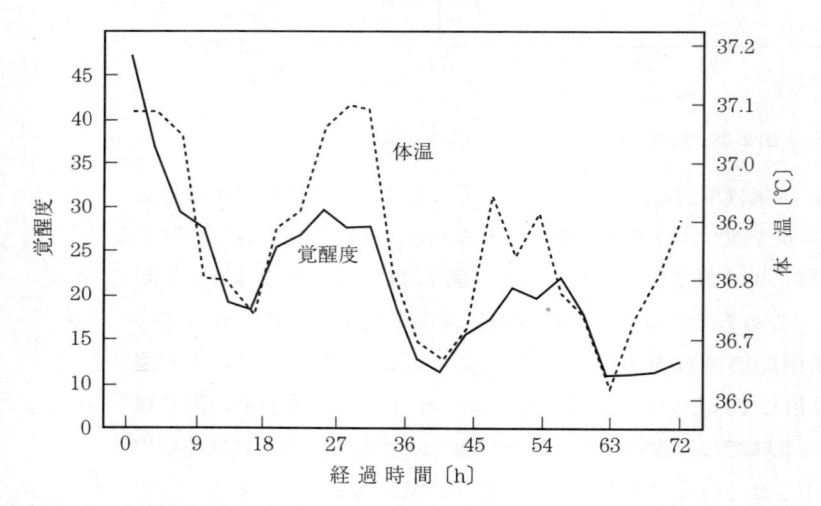

**図 2.40** 持続的断眠時の体温リズムの振る舞い〔Froberg, J.E.: Twenty-four-hour patterns in human performance, subjective and physiological variables and differences between morning and evening active subjects, Biol. Psychol., **5**, pp.119-134 (1977) の Fig.3 と Fig.5 を改変〕

つぎに，シフトワーク時の眠気を予測してみる。シフトワークにはさまざまな就労スケジュールが用いられている。しかしながら，定量的な尺度があって，スケジュールの最適化が必ずしも図られているわけではなく，単なる慣習や労働者の主観的な印象によっている場合が多い[117]。可能であれば，就労時の覚醒度やスケジュ

ールへの適用の容易さなどを最適化するようなスケジュール設計が望ましいが，いまだに果たされていない。ここでは，モデルの応用例としていくつかのシフトスケジュールにおける眠気予測を行う。図 2.41 に二つのシフトスケジュールを示す。これらは米国の航空管制で用いられているものである。一つは 2-2-2 スケジュールで日勤，準夜勤，夜勤を二日ずつ行い，最後に一日休みをとって 8 日間を一周期としてローテーションするものである。もう一つは，2-2-1 スケジュールで準夜勤，日勤，夜勤を少しずつ時間帯をずらして行い，最後に 2 日連続で休みをとって 7 日を一周期としてローテーションするスケジュールである。予測結果を図 2.42 に示す。ただし，ここではつぎのような仮定をした。

① 勤務時間以外の睡眠-覚醒リズムに対してはなんら規制を加えない。
② シフトワークは振動子の位相にはなんら影響を与えないとする。

就労時間中の眠気から見ると，2-2-2 スケジュールのほうが最後の夜勤時に 2-2-1 スケジュールの夜勤時よりも高くなる様子がみられる。同時に，ヒートメモリの高まりも前者で大きく，かなり疲労が蓄積されることを示している。これよ

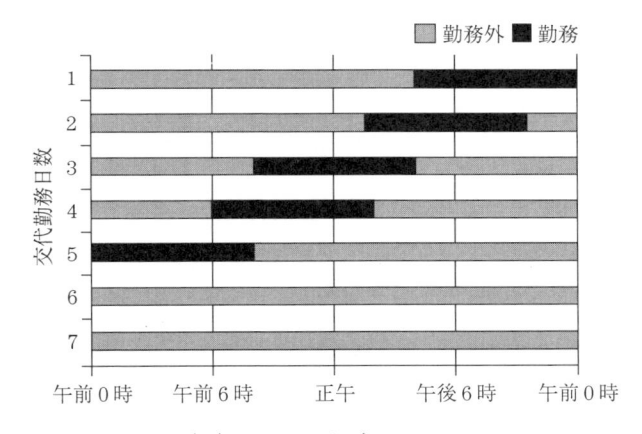

（a） 2-2-1 スケジュール

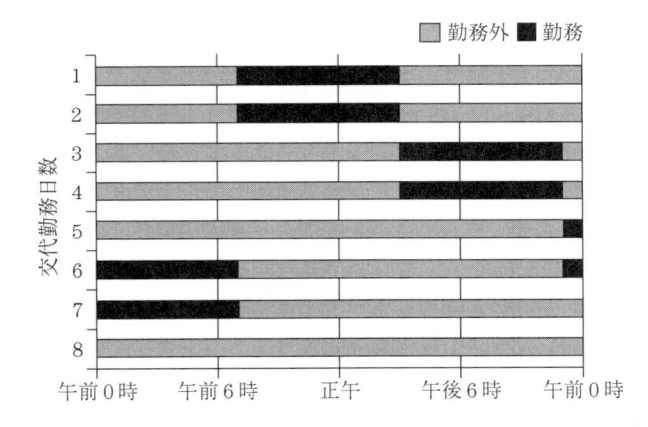

（b） 2-2-2 スケジュール

図 2.41 航空管制官のシフトスケジュール[117]

56     2. 生体リズムとそのモデル

(a) 2-2-1 スケジュール

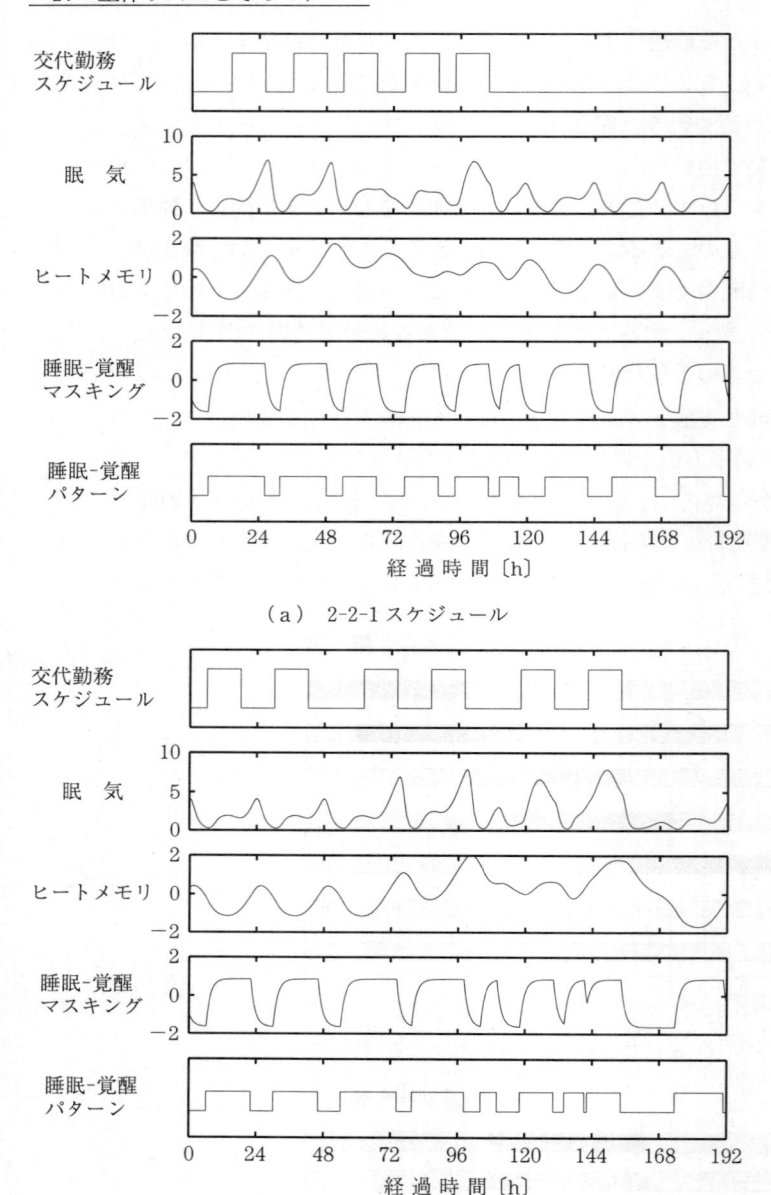

(b) 2-2-2 スケジュール

図 2.42　シフトワーク時の眠気のシミュレーション

り，就労時間中の眠気を見る限り，2-2-1 スケジュールのほうが有効であると考えられる。しかしながら，実際には社会的な制約があって就労時間外でも睡眠が任意に取れるとは限らないため，就労期間の間に十分な時間がある 2-2-2 スケジュールのほうが労働者には好まれているようである[117]。したがって，シフトスケジュールへの適応戦略として，就労時間外の過ごし方についても最適化を図る必要があるが，この場合にもモデルに基づく予測は有効であると考えられる。

### 2.6.5 より一般的なモデルをめざして

2.2.3項に述べたように，ヒトの生体リズムは光のみならず非光因子に対しても同調する性質を有していることが示唆されている．しかしながら，これまで述べてきたモデルと同様，これらの因子に対する同調機構を明示的にモデル化した例は少ない．シフトワークや時差飛行時の日周リズムの振る舞いを予測するためには，それらのモデル化が必須である．なぜなら，シフトワークや時差飛行では，光および非光因子の位相がダイナミックに変化するからである．以下では，特に非光因子への同調メカニズムをモデル化することを考える[11]．

#### 〔1〕 フィードバックの存在

ヒトの日周リズムは二つの振動子からなっていると考えることができることをすでに述べた．そのうちの一つはSCNに起源を持つ振動子（振動子Ⅰ）であり，他方は睡眠-覚醒リズムをおもに担う振動子（振動子Ⅱ）である．しかしながら，非SCN振動子の生理学的実体は明らかではなく，そのダイナミクスもよくわかっていない．すでに述べたように，本間らは独自の実験方法によって

① 振動子Ⅱが非光因子に引き込まれること
② 引込みには4日あるいはそれ以上かかること
③ 睡眠-覚醒リズムの再同調パターンには位相前進と位相後退があること
④ 振動子Ⅰも非光因子によって少なからず影響を受けること

などを明らかにしてきている[104],[78]．ここで，日周リズムが非光因子に引き込まれる性質を有することは，「行動レベルから振動子へのフィードバック」が日周リズム機構の中に存在していることを意味している．これはつぎのような理由による．すなわち，睡眠-覚醒リズムなどの活動パターンは日周リズム機構の最終出力である一方，非光因子の効果は活動パターンの制御を通して振動子へと伝えられるからである．さらに上述の結果は，このフィードバックが適応的に働いていることを示唆している．ここでは，二つの振動子Ⅰ，Ⅱに加えて，表現系の睡眠-覚醒リズムである振動子SWからなる結合振動子系に，適応的フィードバック機構を組み込んだモデルについて説明する．

#### 〔2〕 フィードバックのある結合振動子モデル

振動現象はその振幅と位相によって特徴づけられる．ここでは，単純化のために位相ダイナミクスのみを採り上げる．このとき，振動子の軌道がもとの周期軌道から逸脱することがあっても，そこには"位相"が拡張して定義されるものとしている．すなわち，通常，位相は位相空間における $x \in \gamma$（$\gamma$ は周期軌道）上の点に対して，例えば $\theta \in [0,1]$ を連続的にしかも1:1に対応づけて表現されるものである．ここでもし，$\gamma$ 上を回る点 $x(t)$ と $\gamma$ 外の点 $y(t)$ の間に

$$\lim_{t \to \infty} dist(x(t), y(t)) \to 0$$

のような関係があるとき，$y$ の位相を $x$ の位相 $\theta$ と同一視しようというわけであ

る。このとき，*dist* は適当な距離関数である。このようにして得られた振動子を位相振動子と呼ぶ[80),81)]。たがいの周期が近く，結合が強くないという条件のもとでは，位相振動子間の相互作用は，加速と減速効果を表す両振動子間の位相差の関数として表現される[80),81)]。

図 2.43 はフリーラン状態におけるヒト日周リズムのモデルの構造を表している。振動子 SW は，睡眠-覚醒リズムを駆動する振動子の振る舞いと，実際に生じた睡眠-覚醒パターンが異なる場合を表現するために導入されたものである。例えば徹夜，交代勤務，時差飛行などの環境下では，振動子の制御とは関係なく恣意的あるいは強制的に休息-活動パターンが選択されることを考えてみればよい。この仮定は，定常状態では両振動子（II と SW）は，乖離(かい)することなく，同位相で引き込んでいると考えれば従来の二振動体仮説を踏襲していることがわかる。

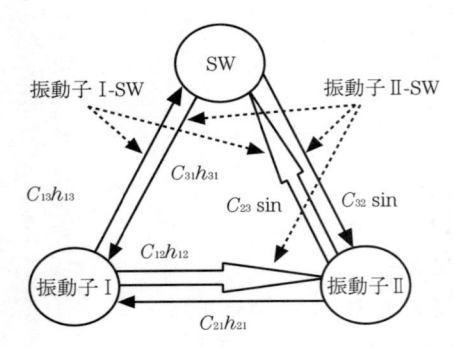

図 2.43 フリーラン状態における振動子間の結合強度

矢印の太さは結合強度を表す。点線の矢印はどの相関の組がどの結合強度を修飾するかを示している[11)]

このモデルのダイナミクスは以下のように記述される。

$$\dot{\theta}_1 = \omega_1 + C_{21}h_{21}(\theta_2 - \theta_1) + C_{31}h_{31}(\theta_3 - \theta_1) \tag{2.32}$$

$$\dot{\theta}_2 = \omega_2 + C_{12}h_{12}(\theta_1 - \theta_2) + C_{32}\sin 2\pi(\theta_3 - \theta_2) \tag{2.33}$$

$$\begin{cases} \text{フリーラン時：} \dot{\theta}_3 = \omega_3 + C_{23}\sin 2\pi(\theta_2 - \theta_3) + C_{13}h_{13}(\theta_1 - \theta_3) \\ \text{休息-活動サイクル強制時：} \theta_3 = \omega_0 t + \phi_s \end{cases} \tag{2.34}$$

ここで，$\theta_1, \theta_2, \theta_3$ は振動子 I, II, SW の位相をそれぞれ表す。これらを実際の生理学的な変数と関連づけるために，振動子 I の位相は（SCN のペースメーカ細胞によって駆動されている）メラトニンリズムと同一視し（$\theta_1=0$ をメラトニンピーク位相とする），入眠と起床のタイミングは $\theta_3$ の値によって，$\theta_3=0$ のときが入眠，$\theta_3=1/3$ のときが起床とする。また，$\theta_3$ の記述にあるように，フリーラン時には，表現形睡眠-覚醒リズムは振動子として扱うが，非光因子による休息-活動サイクルの制御下では，休息-活動サイクルそのものに置き換える。$\omega_1=0.97, \omega_2, \omega_3=0.81$ であり，角速度 1 は 24 時間周期に対応している。$\omega_0$ は休息-活動サイクルの角速度を表し，$\phi_s$ はその位相を制御するための定数である。

振動子間の相互作用は結合強度 $C$ と相互作用関数 $h$ あるいは正弦関数との積で表現している。結合強度 $C_{12}, C_{32}, C_{23}, C_{31}, C_{13}$ は適応的なフィードバックによって

修飾される。ただし，$C_{21}$ は一定である。従来の研究にならって $C_{21}$ の値は $C_{12}$ より一桁小さいものとする[6),13)]。相互作用関数 $h_{21}, h_{12}, h_{31}, h_{13}$ の構造については後述する。フリーラン時の $\theta_2$ と $\theta_3$ の間の結合が正弦関数で表現されているのは同位相で安定に相互引込みするためである。その他，モデルの詳細についてはほかの文献を参照してほしい[11)]。

〔3〕 **相互作用関数の構造**

ここでは，Honma らの実験結果に基づく相互作用関数の推定について概説する。それに先だって，つぎのような仮定をする。

① フリーラン状態（休息-活動サイクル強制前）では，振動子は適当な位相関係で相互に安定に引き込んでいる。特に，振動子Ⅱと振動子SWは，強制前はもちろんのこと，解除後もただちに同位相で引き込むものとする。

② 強制された休息-活動サイクルは，数日後には強制解除後の再同調パターンの違いによらず，振動子Ⅱを完全に引き込んでいるとする。

③ 再同調パターンの違いによらず，モデルの基本構造は同じであるとする。

まず休息-活動スケジュール解除後の振動子Ⅱの前進再同調を実現するような $h_{12}$ について推定過程を説明する。①から，$h_{12}$ がフリーラン条件下の振動子Ⅰおよびの引込み位相角付近で正の傾きを持たなくてはならない。さらに，強制解除後の振動子Ⅱの前進再同調を実現するためには，休息-活動サイクルに振動子Ⅱが引き込まれているときに存在する振動子Ⅰとの位相角付近で，$C_{12}h_{12}$ は $\omega_1-\omega_2$ より十分に大きい値を取らなくてはならない（$C_{12}$ は1に十分近いことに注意）。また，②が実現されるプロセスとしては，振動子Ⅱが位相前進して休息-活動サイクルに引き込むことが自然であると考えられる。その理由を以下に述べる。位相後退して引き込む場合，その過程で振動子Ⅱはとの広範囲な位相関係を持つことになる。それにもかかわらず，振動子Ⅱが後退し続けるためには，$C_{12}h_{12}<\omega_1-\omega_2$ が広い範囲で満たされなくてはならない。この性質は，上述の議論から，スケジュール解除後，前進再同調する場合にはあてはまらないことから③は満たされないことになるし，①のような安定な内的同調も難しくなる。これらの理由から振動子Ⅱは位相前進しながら休息-活動サイクルに引き込むものと考える。以上の条件に加えて，相互作用関数は周期関数でなくてはならないという要請を考慮に入れれば[80)]，**図2.44** のように $h_{12}$ の概形を推定することができる。

ほかの相互作用関数のうち，$h_{21}$ と $h_{31}$ は休息-活動サイクルが振動子Ⅱを完全に引き込んでいる状態での，ⅠとⅡ，およびⅠとSWの位相角において，振動子Ⅰが弱く加速されるような形状を有している必要がある。さらに，フリーラン時には安定に相互引込みをしていなくてはならない。これらの条件を満たすには，大部分の領域で正の傾きを持つ構造が必要であることがわかる。以上のような考察を経て決定された相互作用関数を**図2.45** に示す。

以上の相互作用関数の推定は，おもに振動子Ⅱの前進再同調の生成メカニズムの

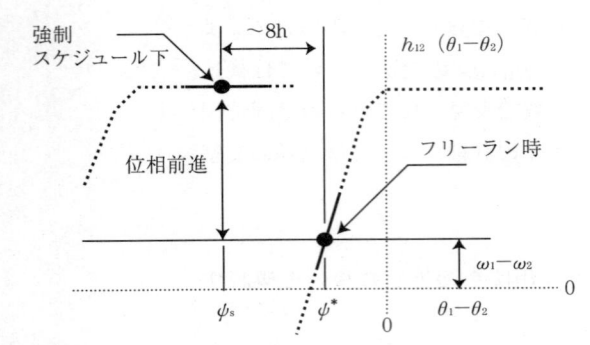

**図 2.44** $h_{12}$ の推定〔Nakao, M., Yamamoto, K., Honma, K., Hashimoto, S., Honma, S., Katayama, N. and Yamamoto, M. : A phase dynamics model of human circadian system, J. Biol. Rhythms, **17**, pp.476-489 (2002) より許可を得て転載〕

破線は推定された相互作用関数の形状を示す。実線は関数の必須部分を示す。$\phi^*$ はフリーラン状態における振動子Ⅰ, Ⅱの位相差を, $\phi_s$ は8時間位相前進スケジュールに振動子Ⅱが引き込んだ状態における位相差を, それぞれ表している

(a) $h_{21}$

(b) $h_{12}$

(c) $h_{13}$

(d) $h_{31}$

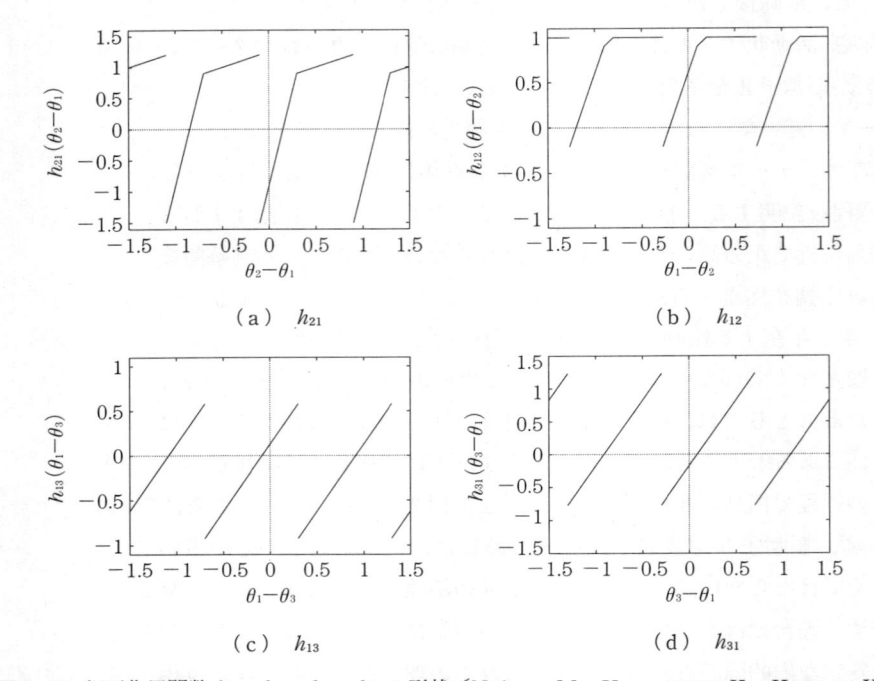

**図 2.45** 相互作用関数 $h_{21}$, $h_{12}$, $h_{13}$, $h_{31}$ の形状〔Nakao, M., Yamamoto, K., Honma, K., Hashimoto, S., Honma, S., Katayama, N. and Yamamoto, M. : A phase dynamics model of human circadian system, J. Biol. Rhythms, **17**, pp.476-489 (2002) より許可を得て転載〕

解釈に基づいて行った。後退再同調についても, 上の条件①, ②が満たされなくてはならないこと, および条件③より, 相互作用関数の構造や基本式 (2.32)〜(2.34) は共有されているものとする。再同調パターンの違いは, 以下に述べるようなフィードバックの適応的な性質の違いに還元して解釈する。

〔4〕 フィードバックの妥当性とそのモデル化

活動レベルから振動子へのフィードバックの効果は, 振動子のダイナミクスや相互作用に現れると考えられる。振幅や結合強度として表されるような"振動強度"にその効果を限定するなら, 以下のような観測結果はフィードバックの作用の仕方

を示しているといえよう。

① フリーラン状態で，通常より6時間前進した休息-活動サイクルを課せられた高齢被験者では，体温やその他の日周リズムの振幅が減少した[83),84)]。

② うつ病患者では体温，メラトニン，各種ホルモンなどの振幅が減少しているが，抗うつ剤を投与後はこれらの振幅が増加した[85)]。

③ 非24時間睡眠覚醒症候群†の患者ではメラトニンリズムの振幅が減少していた[86)]。

実際には，これらの結果の因果性の向きは明らかではないが，睡眠-覚醒リズムと日周振動子との乖離が適応的にヒトの生体リズム機構を失調させたとも考えられよう。一般的な振動子の振動強度あるいは結合強度の変化は，位相振動子では結合強度の変化として統一的に表現される。したがって，位相振動子モデルでは，フィードバックの効果を振動子I/IIとSWとの間の結合強度の修飾として実現する[87),11)]。

具体的には，適応的なフィードバックをつぎのようにモデル化する。睡眠-覚醒リズムと日周振動子との"引込み状態"を，振動子SWと振動子I，IIとの相関の履歴としてとらえ，つぎのように表現する。

$$\dot{r}_{k3} = -\alpha_{k3}(r_{k3} - \beta_{k3} \cdot g(\theta_k - \theta_3 + \phi_{k3})) \quad (k=1,2) \tag{2.35}$$

ここで，$k(=1,2)$ は振動子番号を表し，添え字は振動子の組を表す。相関は位相差の単調減少偶関数 $g(\theta)$ を通して計算する。位相角 $\phi_{k3}$ は，フリーラン状態の生理学的に妥当な $\theta_k$ と $\theta_3$ の位相差で，$g$ が最大化するように決定する。これにより，振動子SWがほかの振動子と適切な位相関係を保っている場合はこの相関は維持されるが，そうでない場合は，減少することになる。相関の時間変化の速さはパラメータ $\alpha$ で制御される。

こうして得られた相関の飽和型非線形関数として振動子間の結合強度を与えることにする[11)]。$r_{23}$ は $C_{31}$ および $C_{32}, C_{12}$ を修飾する。ただし，$C_{31}$ と $C_{32}, C_{12}$ は交替的に変化する。これにより，$r_{23}$ が減少した時は，休息-活動サイクル（振動子SWによって表現されている）がその影響を拡大させ，ほかの振動子を引き込むようになる。一方，$C_{13}$ と $C_{23}$ は $r_{13}$ によって交替的に修飾される。$r_{13}$ が減少すると，振動子Iは振動子SWに対して支配的に作用するようになる。その結果，睡眠-覚醒リズムの支配振動子がIIからIへと推移する。

〔5〕 休息-活動サイクルによる日周リズムの引込み

ここでは休息-活動サイクルによる生体リズムの引込みのシミュレーション結果を示す（図2.46）。8時間位相前進させた休息-活動サイクルを8日間強制し続けた場合の生体リズムの振る舞いを，モデルが忠実に再現していることがわかる。すなわち，強制解除後の睡眠-覚醒リズムのメラトニンリズムへの前進あるいは後退再同調，休息-活動サイクルによるメラトニンリズムへの弱い加速効果などである。前進あるいは後退再同調を実現するために $\alpha_{13}$ を調節している。$\alpha_{13}=0.001$ が前

---

† 睡眠-覚醒リズムが24時間周期の明暗サイクルに引き込まれず，フリーランしており，ときには内的脱同調のような振る舞いを呈することがある[97)]。

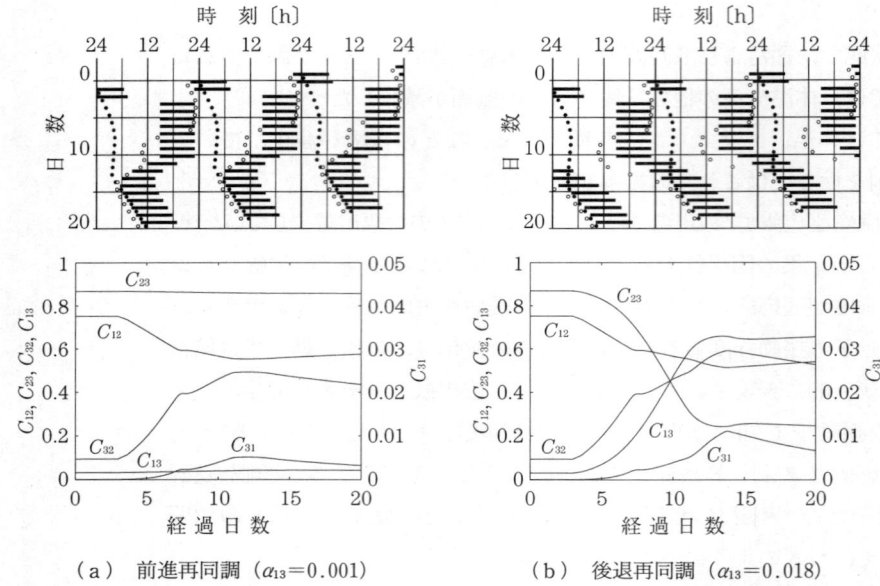

(a) 前進再同調 ($a_{13}=0.001$)  (b) 後退再同調 ($a_{13}=0.018$)

上段：$\theta_i$ ($i=1,2,3$) の三重プロット。黒いバーは休息（あるいは睡眠）期間を表す。
○と●はそれぞれ $\theta_2=0$ と $\theta_1=0$ (体温リズムの谷位相)を示す。これは図2.48においても同様である
下段：上段に対応した結合強度変化

**図2.46** 8日間の8時間位相前進スケジュールに対する前進再同調（$a_{13}=0.001$），および後退再同調（$a_{13}=0.018$）のシミュレーション結果〔Nakao, M., Yamamoto, K., Honma, K., Hashimoto, S., Honma, S., Katayama, N. and Yamamoto, M.: A phase dynamics model of human circadian system, J. Biol. Rhythms, **17**, pp.476-489 (2002) より許可を得て転載〕

進，0.018が後退に対応している。興味深いことは，再同調パターンによらず $\theta_2$ が休息-活動サイクル開始後4日目に急に前進を始めている点である[11]。

休息-活動サイクル強制解除後のモデルの振る舞いを支えるメカニズムについて考えてみよう。

$a_{13}$ が小さいことから，前進再同調の場合は，$C_{23}$ と $C_{13}$ は休息-活動サイクル強制前後でほぼその値を保っている。一方，後退再同調の場合，$a_{13}$ が大きいことから，それらの値は休息-活動サイクル強制下で急速に変化する。しかしながら，異なる再同調パターンを示すモデルでもその休息-活動サイクルへの引込み方は同じである。なぜなら，$C_{23}$ と $C_{13}$ の変化は強制サイクルと一体化している $\theta_3$ へのほかの振動子からの結合強度に影響を与えるだけだからである。

強制サイクル下では，振動子IIとSWの間の相関が減少することから，$C_{12}$ は減少し，$C_{32}$ は増加する。続いて，これらの結合強度の変化が協同して $\theta_2$ を前進させ，強制サイクルに引き込ませる。同時に，$\theta_2$ の大きい位相前進から，$\theta_1$ が振動子IIからの弱い結合を通して少しだけ加速される。このとき，SWからの $C_{31}$ を通した $\theta_1$ への加速作用も働く。

強制サイクル解除後，前進再同調モデルでは，$C_{23}$ および $C_{13}$ は大きく変化しな

いことから，図 2.47（a）に示すように，$C_{12}$ を通した振動子 I から II への寄与が，$C_{13}$ から $C_{32}$ を経由してやってくる寄与を凌駕することになり，これが前進再同調を実現する。

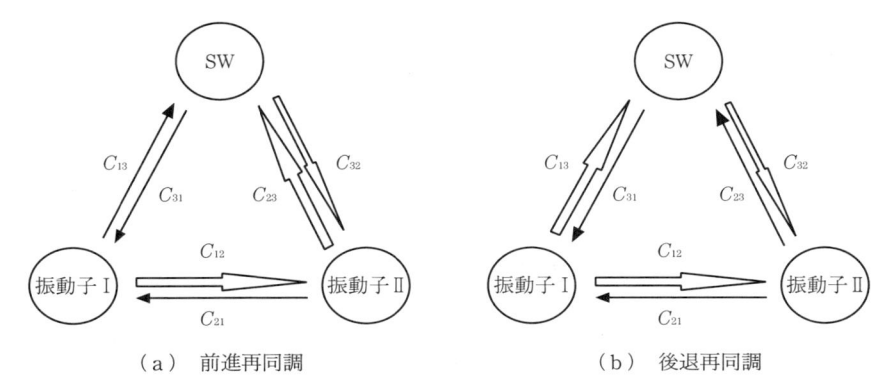

図 2.47　8 日間の 8 時間位相前進スケジュール解除直前の結合強度パターン

一方，後退再同調モデルでは，休息-活動サイクル強制中に $C_{23}$ と $C_{13}$ が大きく交替的に変化することから，図 2.47（b）に示されるように，$C_{13}$ および $C_{32}$ を通してやってくる振動子 I から II への寄与が $C_{12}$ からの寄与を凌駕して後退再同調を実現することになる。

Honma らが見いだした興味深い事実は，睡眠-覚醒リズムを強制休息-活動スケジュールが完全に引き込むのに要する臨界期間が存在するということである[111]。同様な引込みの臨界期間がモデルにも存在している。それを前進再同調モデルについて図 2.48（a）に示す。これより明らかなように，4 日間のスケジュールの後には，振動子 II と SW が一瞬にして振動子 I に再同調してしまう。一方，5 日間のスケジュール後では，再同調には数日を要するようになる。振動子 II がスケジュール開始後 4 日目に突然位相前進することがこの臨界期間を作り出していると考えられる。$1/\alpha_{23}$ は相関に依存した $C_{12}$ および $C_{32}$ の変化の時定数であることから，$\alpha_{23}$ は臨界期間の長さを決める因子であることが期待される。実際，臨界期間の長さは $\alpha_{23}$ の大きさにシステマティックに依存している〔図（b）〕。すなわち，臨界期間は $\alpha_{23}$ が小さいほど長くなる[111]。

〔6〕 **フィードバックの生物学的意味づけ**

以上のシミュレーション結果は，モデルに組み込まれたフィードバック機構と振動子間の相互作用は非光因子による同調機構にとって本質的である可能性を示唆している。ここでは，日周リズム機構におけるフィードバックの意味するところについて，図 2.49 に示した生体リズムの階層に照らして議論する。モデルでは振動子間の結合強度が，選択された活動と振動子との間の相関によって修飾されるという形でフィードバックの効果を表現した。位相振動子モデルでは，結合強度の変化は，字義どおりの意味に加えて，振動強度の変化としても解釈できる。微視的に見

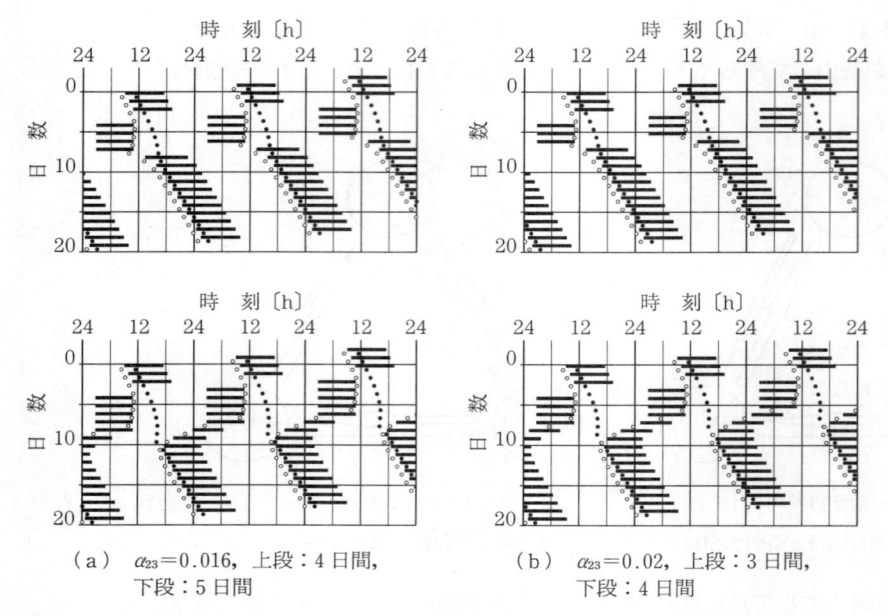

(a) $a_{23}=0.016$, 上段：4日間,
下段：5日間

(b) $a_{23}=0.02$, 上段：3日間,
下段：4日間

**図 2.48** 振動子Ⅱがスケジュールに引き込むための臨界期間の存在（$a_{13}=0.001$）〔Nakao, M., Yamamoto, K., Honma, K., Hashimoto, S., Honma, S., Katayama, N. and Yamamoto, M.: A phase dynamics model of human circadian system, J. Biol. Rhythms, **17**, pp.476-489 (2002)より許可を得て転載〕

行動レベルの活動

微視的プロセスの修飾
・細胞あるいは分子レベルの活動ダイナミクス
・細胞間結合あるいは分子間の生化学的な結合

視交叉上核における細胞活動
中枢/末梢の分子振動子の活動強度の変化
・それぞれの活動間の協同性の変化

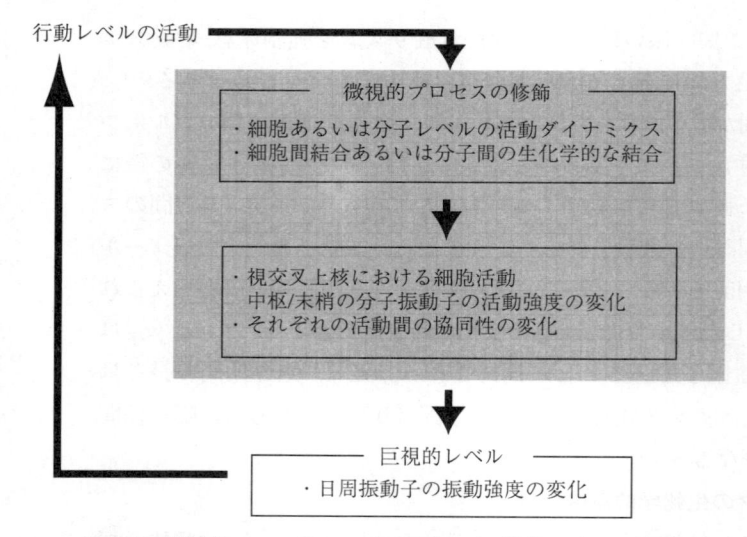

巨視的レベル
・日周振動子の振動強度の変化

**図 2.49** 適応的フィードバックの日周リズム機構における意味

れば，日周振動子は視交叉上核のペースメーカ細胞の集合体や時計遺伝子を含む分子的振動機構の集積した姿だと考えることができる[88)〜90)]。したがって，結合強度は視交叉上核内のペースメーカ細胞や，中枢と末梢に存在する分子的振動子の活動度，およびそれらの間の協同性に還元して理解されよう。これらの要素は細胞内のダイナミクスやそれらを統合している神経結合と化学的結合の総体を反映している。以上より，フィードバック機構の存在は，行動レベルの活動パターンが生物時計の複

雑な階層を超えて分子レベルのダイナミクスに影響していることを意味している。モデル化研究はこのように複雑な生物時計機構への見通しを与えるのにも役立つ。

### 2.6.6 モデルの統合化

この章で述べてきた個々のモデルはそれぞれがバラバラの方向性を持った取り組みのように思われるかもしれない。しかしながら，振動子自身をどう記述するか，またホメオスタシスをどうとらえるか，外的因子に対する同調機構を有しているかどうか，などの側面からそれらを位置づけることができる。例えば，Kronauer のモデルでは振動子系を二つのリミットサイクル振動子によって記述しており，ホメオスタシスは気にしていない。Daan のモデルでは日周振動子を一つの周期的な波形（プロセス C）で表現し，それからホメオスタシス（あるいは睡眠-覚醒リズム）を表現したプロセス S への一方向的な作用が基本構造となっている。サークルマップモデルでは，2 プロセスモデルの枠組みを保存しながら，日周振動子から睡眠-覚醒リズムへの一方向的作用をサークルマップで表現している（ホメオスタシスは気にしていない）。体温調節モデルは二つの日周振動子を周期波形として表し，その上に表現形としての睡眠-覚醒リズムの制御機構を体温調節と関係づけてモデル化している。そこでも日周振動子から睡眠-覚醒リズムへの作用は一方向的なものであった。単純さを犠牲にすれば，これらはたがいの表現を補い合って統合的モデルへと発展していく可能性もある。すでにプロセス C の背景として Kronauer モデルを使用するような 2 プロセスモデルと Kronauer モデルの統合が行われた例もある[76]。しかしながら，シフトワークや時差飛行のような環境に対応することは依然として困難である。このためには光および非光因子による同調機構のモデル化が必須である。

前項で述べた位相振動子モデルは非光因子による同調機構を適応的フィードバックとして実現している。さらに振動子 I へ適当な光応答性を導入することにより，明暗サイクルによる同調機構も備えることができる[11]。したがって，このモデルは，時差飛行やシフトワーク時の日周リズムの振る舞いをシミュレーションできる能力を持っている。しかしながら，表現形の睡眠-覚醒リズムを振動子とみなす簡略化を行っており，睡眠構造や覚醒度の変化を予測することはできない。これには二つの日周振動子波形を位相振動子 I，II に置き換え，体温調節モデルと融合することが有効であろう。生成された睡眠-覚醒リズムと振動子間の適当な相関を計算してフィードバックすれば非光因子への同調機構も実現できる[87]。このように，前述の位相振動子モデルはヒト日周リズムのさまざまな側面をシミュレーションするための基礎的な枠組みを提供していることがわかる。

# 3 心臓血管系信号ゆらぎのダイナミクスとそのモデル

　ここでは生体信号の代表例として心臓血管系信号を採り上げる。心臓が1分間に数十回拍動を繰り返し，血液を身体中に送り出していることはだれもが知っている。それでは，血圧や心拍間隔が1拍ごとに変動している，すなわち，ゆらいでいるということをどれほどの人が認識しているだろうか。簡単な健康診断などでは血圧値や心拍数の数値のみを知らされるため，これらはつねに一定値を取るものと思ってはいないだろうか。生理的状態が一定であれば決してそのゆらぎは大きくはないが（平均値の±10％程度），現に存在している。あとで述べるようにゆらぎのダイナミクスにはさまざまな心臓血管系にかかわる生理的情報が含まれている。ここでは，心臓血管系の概要について述べるとともに，観測される生体信号のゆらぎのダイナミクスについて説明する。また，そのようなダイナミクスを生成するメカニズムについて生理学的知見やモデルを通して検討する。最後に，心臓血管系信号ダイナミクスの状態依存性について述べるとともに，その全体像に基づく新しい特徴づけの枠組みについて紹介する。

## 3.1　心臓血管系の成り立ちと心拍リズムのゆらぎ

### 3.1.1　心拍リズムのスペクトル解析法

　心電図において観測される一度の拍動に伴う電気活動は図3.1のようにQRS複合波形として観測される。その波形自身にも心臓における興奮伝導などの活動状況が反映されており重要な情報を含んでいる。しかしながら，ここで対象とするのは，拍動を一つの事象と考え，その連なりとして構成される心拍変動時系列であ

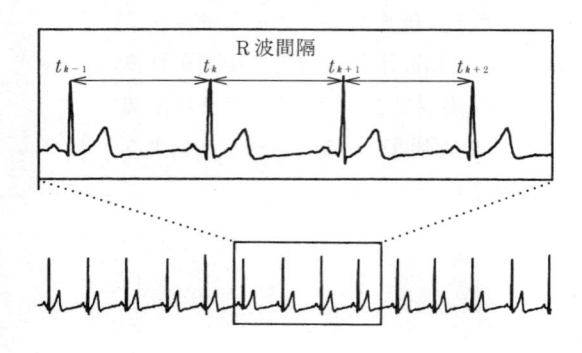

図3.1　心電図波形

る。この場合，R 波の発生時刻が心拍事象の発生時刻として選ばれることが多い。拍動には強い周期性があるが拍動間隔はつねにゆらいでおり，その意味で確率点過程からの標本過程としてのランダム点列として考えることができる。

このような確率点過程は一定時間内に生起する事象数（計数）および事象間隔の両方の確率的性質から特徴づけられる。しかしながら，心拍時系列のように周期性が強い場合，両者のスペクトルにはつぎのような類似性が成り立つことが知られている。いま，引き続く点事象間の間隔が平均間隔の周りに正弦波状にゆらぐ場合を考えよう。DeBoer らは，その周波数成分の検出能力において間隔スペクトルと計数スペクトルを比較している[155]。事象はほぼ等間隔に生起していると考えると，その生起時刻 $t_k$（$k=0,1,\cdots,N-1$）は

$$t_k = k\bar{I} + \delta_k \tag{3.1}$$

のように表される。ここで，$\bar{I}$ は平均間隔を，また $\delta_k$ は間隔ゆらぎを表し，$\bar{I} \gg \delta_k$ が成立しているものとする。つぎのように，単一の周波数を持つ正弦波によって間隔が変調されており

$$\delta_k = \delta \sin(2\pi k f_m \bar{I} + \phi) \tag{3.2}$$

としたとき，間隔スペクトルと計数スペクトルを求める。事象数 $N$，観測時間 $T$ が十分大きいとき，それぞれ

$$P_{N,I}(f_m) \sim \frac{[N\delta \sin(\pi f_m \bar{I})]^2}{N} \tag{3.3}$$

$$P_{T,n}(f_m) \sim \frac{(N\pi f_m \bar{I}\delta)^2}{T} \tag{3.4}$$

のように与えられる。ここに $P_{N,I}$ と $P_{T,n}$ はそれぞれ間隔スペクトルおよび計数スペクトルを表す。このとき，変調成分以外にもスペクトルピークが現れるが，それらは無視し，$f_m$ に関連したもののみを考えていることに注意したい。これより，両スペクトルともに $f_m$ を検出することがわかる。さらに

$$\frac{P_{N,I}(f_m)}{P_{T,n}(f_m)} \sim \left[\frac{\sin(\pi f_m \bar{I})}{\pi f_m \bar{I}}\right]^2 \bar{I} \tag{3.5}$$

のような関係が成立していることもわかる[168]。以上の結果から，心拍間隔ゆらぎに含まれる周期成分を見いだすという目的においてはいずれの方法を用いてもよいことがわかる。実際には上述の間隔スペクトルや計数スペクトル以外に，さまざまな形で時間離散的な時系列に変換したあとで解析を行う方法が慣例化している（**図 3.2**）。このような便宜的な手法は，振幅よりもその生起時刻に意味を持つという点過程としての特殊性と向き合わずにすむことや，血圧や呼吸などのほかの変数との相関を実時間軸上で計算したりするのに便利であることから利用されてきたが，どれが妥当であるかについては特に強い根拠があるわけではない[174]。なんらかの内挿や平滑化を行う方法は不可避的に人工的な相関構造を持ち込んでいることになるので注意が必要である。いずれの方法を用いるにしてもそれぞれの方法の特性を踏まえて解析結果の解釈を行う必要がある。

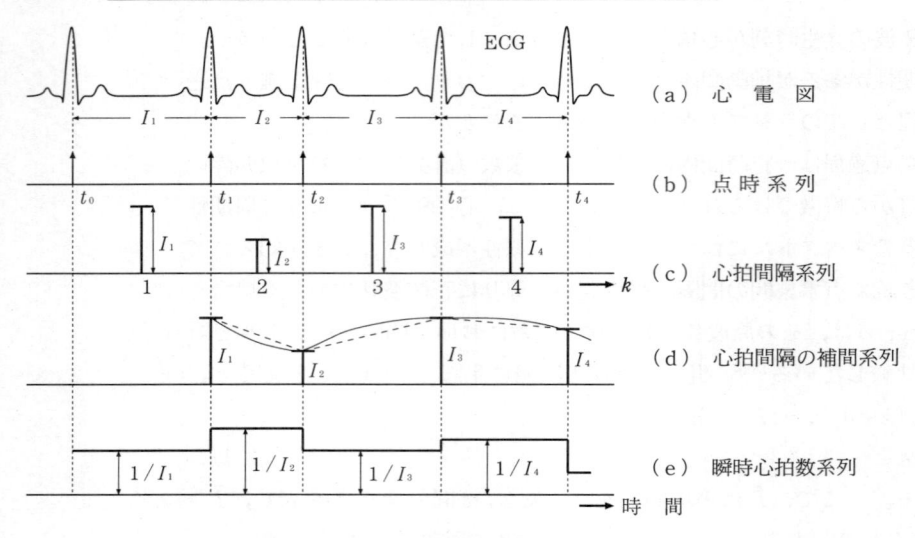

図3.2 心拍時系列の抽出法

(a) 心電図
(b) 点時系列
(c) 心拍間隔系列
(d) 心拍間隔の補間系列
(e) 瞬時心拍数系列

## 3.1.2 計数スペクトルのエリアシングについて

計数スペクトルを実際に計算する際には有限の窓時間の中に落ち込む点事象の数を計数することになる。本文中に述べた計数スペクトル式（3.4）では，その有限性は無視されている。一方，積極的に多くの事象が計数されるような窓時間を用いるような場合もある（低周波帯域の構造にしか興味がないときなど）。事象の生起を $\delta$ 関数に見立てると，そのスペクトルは無限の広がりを持つことから，計数スペクトルも周波数無限大の極限（窓時間幅を無限に小さくしていくことに対応）でも有意な値を持つことになる。どのような点過程においても周波数無限大での漸近レベルはその平均事象生起率（1秒当りに生起する平均事象数）である（両側スペクトルの場合）。このことを考慮して，まず，有限な窓時間での計数の意味をみておこう。図3.3に示すように，窓時間 $T$ で事象数を計数することは，もとの点時系列に高さ1で幅 $T$ の方形フィルタを適用し，その結果得られた時系列を，さらに時間 $T$ でサンプリングすることに対応していることがわかる。方形フィルタは一種のローパスフィルタだから，それがもとの点時系列のスペクトルが持つ高周波

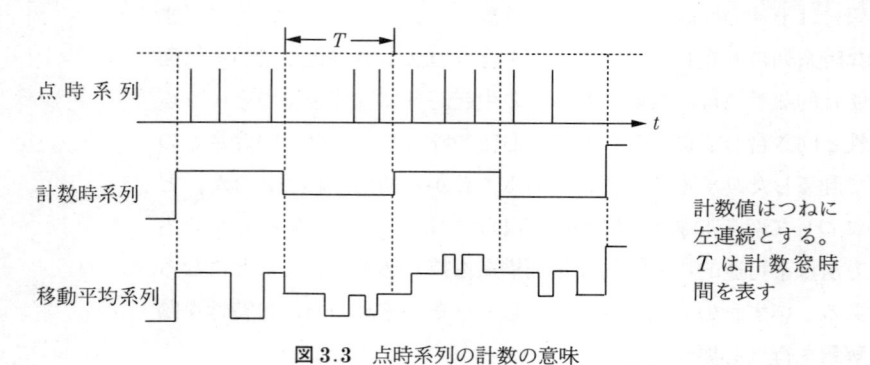

計数値はつねに左連続とする。$T$ は計数窓時間を表す

図3.3 点時系列の計数の意味

成分を十分に減衰させていれば，ナイキスト周波数 $f_N=1/(2T)$ 以下のスペクトル構造は，もとのスペクトルを忠実に再現したものになるはずである．しかしながら，方形フィルタのスペクトル $H(f)$ はよく知られているように

$$H(f)=\frac{\{\sin(\pi fT)\}^2}{(\pi fT)^2} \tag{3.6}$$

のように表される（図3.4参照）．これからわかるように，方形フィルタは理想的なローパスフィルタではない．上述のように点時系列の計数スペクトルが広帯域であることを考えると，なんらかのエリアシングは避けられないことになる．このときのエリアシングの様子は，スペクトルが $f_N$ を中心に折り返されることから，つぎのように表される．

$$\begin{aligned}G'(f)&=G(f)H(f)+G(2f_N-f)H(2f_N-f)+G(2f_N+f)H(2f_N+f)\\&\quad+G(4f_N-f)H(4f_N-f)+G(4f_N+f)H(4f_N+f)+\cdots\\&=G(f)H(f)+\sum_{n=1}^{\infty}(G(2nf_N-f)H(2nf_N-f)+G(2nf_N+f)H(2nf_N+f))\end{aligned}$$
$$(|f|\leq f_N) \tag{3.7}$$

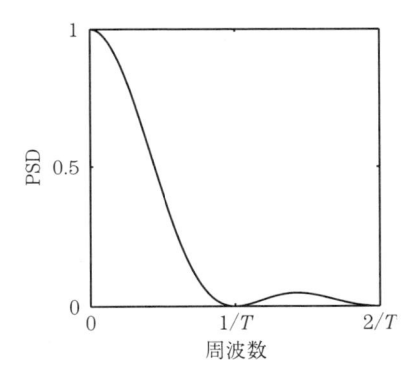

図3.4 方形フィルタのパワースペクトル密度（PSD）

ここに，$G(f)$ はもとの点時系列の計数スペクトル（$T\to 0$），$G'(f)$ は窓幅 $T$ の計数時系列のスペクトルを，それぞれ表している．エリアシングは生じても，高周波帯域のスペクトルに特別な構造がなければ，深刻な影響を及ぼさないともいえるが，心拍変動時系列のように確率的に変動しているものの基本周期を有する場合は，それに対応した鋭いピークがスペクトルに存在するため注意が必要である．

ここでは事象間隔が独立に平均 $\mu$，分散 $\sigma^2$ の正規分布に従うときのエリアシングの効果を調べてみる．このときの計数スペクトル $G(f)$ は

$$G(f)=\frac{\sinh\{(2\pi f\sigma)^2/2\}}{\cosh\{(2\pi f\sigma)^2/2\}-\cos(2\pi\mu f)} \tag{3.8}$$

のように与えられる．ここで直流成分は除いた．$\mu=1\,\mathrm{s}$，$\sigma=0.15$ のときの $G(f)H(f)$ をいくつかの $T$ に対して示したものが図3.5である．これを $f_N$ を軸として幾重にも折り返したものが $G'(f)$ となる．$0<f\leq f_N$ の範囲で見ると $T=0.25\,\mathrm{s}$，$0.5\,\mathrm{s}$ では概形が $G(f)$ と類似した推定結果が得られることが予想されるが，$T=0.75\,\mathrm{s}$ ではピークの位置より低周波側に $f_N$ が存在するため，みかけ上の

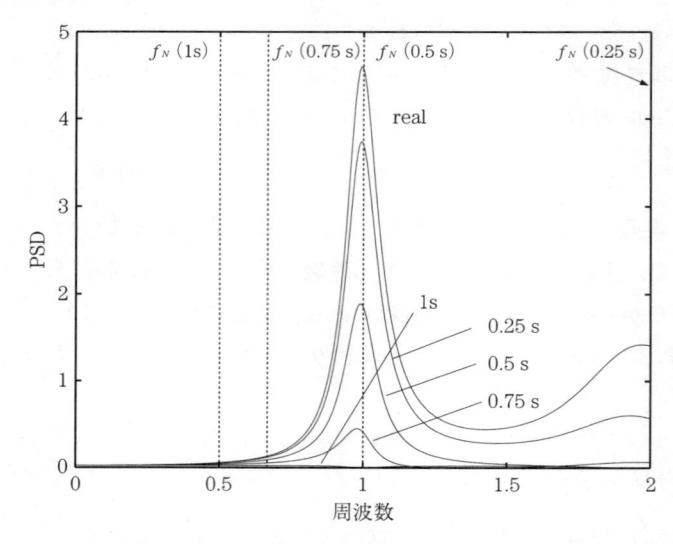

$f_N$ はそれぞれの窓時間に対応したナイキスト周波数

図 3.5 計数窓時間（1 s, 0.75 s, 0.5 s, 0.25 s）に対する計数スペクトル例

ピークが $G'(f)$ に現れることがわかる。さらに $T$ を長くして $T=1$ s としたときのピークはちょうど $H(f)$ の谷にあたり，強く抑圧される。これより長い $T$ の場合は，$H(f)$ のサイドローブ程度のピークの寄与はあるが，$T$ が長くなるに従って寄与が小さくなっていくことが予想される。ここで述べたようなエリアシングの効果は周期性が強くなるほど（$\sigma$ の値が小さくなるほど）大きくなる。

### 3.1.3 心拍リズムのスペクトル構造とその生理学的意味

安静時のヒトの心拍数および（収縮期）血圧変動時系列とそのスペクトル解析例を図 3.6 に示す。その構造は状態に応じて変化するが，通常，いくつかのピークが存在することが知られている。しかもこれらのピーク（心拍変動における周期性成分の存在）には生理学的意味づけがなされている。その詳細について述べる前に，まず心臓血管系のしくみの概略について説明しておく。

#### 〔1〕 心臓血管系の調節機構

心臓血管系の基本的な機能は，末梢組織まで血流を供給するとともに全身に血流を合理的に配分することにあると考えられる。そのために，心拍間隔，一回心拍出量（一回の拍出で送り出される血液の量），血管抵抗（血管の太さ），静脈還流量（静脈系から心臓に戻ってくる血液量），およびホルモンなどの液性調節因子を介した制御が行われている。それらのダイナミクスは非常に複雑でタイムスケールもさまざまであることから，全容をここで網羅することはできない。したがって，以下に必要最小限の知見を紹介するに留める。詳しくは文献 159) を参照してもらいたい。心臓血管制御系の概略を図 3.7 に示す。各変数相互の関係は図 3.8 に示すよう

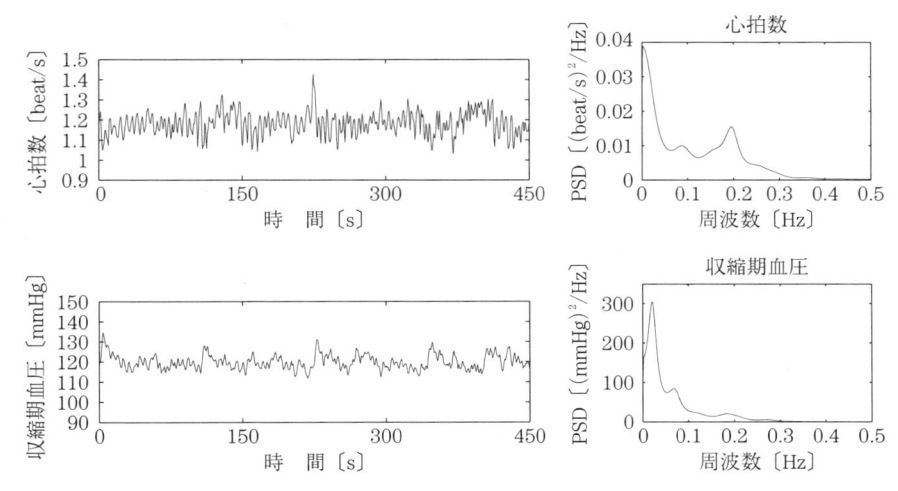

**図 3.6** 心拍数および血圧変動時系列とそのスペクトル（男性健常者，臥位状態）

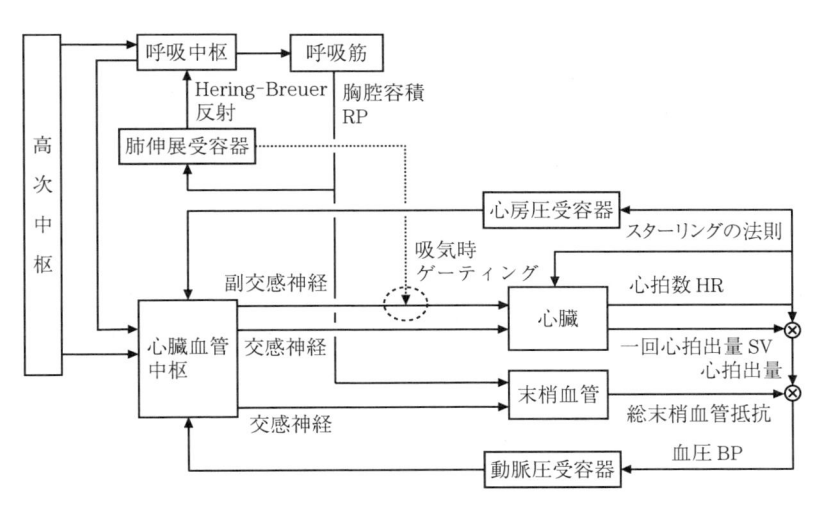

**図 3.7** 心臓血管制御系の概略

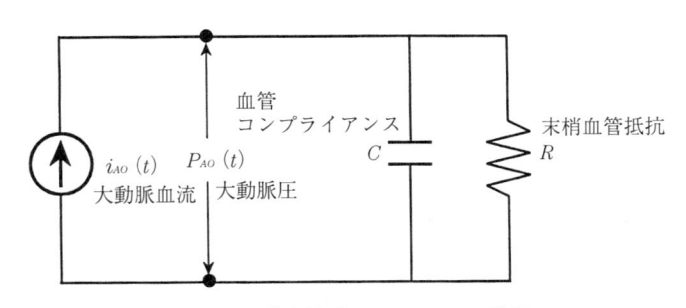

**図 3.8** 心臓血管系の Windkessel 模型

な集中定数電気回路（Windkessel 模型）を考えるとよく理解できる。このモデルは心臓を間欠的な電流源と見立て，血管系を抵抗器：$R$（末梢血管抵抗）とコンデンサ：$C$（血管コンプライアンス）で近似している。ただし，静脈系は陽に表現さ

れていない。また，血液の粘性と慣性を考慮して抵抗とインダクタンス成分を導入する場合もある。

　心臓に対する調節には（心臓にとって）外因性のものと内因性のものがある。外因性機構には神経性，液性の調節がある。神経性調節は交感神経と副交感神経が行っており，心拍数，心筋の収縮性などを調節している。交感神経は心拍数を上昇させ，心筋の収縮性を高める。逆に副交感神経は心拍数を減少させ，心筋の収縮性を低下させる。すなわち，交感神経は促進的に，副交感神経は抑制的に働いているといえる。また，液性調節に関して，心臓に直接作用するホルモンとしては副腎髄質からのアドレナリンとノルアドレナリン（これらはカテコールアミンの仲間である）がある。これらは，交感神経と同様に心拍数を上昇させ，心臓収縮性を高める作用を持つ。心臓自ら調節を行う内因性機構としてフランク・スターリング（Frank-Starling）機構が挙げられる[171),172)]。心筋は弛緩時の筋長により発生張力が調節される性質を持っており，拡張期の心臓への流入血流量が多いとき，心臓の収縮力も大きくなる。このことは胸腔内の大静脈と右心房からなる中心静脈プール（central venous pool）における中心静脈圧（central venous pressure）〔＝右心房圧（right atrial pressure）〕と心拍出量との間に単調な関係（中心静脈圧が上がれば心拍出量が増える）があることを示している。同時に，静脈還流量と中心静脈圧との関係が知られている（中心静脈圧が上がると静脈還流量が減る）。このループを閉じると，例えば，中心静脈圧が上がると心拍出量は増加するが，静脈還流量は減って中心静脈圧がもとに戻ることになり一つのネガティブフィードバックループとなっていることがわかる。以上の関係はあくまでも平均的なものであることをことわっておく。

　血管系はおもに交感神経性血管収縮線維によって広範囲に調節されている。交感神経性血管収縮線維は安静時でも活動レベルを保っていることから血管を構成する平滑筋はつねに一定の収縮レベルを保っている。これがなくなると血圧は急降下する。この血管収縮線維による局所血流支配の度合いは器官により異なっており，特に腎臓，皮膚などで大きい。これに対して，脳や平滑筋ではむしろ局所的な代謝による支配が大きい[172)]。また，血管収縮線維は静脈系も支配しているが，動脈系ほど定常収縮レベルは高くない。したがって，静脈はつねに拡張した状態にあるといえよう。静脈系で特徴的なのは周囲からの物理的な力によって変形しやすい点である。これにより，骨格筋の筋収縮に伴って近くを走行する静脈が圧迫され，弁があるために血液が一方向に押し出されることになる。これは，いわば筋肉によるポンプ作用であり，立位時のように重力に逆らって血流を中心静脈プールまで還流する必要がある場合には，血管収縮線維よりも優位に働くと考えられている[172)]。

　以上のような調節は単独で行われているのではなく，たがいにフィードバック的に絡み合っている。その端的な例は動脈圧受容器反射である。動脈圧受容器反射は，おもに頸動脈洞と大動脈弓にある圧受容器により血圧の情報が中枢神経系に伝

えられ，その変動を秒のオーダで修正する反射である．血圧が上昇し動脈圧受容器が刺激されると，心臓および血管を支配する交感神経の活動が抑制され，これと相反的に副交感神経の活動が促進される．心肺圧受容器は中心静脈圧の情報を反射中枢に伝えており，その活動上昇は交感神経活動を持続的に抑制することが知られているが，その生理的機能についてはいまだに議論がある[172]．動脈圧受容器反射により交感神経活動が低下すると，副腎髄質からのカテコールアミン分泌が減少して心拍数が下がり，また心筋の収縮性が低下するために心拍出量が減少する．血管収縮線維の活動も抑制されるので，血管が拡張して末梢血管抵抗が減少する．図3.11より明らかなように，血圧は末梢血管抵抗と心拍出量の積により決定されるので，結果として血圧は下降して，もとのレベル近くまで戻る．

上述のような比較的速い反射に対して，分から時間，日に至るまでのタイムスケールで働く液性の血圧制御機構がある．これは同時に体液バランスの制御を目的としている．血圧の低下は反射性に腎交感神経活動を増加させる．これは腎臓からのレニンアンジオテンシンの分泌を促し，体液の再吸収を増加させる．これにより，さらに尿産生量が減少することから結果的に体液量が増加し，血圧は上昇することになる．

これら以外にも反射経路は存在している．頸動脈洞，大動脈弓，および中枢にある$CO_2$（二酸化炭素）濃度を検出する化学受容器からの交感・副交感神経系への反射経路はその代表格である．基本的には，血中の$CO_2$分圧の増加は交感神経活動を興奮させ呼吸，心拍，血圧を上昇させる．

注意すべきなのは，このような制御系の働きはあとに述べるように体位，睡眠・覚醒リズムなどの意識レベル，およびストレスなどによって変化するということである．例えば，動脈圧の上昇がストレス性の場合，交感神経の活動は下がらずに逆に上昇する．したがって，徐脈化が起こらず，むしろ心拍数が上昇するのである．このときは，中枢からの指令で圧受容器反射が抑制され，結果としてフィードバック機構は働かなくなる．

〔2〕 **心拍変動成分の生理学的解釈**[157],[163]

ここでは心拍変動時系列を採り上げ，それに含まれるいくつかの周期的変動成分の生理学的解釈について述べる．図3.6に示すように安静時のヒト成人の心拍変動時系列の振幅はその平均レベルを中心として±10％程度である．そのスペクトルには，いくつかのピークあるいは隆起が存在することがわかる．ここでは0.15〜0.40 Hz，0.04〜0.15 Hz，0.0033〜0.04 Hzの三つの帯域のパワーの生理学的な解釈について述べる．これらは，それぞれ慣習的にHF（high frequency），LF（low frequency），VLF（very low frequency）と呼ばれる[163]．

これらの特徴的なスペクトル成分の生成メカニズムについて触れる前に，洞結節に存在するペースメーカ細胞への交感・副交感遠心性神経活動のシナプスを介した伝達特性について述べておく．イヌのペースメーカ細胞に投射する自律神経線維を直接電気刺激することで得られた伝達特性によれば，心臓迷走神経（N.vagus：

洞結節へ投射している副交感神経の遠心性線維をこう呼ぶ）の潜時は 200～300 ms であり時定数は 1 s 程度である。一方，交感神経は潜時が 1 300～2 000 ms であり，時定数は 15 s 以上である[149]。またそれぞれの周波数伝達特性の摸式図を図 3.9 に示す。これによれば約 0.12 Hz 以上の交感神経活動はペースメーカ細胞へほとんど伝達されないが，心臓迷走神経活動は利得を落としながらも高域まで伝達されることがわかる。

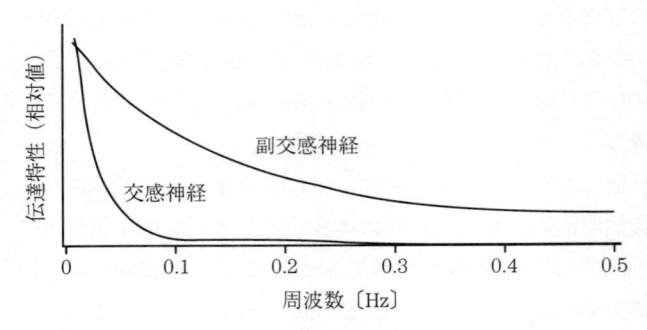

図 3.9　自律神経系の伝達特性（模式図）[149]

心拍変動の HF 成分は通常，呼吸性洞性不整脈（respiratory sinus arrythmia；略して RSA）に対応している。したがって，その周波数帯域は呼吸リズムのそれに近くなる。呼吸性洞性不整脈が生じるメカニズムとしては図 3.10 のようなものが考えられる。心臓迷走神経の遠心性活動は圧受容器や化学受容器反射中枢，およびさまざまな上位中枢により持続的な刺激を受けている。この活動は，脳幹の呼吸中枢との相互作用により吸気時に抑制され，呼気時に活性化される。同時に，肺の伸展受容器からの入力によって吸気時に遮断される。その結果，ある程度以上の深さの呼吸を行っているときの心臓迷走神経活動は吸気時にはほぼ消失し，呼気時にのみ現れることになる。その結果，心拍数は呼気時に減少し，吸気時に増加する。一方，呼吸に伴う胸腔内圧の変動によって静脈環流量が変動し（吸気時に胸腔内圧が低下し，静脈還流量が増える），これが一回心拍出量の変化を通して血圧へと伝

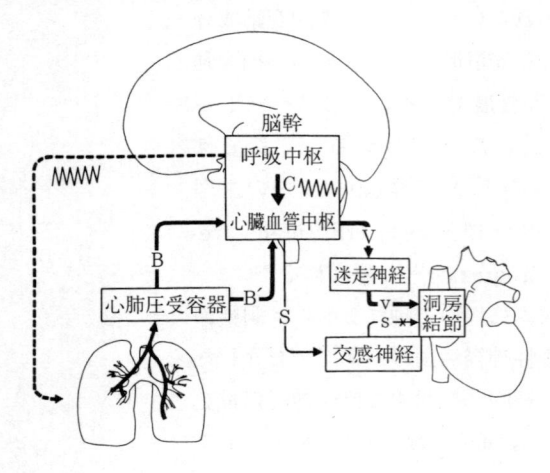

図 3.10　HF 成分の生成にかかわる生理機構〔早野順一郎：心拍のゆらぎと自律神経，Therapeut. Res., 17, pp.5-77 (1996) より許可を得て転載〕

えられ，心臓迷走神経を介した速い圧受容器反射で心拍変動が引き起こされるとする考えもある[29),151)]。

一方，交感神経活動にも心臓迷走神経とは逆位相の呼吸性の変動がみられる[149)]。しかしながら，通常の呼吸周波数は交感神経活動の伝達における遮断周波数（0.12 Hz 付近）よりも高いので，交感神経活動の呼吸性変動は心拍変動に伝達されない。ただし，呼吸が遅くなって周波数が遮断周波数よりも低くなるときは，交感神経活動の呼吸性変動が心拍変動に影響を与える可能性がある。

心拍変動の LF 成分は，図 3.11 に示すように，約 10 s 周期の血圧変動のマイヤー波が圧受容器反射を介して心拍に反映されることによって生じると考えられている。マイヤー波の存在は古くから知られていたがそのメカニズムに関しては中枢説，末梢説，共鳴説などがありいまだに確定されていない[157)]。しかしながら，後述するように血管運動性交感神経活動による血管収縮反応は交感神経の興奮から約 5 s 遅れて生じることが知られている。この遅れによって血圧フィードバック制御系に振動が起こり，血圧に約 10 s 周期のゆらぎが生じることは定性的に理解することができる[153)]。

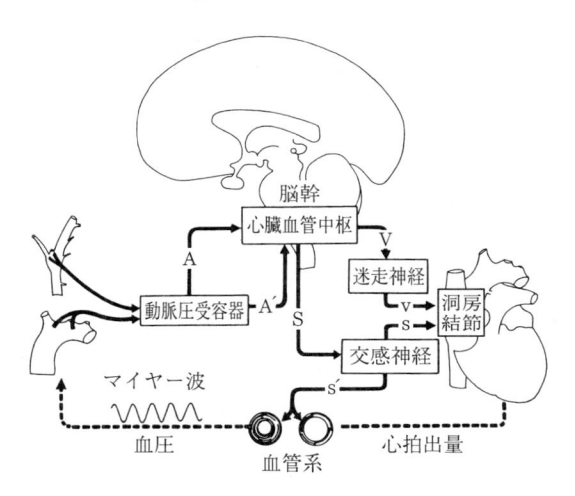

**図 3.11** LF 成分の生成にかかわる生理機構〔早野順一郎：心拍のゆらぎと自律神経，Therapeut. Res., **17**，pp.5-77 (1996) より許可を得て転載〕

心拍変動の LF 成分は血圧のマイヤー波と圧受容器反射にかかわる活動がともに存在するときに観測される。LF 成分の周波数は定義上は 0.04〜0.15 Hz であるが，その帯域は個体間のみでなく個体内でも変化する。また LF 成分の周波数帯域は，交感神経活動のペースメーカ細胞への伝達遮断周波数より低域にある。したがって，LF 成分は心臓迷走神経と交感神経の両者によって媒介されているといえよう。

VLF のスペクトルパワーは体温調節や液性調節系の働きを反映していると考えられているがいまだ定説はない。しかしながら，副腎髄質から交感神経活動に伴って放出されるノルアドレナリンやアドレナリンの半減期は 2 分程度あるといわれており，VLF 帯域の心拍変動にこれらカテコールアミンが関与していることは想像に難くない[152)]。

## ☕ コーヒーブレイク ☕

### 呼吸性洞性不整脈（RSA）の生理学的意義

心臓血管系信号にみられる周期的な変動成分が単なるなんらかの生理的機能の副産物にすぎないのか，積極的な意義を有しているのかはいまだ明らかにされていない。Hayano らは，「吸気時に頻脈になり，呼気時に徐脈になる RSA は肺におけるガス交換効率を上げるのに寄与している」という作業仮説のもとに巧妙な動物実験を行い，自らの仮説を支持する結果を得ている[125]。すなわち，麻酔下で，心臓ペースメーカへ投射している迷走神経を電気刺激して心拍変動を模擬し，横隔膜を支配している運動神経を電気刺激することで呼吸リズムを作り出し，それらの間の位相関係や心拍変動パターンを変化させて死腔換気率〔一回換気量のうち利用されない（生理的死腔量）割合〕と静脈血混合比（肺において酸素化されずに体循環に入る血液量の全体血液量に対する割合）を計測したのである。その結果，いずれの値も，実際の RSA を模擬した位相関係が，呼吸リズムに対して逆相に，あるいは呼吸位相にかかわらずつねに一定の迷走神経刺激を行った場合に比べて有意に低下していたことを報告している。これは要するに，吸気時フレッシュな酸素が肺胞を満たしている時期に心拍を速めることで，それを取り囲む毛細血管の血流を増し，ガス交換効率を高めているのではないかということである。これは同時に，呼気時肺胞内に有用な酸素がないときには，心拍を遅めて無駄な血流を生じさせないことからエネルギーの節約にもなっているというわけである（図参照）。

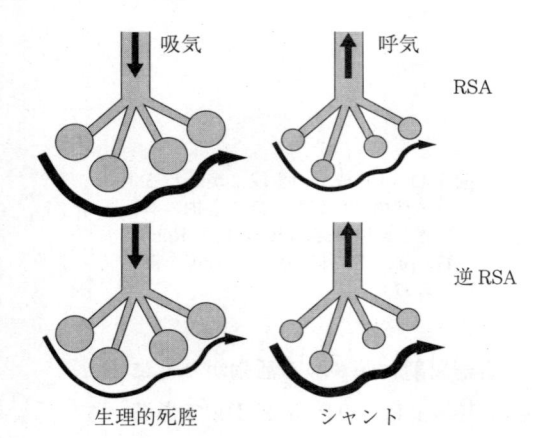

図　RSA の機能的意義[135]

RSA の生理的意義に関しては，ほかにも，Triedman と Saul[145] や Elstad ら[146] によって，胸腔内圧に伴って変動する静脈還流量が引き起こすであろう平均動脈血圧値の変動を抑制する働きがあるのではないかという仮説も提唱されている。彼らはいずれも自律神経系の遮断薬を用いており，薬物投与時には心拍や血圧の動作点が大きく通常値から隔たっていることから，なんらかの非線形効果をみている可能性もあり，その解釈には注意を要するかもしれない。いずれにしても，呼吸リズムと心拍リズム，あるいは心拍リズムと歩行リズム[39],[134] など，異なる生体リズム間の協調とその生理機能という観点からも RSA の果たす役割を探ることは重要である。

### 3.1.4 リズム間の協調現象とその生理学的意義

これまでは，心拍変動のおもに統計的な性質やその生理学的機序について示してきた．心臓の拍動は基本的に非線形振動現象であることから，心拍変動にはその力学的な性質が現れているはずである．その一つが心拍と，呼吸リズムや周期的運動との引込み現象である．これらのリズムはそれぞれが独自の生理機能を果たしており，それらの間に一定の時間関係を保とうとする作用があることは興味深い．ここでは，観測される引込み現象について紹介するとともに，それを支える生理学的メカニズムおよび予想される生理学的意義について述べる．

まず，実際に観測される心拍リズム，呼吸リズム，および歩行リズムの間の位相関係について示す．そのためにここでは図 3.12 のような表示法を用いる．それぞれのリズムにおいては位相が直線的に変化していると仮定する．すなわち，1 周期の中では角速度は変化しないと考える．より精密で一般的な位相の定義には Schäfer らの方法などがある[40]．図 3.13 は Niizeki らが行ったトレッドミル歩行 (6 km/h) 実験の結果例である[39]．彼らは心拍リズム，呼吸リズム，歩行リズムの間の引込みの性質を調べている．ここで歩行のタイミングは左の腓腹筋（ふくらはぎの筋肉）の表面筋電図の立上り時刻，呼吸のタイミングは呼吸波形の呼出の開始時刻とそれぞれ定義している．心拍リズムと歩行リズムの位相関係は $\phi_{C-L}$，心拍リズムと呼吸リズムは $\phi_{C-R}$，歩行リズムと呼吸リズムは $\phi_{L-R}$ でそれぞれ計測されている．これらは図 3.12 に従って，つぎのように推定される．

$$\phi_{C-L} = \frac{t_R}{T_s} : t_R は心電図 R 波とその直前の歩行タイミングとの時間間隔,$$

$T_s$ は歩行リズムの周期

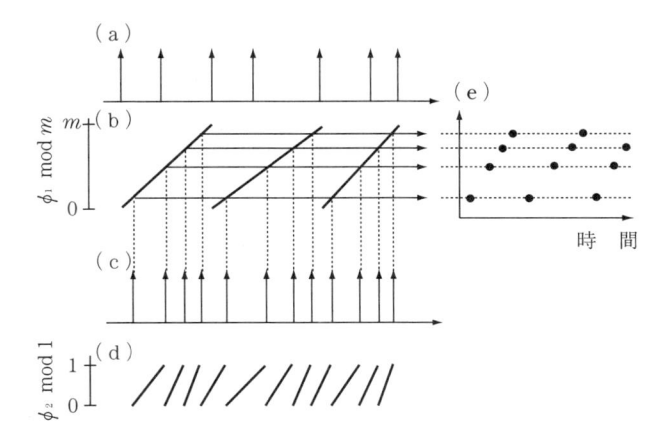

図 3.12 リズム間の位相関係の表示法〔図 (a) は遅い振動（↑は位相の基準となる事象の生起時刻を表す），図 (b) は遅い振動の位相（$m$ 個の周期をまとめている），図 (c) は速い振動，図 (d) は速い振動の位相，図 (e) では $n$ 本のストライプは $n:m$ の位相引込みを表す（ここでは $m=2$，$n=4$）〕

**図 3.13** トレッドミル歩行時の心拍リズム-歩行リズム（$\phi_{C-L}$），心拍リズム-呼吸リズム（$\phi_{C-R}$），歩行リズム-呼吸リズム（$\phi_{L-R}$）の位相関係〔Niizeki, K., Kawahara, K. and Miyamoto, Y.: Interaction among cardiac, respiratory, and locomotor rhythms during cardiolocomotor synchronization, Appl. J. Physiol., **75**, pp.1815-1821 (1993) より許可を得て転載〕

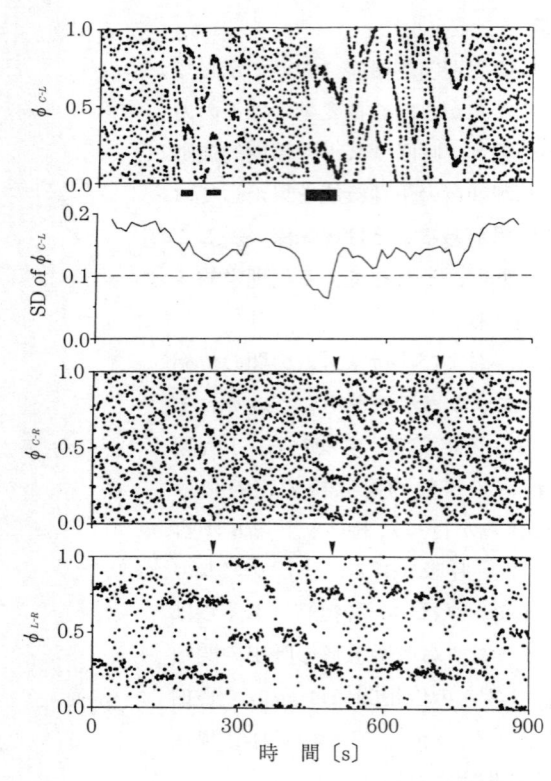

図の上から2段目は $\phi_{C-L}$ の標準偏差を表す。黒いバーや矢印は引込みが生じている区間を示している。詳しくは本文を参照のこと

$$\phi_{C-R} = \frac{t_C}{T_r} : t_C \text{は心電図 R 波とその直前の呼吸タイミングとの時間間隔,}$$
$T_r$ は呼吸リズムの周期

$$\phi_{L-R} = \frac{t_L}{T_r} : t_L \text{は歩行タイミングとその直前の呼吸タイミングとの時間間隔,} T_r \text{は呼吸リズムの周期}$$

図 3.13 の $\phi_{C-L}$ においていくつかの箇所でゆらぎは大きいが 2 本のストライプがみえている。これは，$\phi_{C-L}$ の定義から考えて，1 歩行周期に対して 2 心周期が対応する 2 : 1 の引込みが生じていることを示している[†]。それと同時に $\phi_{C-R}$ や $\phi_{L-R}$ にも，$\phi_{C-L}$ ほど明瞭ではないが，引込みパターンが現れているのがわかる（矢印の部分）。引込みが生じている区間とそうでない区間で平均心拍数の違いは有意ではない。また，ほかの歩行スピード（4～8 km/h）でも同様な引込み現象が観測されている。

このような異なるリズムどうしの引込みは同時的に起きるのかそれともたがいに

---

[†] 後述するように，引込みにはいくつかのパターンがあり得るが，ここではそれらを区別せず単に「引込み」と呼ぶことにする。

競合関係があるのだろうか。このような問に答えるために Niizeki らが行ったのが，被験者自らの心拍に合わせて歩行する，すなわち心拍リズムと歩行リズムを強制的に引き込ませる実験である[39]。このときの結果例を図 3.14 に示す。これより明らかに歩行リズムと呼吸リズムが引き込んでいる区間でほかのリズム間には引込みが著明にはみられないことがわかる。一方，心拍リズムと歩行リズムを強制的に引き込ませた場合も同様に，ほかのリズム間の引込みが明瞭にはみられなくなっている。これらの結果から，心拍-呼吸リズムおよび呼吸-歩行リズム間の引込みは，それぞれ心拍-歩行リズム間の引込みと競合的な関係にあることが示唆される[39]。

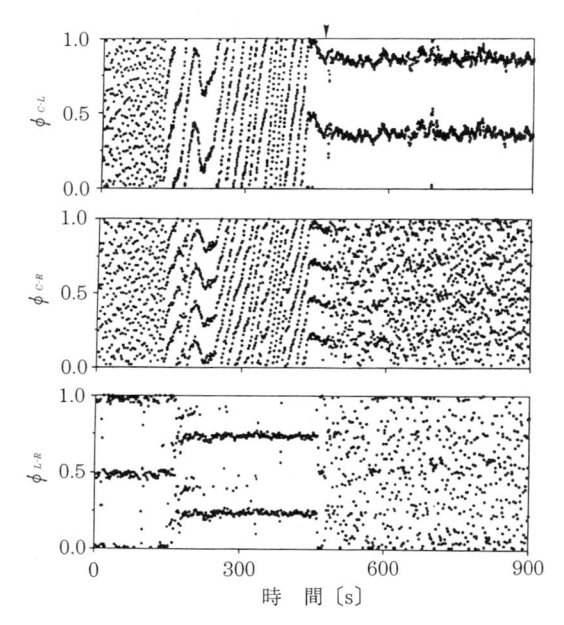

矢印は心拍同期歩行の開始点を指す。詳しくは本文を参照のこと

**図 3.14** 心拍同期歩行時の心拍リズム-歩行リズム（$\phi_{C-L}$），心拍リズム-呼吸リズム（$\phi_{C-R}$），歩行リズム-呼吸リズム（$\phi_{L-R}$）の位相関係〔Niizeki, K., Kawahara, K. and Miyamoto, Y.: Interaction among cardiac, respiratory, and locomotor rhythms during cardiolocomotor synchronization, Appl. J. Physiol., **75**, pp.1815-1821（1993）より許可を得て転載〕

前章でも述べたように，引込みとは振動子どうしの位相や周期が一定のルールを保持していることを意味していた。そこでは体温リズムと入眠リズムの間には 4：3 や 2：3 の周期比での引込みが現れていた。これからもわかるように，たがいの平均的な周期の比が保持されることが引込みのルールであり，一方の振動子が 4 回（あるいは 2 回）振動する間に他方が 3 回振動し，その間に三つの異なる（しかし定まった）位相点をたどることを同時に意味していた。ここでは，これらを区別して，前者を周波数引込み（frequency locking），後者を位相引込み（phase locking）と呼ぶことにする[40]。すなわち周波数引込みにおいては

$$n\Omega_1 = m\Omega_2 \tag{3.9}$$

が満たされている。ここで，$\Omega_i (i=1,2)$ は周波数であり，角速度の平均値として

$\Omega_i = \langle \dot{\phi}_i \rangle$ のように定義する。$\langle \ \rangle$ は平均を，$\phi_i (i=1,2)$ はそれぞれの振動子のある時刻における絶対位相を表す（実軸上に取る）。一方，位相引込みにおいては

$$\varphi_{n,m} = |n\phi_1 - m\phi_2| < \mathrm{const.} \tag{3.10}$$

が満たされている。ここで，$n, m$ は引込み比を表す自然数である。$\varphi_{n,m}$ は一般化位相差（generalized phase difference），あるいは相対位相（relative phase）と呼ばれる[40]。

振動子の振る舞いになんらかの不安定性や確率的なゆらぎが含まれていない場合は，位相引込みと周波数引込みは同値であると考えてよいが，そうでない場合は個別に議論する必要がある。また，式 (3.9) は統計的なゆらぎを許して成立することになる。以下に両者が乖離する例について考えてみる。

① 位相引込みはしているが周波数引込みはしてない場合　いくつかの特定の位相関係を取る傾向があるが（位相引込み：$|\varphi_{n,m}| < \mathrm{const.}$ が成立），位相引込みがときどき外れてしまい，$n\Omega_1 = m\Omega_2$ が成立しなくなっている場合である。図3.12のような表示法では，水平なストライプとなって現れることになる。

② 周波数引込みはしているが位相引込みはしていない場合　一方の振動周期が他方の振動の位相依存性に変化するが，両者の位相関係は一定ではない場合である。図3.12のような表示法では，傾斜したり，蛇行したりするストライプとなって現れることになる。

先に示した図3.13および図3.14には，いくつかの箇所でこれらの引込みモードが現れていることがわかる。例えば図3.13では，200〜300 s，400〜700 s 付近で心拍リズムと歩行リズムの間の周波数引込み（ほぼ1歩に対して2拍）が，200 s，500 s，および700 s 付近では心拍リズムと呼吸リズムとの間に4:1の位相引込みが，それぞれ見られている。歩行リズムと呼吸リズムでは，心拍リズムと呼吸リズムが位相引込みしているのとほぼ同様な期間で，2:1の位相引込みを呈している。図3.14では，心拍リズムと歩行リズム，呼吸リズムとの間の周波数引込み（それぞれ2:1，4:1），および呼吸リズムと歩行リズムの間の2:1の位相引込みがみられる。心拍位相に同期した歩行を課して以降は，当然のことながら2:1の位相引込みが明瞭に現れている。上述したように，その期間ではほかのリズムどうしはなんら明確な引込みを示していない。

心拍の呼吸性洞性不整脈（RSA）は，その変動時系列のスペクトルにおいて，呼吸リズムの帯域におけるピークとして確認されることはすでに述べた。このような条件からRSAは，心拍リズムと呼吸リズム間の周波数引込みとしての性質を有しているはずである。事実，上の例でも周波数引込みが観測されていた。それでは，位相引込みはどうだろうか。上の例では自発的な歩行時に短期間ではあるが位相引込みがみられている。安静時には数百秒間にわたる位相引込みが観測されていること[40]を考え合わせると，RSAは両方の引込みパターンを含んでいる可能性がある。また，RSAがスペクトル上で減弱しているようにみえる場合（例えば，上

述したような心拍同期歩行を行ったとき）でも，引込みのすべてのパターンが失われているとは限らないので注意が必要である．すでに検討したように，位相引込みはあるが脱同期が頻繁に起きるために周波数引込みとはならない場合が可能性として存在しているからである．

これまで3者のリズムにみられる引込み現象とその相互作用について述べてきた．ここでは，引込み時の位相関係について説明する．Niizekiらは歩行のように多くの筋肉が組織だって収縮する運動と異なり，特定の筋肉のみが収縮する掌握運動（handgripping）を用いて心拍の引込み特性を調べている．具体的には，心拍に対してさまざまな位相で0.3s程度の掌握運動を行ったときの相関関数解析から運動位相に対する心拍の位相変化量を求めている[134]．その結果，心臓収縮期では相関は強くないものの位相前進（心拍間隔の短縮）が起きやすく，拡張期では相関も強く位相後退反応が生じやすいことが示されている（図3.15参照）．いま，心拍と繰り返し掌握運動の角速度を一定と仮定し，それぞれ$\omega_c$および$\omega_g$とおく．ノンパラメトリックな同期メカニズムのもとで，例えば2：1で安定に引込むためには

$$\omega_c - 2 \times \omega_g = f(\phi^*)$$

が満たされる必要がある．ただし，心臓ペースメーカ細胞の位相反応は運動が行われた心周期のみで生じ，つぎの心周期では定常状態に復帰していると仮定している．ここに$f$は位相反応曲線（PRC）であり，$\phi^*$は引き込んだときの平衡運動位相である．$\phi^*$の安定性の議論はすでに2.2.2項で行ったのでそちらを参照してほしい．これから明らかなように$\phi^*$はPRCの位相前進反応のピークから位相後退反応のピークまでの右下がりの位相範囲に存在することが安定の条件である（ただし，平衡位相近傍のPRCの傾きは$-2$より小さくてはならない）．これを心拍と運動の関係に読み替えれば，心臓の収縮期以外の位相範囲で運動が行われるように引込みが生じることになる．このような性質は心拍の歩行リズムへの引込みに関してもあてはまっている[135]．

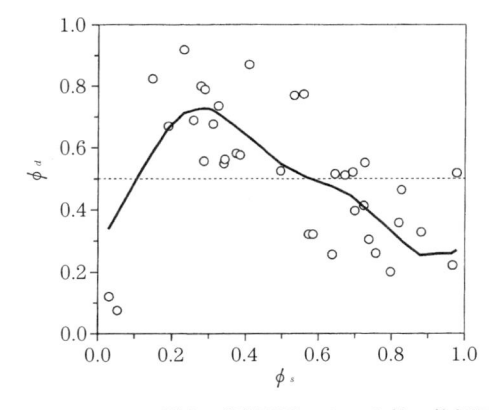

○は測定点，曲線は二次のフーリエ回帰曲線を表す．$\phi_s$は心拍間隔における掌握の位相，$\phi_d$は心拍の位相変化（0.0〜0.5が遅れ反応，0.5〜1.0が進み反応）をそれぞれ表す．$\phi_s = 0.1 \sim 0.4$が心収縮位相に対応している

**図3.15** 一過性の掌握運動による心拍の位相反応曲線〔Niizeki, K. and Miyamoto, Y.: Phase-dependent heartbeat modulation by muscle contractions during dynamic handgrip in humans, Am. J. Physiol., **276**, pp.H1331-H1338 (1999) より許可を得て転載〕

このような引込みを支える生理学的なメカニズムについては，必ずしもすべてが明らかになっているわけではないが，つぎのような可能性が考えられている。心拍リズムの筋収縮リズムへの引込みについては，筋収縮に関連した求心性情報や運動指令による心臓血管中枢の活動修飾，中枢においてリズミックな運動パターンを生成する CPG（central pattern generator）[129] と心臓血管中枢の相互作用，筋収縮のポンプ作用による静脈還流量の変化に伴う心臓血管系反射作用，などが考えられている[128),39),135),134]。Kawahara らは動物実験によって中枢で生成された歩行リズムによって心拍リズムが修飾されることを示しており，上述のメカニズムの存在を裏づけている[130]。呼吸リズムの運動リズムへの引込みについては，筋収縮に関する求心性情報が延髄の呼吸中枢へ送られることで引き起こされるのではないかと考えられている[39]。実際，動物実験によって体性感覚刺激に呼吸リズムが引き込まれる現象が観測されている[131]。心拍リズムの呼吸リズムへの引込みの生理学的メカニズムについてはすでに RSA に関連して 3.1.3 項で述べたので，ここでは省略する。

これまで，運動，呼吸，および心拍リズムの間の引込みとその性質について述べてきたが，それらの生理学的な意義はなんであろうか。このうち，心拍リズムの呼吸リズムへの引込みについては RSA に関連して，Hayano らの仮説を 3.1.3 項ですでに紹介した。心拍リズムの運動リズムへの引込みについては，筋肉組織における血流確保の観点からの仮説が提案されている[134),136]。筋肉組織の間を縫って走行する血管系は，筋収縮時には圧迫され，血流が妨げられることになる。逆に，筋弛緩時には血液が通りやすくなる。リズミックな掌握運動を行っているときの上腕動脈血流速度の計測結果によれば，筋収縮と心臓収縮期が重なった場合は 1 心周期内の平均血流速度が著しく低下し，場合によっては逆流しさえすることが報告されている[136]。事実，心収縮期に合わせて掌握運動をすると血液の停留が生じて持続的な運動がしにくくなるという[136]。心臓からみても，筋収縮時には末梢血管抵抗が上昇するため，そのときに血液を送り出そうとすると多くの仕事量が必要となり非効率である。このような条件を考え合わせると，心拍が心収縮期以外の位相で筋収縮が起きるように引き込みやすい性質は，末梢での血流確保および心臓のエネルギー効率の観点から有利なものであるといえよう。これらは掌握運動に関する実験結果に基づく議論であるが，多くの筋群が動作する歩行やランニングでも心拍の位相

## ☕ コーヒーブレイク ☕

### 圧受容器反射の感度はどう測る？

心臓血管系において最も重要な反射の一つは圧受容器反射である。その機能の健全性を定量的に推し量ることができれば，臨床的に意味のある尺度となるであろう。これまで多くの方法がその"感度"を推定するために用いられてきている[160]。ここではそのうちのおもなものについて紹介する。とはいうものの，圧受容器反射の感度の定義は簡単ではない。この反射は基本的には血圧を制御する

ものであると考えられることから，なんらかの原因で生じた血圧変動がどのように「速く」「強く」望ましい動作点まで引き戻されるかを定量化する尺度が感度としてはふさわしいといえよう。しかしながら，そのためには血圧から血圧へと一巡する閉ループ系としての心臓血管系を相手にしなくてはならない。閉ループ系では各変数に生じた変動の間の因果関係が複雑であるため感度を計算するための因果律を前提とはしにくい。これを避けるために以下の三つの方法が考えられる。

① 便宜的に閉ループ系であることを無視する。
② なんらかの方法でこのループを断ち切って開ループ系としてシステム同定を行う。
③ 閉ループ系としてシステム同定を行う。

　①は臨床的にも容易に実現されることから，これまで行われてきた感度推定はほとんどこの方法である[160]。②はシステム同定法としては妥当かもしれないが，麻酔下の動物など適用できる条件が限定される[154]。③は，適切なモデルの枠組みの選択や，十分な同定精度を得るための工夫が必要となり，実現は単純ではない[156),33)]。これらのうち，少なくとも臨床的によく行われてきたのは①である。これはその実現の簡便さや解釈の容易さによっている。この場合，圧受容器反射は血圧変動から心拍変動（心拍の代わりに血圧以外の観測可能な変数である場合もある。例えば，筋交感神経活動など）への開ループ系とみなされ，感度は基本的には $\varDelta HR$（or $\varDelta RR$）$/\varDelta BP$ として表されることになる。以下の方法のうち(a)～(c)はこのグループに入る。また，いうまでもなく(d)は③の方法である。それぞれの尺度の問題点や異なる尺度間の関係については文献160)に詳しいのでそちらを参照してほしい。

**(a) バルサルバ（Valsalva，息こらえ）法，head-up tilt 法，下肢減圧法**
　これらはいずれも侵襲性の低い方法であり，静脈還流量を変化させて血圧を動かし，それに対する心拍反応の大きさを観測する方法である。

**(b) 血管収縮・拡張薬物注入法，neck chamber 法**　前者はフェニレフリン（phenylephrine）やニトログリセリン（nitroglycerin）などの血管収縮性および拡張性薬物を注入し，血圧を上昇あるいは下降させたときの心拍反応の大きさを観測する方法である。後者は頸部に装着した chamber に圧力を加え頸動脈を圧迫あるいは吸引して圧受容器を刺激し，心拍反応を計測する方法である。

**(c) sequence 法，伝達関数法**　sequence 法は，4拍以上血圧，R 波間隔ともに減少あるいは上昇する区間の両者の関係を回帰直線の傾きとして求め，圧受容器反射の感度とするものである。伝達関数法は周波数領域で血圧変動系列から R 波間隔系列への伝達関数を求め，そのゲインを圧受容器反射の感度とするものである。さらなる簡便法としては，それぞれのスペクトルにおいてコヒーレンスの高い周波数帯域である LF および HF 帯域におけるパワーの比（$\alpha$ 係数＝$\varDelta RR/\varDelta BP$）を感度の尺度とすることも行われる。

**(d) 閉ループモデル法**　血圧と心拍からなる閉ループ系に呼吸リズムが外部入力として加わる時系列モデルの枠組みを用いて，パラメータ同定を行い，血圧から心拍へのインパルス応答を感度の尺度とする。

引込み現象が観測されている[39),128),132)]ことから，これらの運動でも引込みが同様な機能を果たしている可能性がある[†]。リズミックな運動に対する呼吸リズムの引込みの生理的機能についてはよくわかっていない。鳥類では呼吸リズムが飛翔筋の運動へ引き込まれることが知られており，そうでない場合に比べてエネルギー代謝が減るという報告がある[137)]。四足動物では，身体構造上，引込みが呼吸時の吸息運動を助けることになり，結果的に呼吸筋の消費エネルギーが少なくてすむという考えがある[138),139)]。ヒトでの引込みの効果については，酸素摂取量を比較した研究があるが一定の結論を得るまでには至っていない[140)~142)]。自分の慣れたペースで運動している場合に引込みが起きやすくなることが知られており，ヒトにおいては高次中枢によって，ここちよさから引込みが選択されている可能性も考えられる[39)]。

### 3.1.5 心臓血管系ダイナミクスのモデル化

これまでは，心拍変動ダイナミクスのおもに現象論的な側面について述べてきた。心臓血管系のモデル化は，単に変動時系列のスペクトル構造や振幅分布といったようなダイナミクスの現象論的な記述にとどまらず，その構造的な特徴の生理学的起源を求めたり，心臓血管系を構成する個々の要素間の相互作用から全体のダイナミクスを特徴づけることを可能にするものである。ここでは心臓血管系を閉ループ系としてとらえたモデル化研究を紹介する。これらのモデル化におけるすべての結果の生理学的な妥当性が検証されているわけではないし，いまだ議論が分かれるところも多い。したがって，結果そのものよりも，むしろモデルが研究者の目的に即してどう利用されているかに注目してみてほしい。

・心臓血管系ダイナミクスの生成メカニズムを探るモデル

（a）**Baselli らのモデル**[35)]　Baselli らは図 3.7 に示した心臓血管系の構造を図 3.16 にみられるような閉ループ系としてモデル化している[35)]。ここに，$t$，$s$ および $r$ は，心拍間隔時間，収縮期血圧および呼吸リズムをそれぞれ表している。これらはいずれも 1 拍ごとの平均値の周りの変動成分であり，このモデルは小信号離散時間モデルである。以下に，それぞれのブロックについて説明する。$R_s$ は呼吸に伴う胸腔内圧の変化が直接的に動脈血圧系や静脈還流量に及ぼす影響を表している。$R_t$ は呼吸リズムが心拍に与える直接的な影響を表しており，肺伸展受容器による副交感神経活動下降路の遮断や心肺圧受容器反射の効果，心臓血管中枢における呼吸ペースメーカ細胞とのカップリングなどが含まれる。$H_{st}$ は Windkessel 効果（拡張期に血圧が Windkessel 模型の時定数に従って減少すること）やスターリング（Starling）の法則などの心拍から血圧への非神経的な影響を表している。$H_{ts}$ は血圧から心拍への圧受容器反射を表している。$H_{ss}$ は心拍以外の変数を経由した圧受容器反射による血圧制御を表している。これには，末梢血管抵抗，血管の

---

[†] このような引込みはリズミックな運動中につねに生じているわけではない。したがって，引込みの意義をこれらのみに限定することはできないかもしれない[135)]。

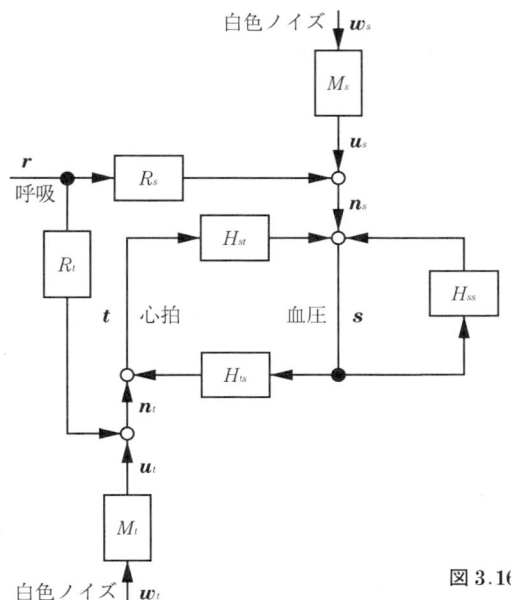

図3.16 心臓血管系の閉ループ系モデル[35]

コンプライアンス，心室の収縮力，静脈還流量を介する制御が含まれる。これらはおもに交感神経系によって担われていると考えられよう。$H_{ss}$ が一巡のループの中に含まれているのは血圧変動自身が観測と制御の対象になっているからである。$u_s$ と $u_t$ はそれぞれ中枢性の，あるいは閉ループ以外に起源を持つ外乱であり，正規白色ノイズ $w_s$ および $w_t$ を入力とするフィルタ $M_s$ および $M_t$ の出力として表現される。

図3.16より，$s$ および $t$ のダイナミクスは以下のように記述される。

$$\begin{cases} s = H_{ss}s + H_{st}t + R_s r + M_s w_s \\ t = H_{ts}s + R_t r + M_t w_t \end{cases} \tag{3.11}$$

これは1拍ごとの値を用いた離散時間の線形モデルである。信号 $s, t, r$ とノイズ過程 $w_s, w_t$ はモデル次数に対応する長さの時系列のベクトルである。また，行列 $H_{ss}, H_{st}, R_s, M_s, H_{ts}, R_t, M_t$ はそれぞれのブロックの伝達特性を表しており，$H_{ts}$, $H_{ss}, R_s, R_t$ が全零型，$M_s, M_t$ が全極型，そして $H_{st}$ が1拍の遅れ要素である（直前の心拍間隔から収縮期血圧値への影響を記述しているため）[35]。モデルパラメータは再帰的な最小二乗推定法で同定することができる[35]。すなわち

① 外乱項にかかわるパラメータ（$M_s, M_t$）が既知であるとして最小二乗推定を行う。
② ①で得られたパラメータから予測誤差を計算し，それを用いて外乱項にかかわるパラメータを最小二乗法で推定する。

これを繰り返すことにより再帰的にパラメータ同定を行う。

ここでのモデル化の目的は心拍や血圧変動時系列のスペクトルに共通して現れる呼吸リズムと同帯域の周期成分（以下これをHF成分と呼ぶ）および0.1 Hz付近に現れるマイヤーリズム成分（以下これをLF成分と呼ぶ）の生理学的な生成メカ

ニズムを明らかにすることである。具体的には，以下のような可能性についてモデル論的に検討している。
- HF 成分の可能な起源
    ① $r$ の寄与は $R_t$ を経由している。
    ② $r$ の寄与は $R_s$ を経由している。
    ③ $r$ の寄与は $R_t$ と $R_s$ の両方を経由している。
- LF 成分の可能な起源
    ① 中枢において生成され，それが $n_s$ として加わっている。
    ② $H_{ss}$ や $s \to H_{ts} \to t \to H_{st}$ の閉ループにより生成されている。
    ③ 中枢性と閉ループの両方の寄与による。

まず，これらをモデルによって検討することの有効性を確かめるために，つぎのようなシミュレーションを行っている。ここでは特に HF 成分の起源に関するシミュレーションの結果を示す。まず，テスト時系列データを生成するために，生理学的知見に基づいて適当な構造を各モデル要素にあらかじめ与えておく。このモデルを用いて以下の 2 通りの時系列を生成する。なお，ここでは LF 成分は $H_{ss}$ を含む一巡ループ（以下 $s$–$s$ ループと呼ぶ）によって生成されるように設定している[†]。

**時系列1**：$r$ を $R_s$ のみを経由して閉ループに入力する。$R_t$ のゲインは小さく抑える。

**時系列2**：$r$ を $R_t$ のみを経由して閉ループに入力する。$R_s$ のゲインは小さく抑える。

シミュレーションの主題は，以上のような時系列に対してモデルパラメータの同定を行ったときに，$r$ の閉ループへの入力部位の違いを検出できるかどうかを確かめることにある。同定後のパラメータを用いて，$R_t$ と $R_s$ の両方をオンした場合，どちらか一方だけをオンした場合，の計三つの場合について，$s$ および $t$ のパワースペクトル密度を**図 3.17** に示した[††]。図 (a), (d) のパワースペクトル密度とほかのそれとを比較してみると $r$ の入力経路の差異が検出されていることがわかる。すなわち，時系列1では，$R_s$ のみをオンした場合は，図 (a) とほぼ同様な結果が得られている〔図 (b)〕のに対して，$R_t$ のみをオンした場合では著明にスペクトルが減少している〔図 (c)〕。時系列2に対しては，ちょうど図 (b) と図 (c) を入れ換えたような結果が得られている〔図 (e), (f)〕。また，図 (a), (b) を見ると，$r$ が狭帯域信号であるにもかかわらず $t$ の LF 帯域にスペクトル

---

[†] 先に 3.1.3 項で述べたように，モデル論的には交感神経活動から血管収縮反応までの遅れ（5 s 程度）を考慮すれば末梢血管抵抗を介する血圧調節フィードバックループで振動的な振る舞いが生じ，その周期がちょうど 10 s 程度となることがわかる。これはネガティブフィードバック系が遅れにより発振状態を呈する現象に対応している。

[††] 解釈を容易にするために，$r$ に駆動されて生じたスペクトル成分のみを示している。$w_s$ と $w_t$ はたがいに無相関であり，$r$ とも相関はないことから，それらのスペクトル成分は，存在しても単に加算的なものであり，ここで示した結果に影響を与えるものではないことに注意してほしい。

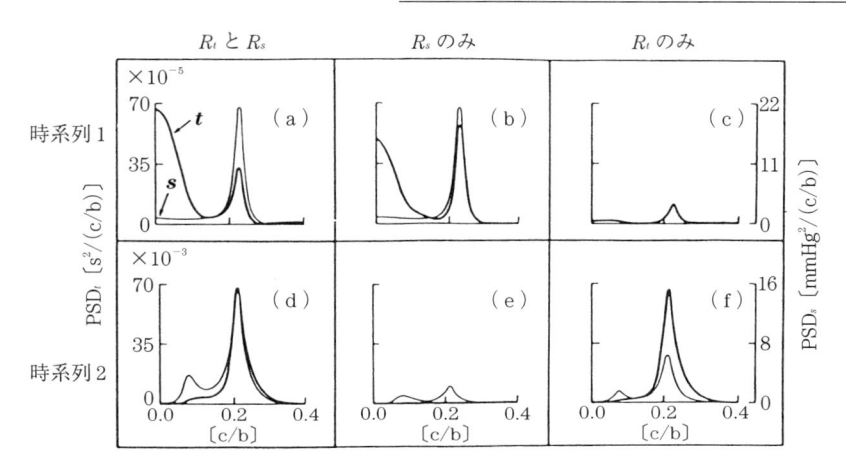

**図 3.17** モデルの構造に依存したパワースペクトル密度の変化(シミュレーションデータ)〔Baselli, G., Cerutti, S., Civardi, S., Malliani, A. and Pagani, M.: Cardiovascular variability signals: Towards the identification of a closed-loop model of the neural control mechanisms, IEEE Trans. Biomed. Eng., **35**, pp.1033-1046 (1988) より許可を得て転載,図(a)〜(f)の詳細については本文を参照のこと〕

成分が現れている。これは,$r$ に含まれる LF 成分が閉ループによって増幅されたために生じたものと考えられる。これより,LF 成分には呼吸リズム由来の成分が含まれる可能性が示唆される。

以上の手法を実際のヒトの安静臥位時のデータに適用した結果を示したのが図 3.18 である。ここでは HF 成分の起源について検討した結果について述べる。まず,$s$ の HF 成分であるが,$R_s$ のみをオンした場合のスペクトル〔図(b)〕では,図(a)からの変化はほとんどみられないこと,$R_t$ のみをオンした場合〔図

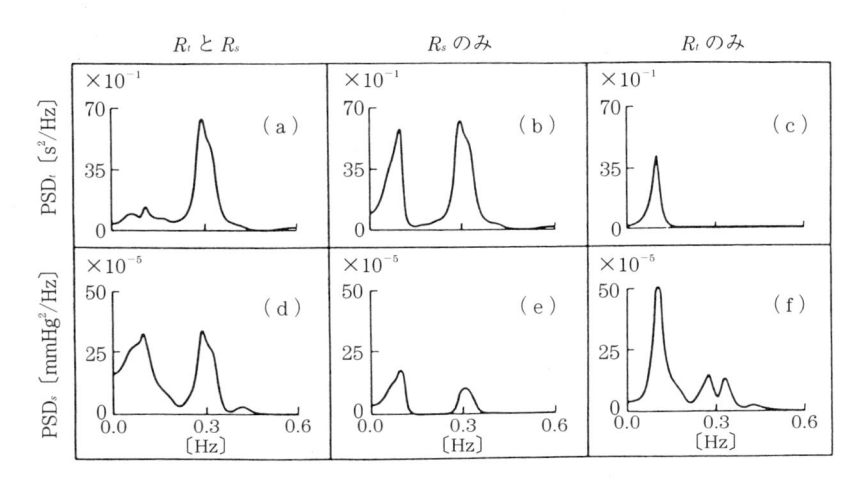

**図 3.18** モデル構造に依存したパワースペクトル密度の変化(実際のデータ)〔Baselli, G., Cerutti, S., Civardi, S., Malliani, A. and Pagani, M.: Cardiovascular variability signals: Towards the identification of a closed-loop model of the neural control mechanisms, IEEE Trans. Biomed. Eng., **35**, pp.1033-1046 (1988) より許可を得て転載,図(a)〜(f)の詳細については本文を参照のこと〕

（c）] には HF 成分がみられないことから，$R_s$ を経由した直接的な $r$ の寄与が大きいことが推論される。一方，$t$ の HF 成分に関しては，$R_t$ と $R_s$ をそれぞれオフした場合で，いずれも HF 帯域のスペクトルが半分程度まで減少していることから，$R_t$ を経由した直接的な $r$ の寄与のみならず，$R_s \to H_{ts}$ を経てやってくる間接的な寄与もあることが推察される。

LF 成分についても，HF 成分の場合と同様にしてその起源を調べることができる。具体的には，$u_s$ と閉ループ系のパワースペクトル密度を別々に評価することによって LF 成分が中枢性の起源を持つのか，あるいは閉ループ系のダイナミクスによって作り出されたものなのかを知ることができる。ヒトのデータへの適用結果は後者を示唆するものであった（具体的な結果については省略する）。

Baselli らの方法は，心臓血管系を完全なブラックボックスとみなして，一般的なモデル同定法を適用するのではなく，利用可能な生理学的知見に基づいてブラックボックスに構造を持ち込み，その構造に照らしてモデル同定結果を解釈するというアプローチである。これにより，いくつかの生理学的に意味のある結果を導き出している。いうまでもなく，この「構造化」には「偏見」が伴う。何故なら，構造化のやり方は一つしかないとは限らないからである。しかしながら，枠組みを改良しつつ，そのつど可能な解釈を蓄積していくことは生体システムのモデル化における一つの有力な方法になり得ると考えられる。

**（b） Mullen らのモデル**[33]　Mullen らは少し異なった立場から閉ループ系のモデルを構築し，そのパラメータ同定を行っている[33]。図 3.19 に彼らの心臓血管系のモデルの枠組みを示す。

先に述べた Baselli らのモデルと比較すると，図においてはいくつかの構成要素

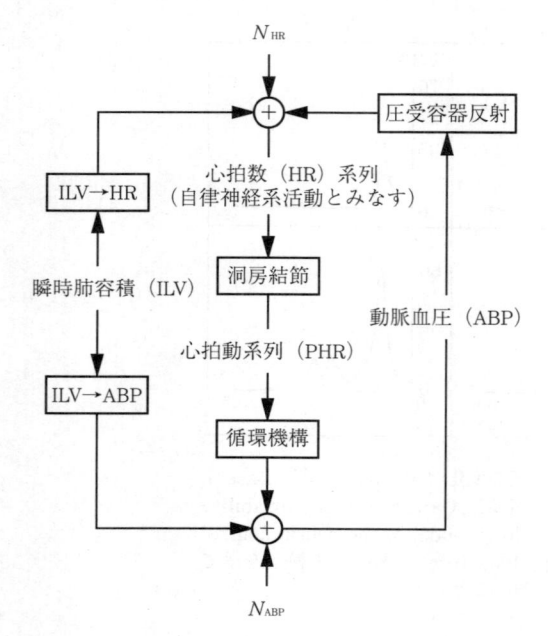

図 3.19　Mullen らのモデル[33]

が融合されていることがわかる。ここで、問題にされているのは、血圧や心拍変動時系列にみられる LF や HF 成分の生成メカニズムではなく、システムの基本構造が図のように与えられていると考えてモデル化を行い、その同定を経て、さまざまな生理的状態に即して心臓血管系のダイナミクスを特徴づけることである。ここではまず、モデル化の対象となる変数について説明する（**図 3.20**）。

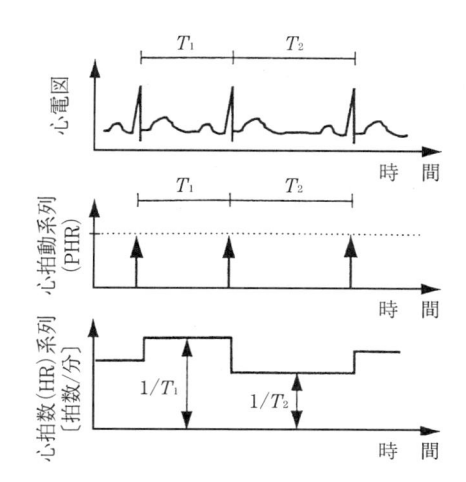

**図 3.20** Mullen のモデルにおいて対象となる変数[33]

心拍系列は、R 波間隔の逆数（心拍タコグラム：HR）およびパルス系列（PHR）として記述される。HR は洞結節（SA ノード）のペースメーカ細胞の拍動間隔を修飾する自律神経系活動レベルと同一視されている点に注意が必要である。HR は、SA ノード機構によって、それに対応する間隔で生起する PHR へと変換される。呼吸は瞬時肺容積（ILV）として計測されている。ABP は血圧波形である。つぎに各サブシステムが代表している生理学的メカニズムについて述べる。これらは

① 自律神経系によって直接媒介されるもの
② 力学的相互作用によるもの

とに大きく分けられる。HR 圧反射と ILV → HR は①に入る。ILV → ABP と循環機構（circulatory mechanics）は②である。①のうち HR 圧反射は圧受容器から中枢を経由して自律神経活動に至る経路を表し、血圧波形から HR への変換を行う。ILV → HR は肺の伸展受容器による副交感神経活動のゲーティング作用や中枢での呼吸系とのカップリングを表している。②における ILV → ABP は胸腔内圧の変化による静脈還流量の変動や胸腔内血管系や心室・心房における血液充満度の変動による血圧波形への影響を表している。また循環機構は、PHR（R 波生起に対応したインパルスの列）から血圧波形への変換メカニズムとして位置づけられている。血圧波形は Windkessel モデルからも明らかなように、末梢血管抵抗とコンプライアンスおよび心臓の収縮力や心室への血液充満度に依存して大まかには決定されると考えられる。実際には、これらの性質は交感神経系やレニンアンジオ

テンシン系などの液性調節系によって反射性に制御されることから，それらの働きも反映することになる[†]。$N_{HR}$ と $N_{ABP}$ はそれぞれ心拍と血圧に対する"外乱"を表している。外乱とは要するに，図3.19中のサブシステム間の相互作用では記述できない成分を表している。$N_{HR}$ としては自律神経活動によって媒介される上位の中枢からの入力が考えられる。一方，$N_{ABP}$ としては，一回心拍出量や局所的な血流調整による末梢血管抵抗のゆらぎ，あるいはILVの変動や圧受容器反射によらない交感神経系やレニンアンジオテンシン系による末梢血管抵抗変化などに由来する血圧変動成分が含まれる。これらの外乱は直接観測することができないことに注意してほしい。あくまでも閉ループ系の中に含まれる要素間の相互作用に帰せられないABPやHRの残余成分として現れる。したがって，外乱はほかの観測可能な変数とは無相関であるが，白色ノイズとは限らない。

Mullenらは独自の工夫をモデル化やパラメータ同定に際して行っている。その一つはデータのサンプリングの仕方を目的に応じて使い分けている点である。その様子を図3.21に示す。図（a）に示すように，HRとABPを1拍ごとに対応づける方法に加えて，図（b）のように90 Hzで高速サンプリングを行うことでPHRと血圧波形そのものを対応づける方法を用いている。これにより，異なるタイムスケールで動く要素（圧受容器反射と循環機構など）が共存するシステムのモデル化を可能にしている[††]。これにはパラメータ同定を行う際の工夫が必要になるが，それについては後述する。もう一つの工夫は，彼らのグループが従来から採用している呼吸リズム由来の変動成分を作り出すサブシステムの同定にかかわるものである（この例ではILV → HRやILV → ABPを指す）[162),32]。通常，システムの入出力関係からその伝達特性を同定する場合には，システムが伝達可能な周波数帯域を十分覆うだけの帯域幅を有する入力信号が必要である。しかしながら，少なくとも安静状態における呼吸のようにほぼ規則的なリズムを繰り返している場合は，ILVは十分な帯域幅を有しているとは必ずしもいえない。彼らは，これを改善するために呼吸をランダムに統制して（呼吸間隔を1〜15 sの間でランダムに行う：平均間隔5 s），ILVを広帯域化している。呼吸統制は生理学的には検討の余地があるかもしれないが，少なくともサブシステムの同定精度向上には役立つものと思われる。

これまでMullenらの閉ループ系による心臓血管系モデルについて説明した。つぎにモデルパラメータの同定法について工夫されている点を述べる。心拍変動系列 $HRT(t)$ （タコグラムとしての心拍変動系列をこう書くことにする[†††]）と血圧変動系列 $ABP(t)$ はつぎのように離散線形モデル（ARXモデル：autoregressive

---

[†, ††] 循環機構の応答性も1拍ごとに変動することが考えられるが，時不変性が暗に仮定されているため，モデル化されるのは，1拍ごとの変動ではなく，多数の拍動にわたる平均的な応答特性であることに注意が必要である。1拍ごとの変動成分は $N_{ABP}$ に包含されることになる。

[†††] 実際には図3.17のタコグラムがそのまま用いられるのではなく，それをローパスフィルタに通した信号を $HRT(t)$ としている。

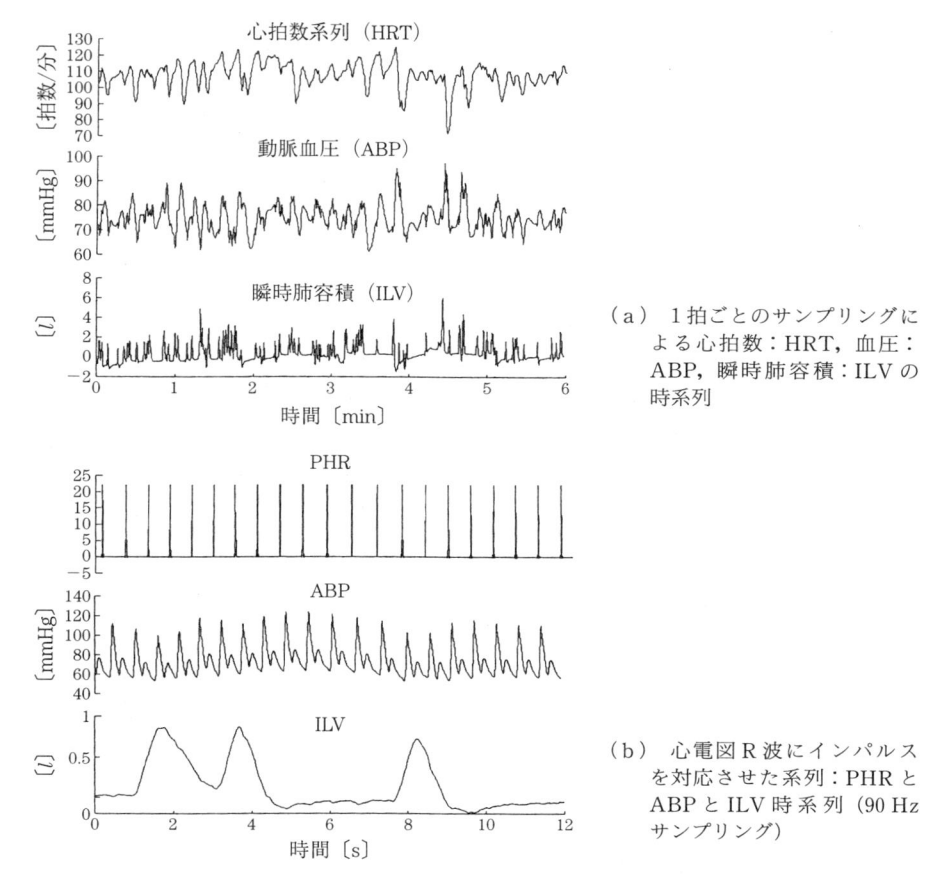

(a) 1拍ごとのサンプリングによる心拍数：HRT，血圧：ABP，瞬時肺容積：ILV の時系列

(b) 心電図 R 波にインパルスを対応させた系列：PHR と ABP と ILV 時系列（90 Hz サンプリング）

**図 3.21** 異なるサンプリングによる時系列〔Mullen, T.J., Appel, M.L., Mukkamala, R., Mathias, J. and Cohen, R.J.: System indentification of closed-loop cardiovascular control: Effects of posture and autonomic blockade, Am. J. Physiol., **272**, pp.H448-H461（1997）より許可を得て転載〕

model with exogenous input）として記述される。

$$HRT(t) = \sum_{i=1}^{m} a_i HRT(t-i) + \sum_{i=1}^{n} b_i ABP(t-i)$$
$$+ \sum_{i=p'}^{p} c_i ILV(t-i) + W_{\text{HR}}(t) \tag{3.12}$$

$$ABP(t) = \sum_{i=1}^{q} d_i ABP(t-i) + \sum_{i=1}^{r} e_i PHR(t-i)$$
$$+ \sum_{i=s'}^{s} f_i ILV(t-i) + W_{\text{ABP}}(t) \tag{3.13}$$

ここに，$t$ は離散時間を表している。$a_i, b_i, c_i, d_i, e_i, f_i$ はモデルパラメータであり，$m, n, p, p', q, r, s, s'$ はモデルの次数である。$W_{\text{HR}}(t)$ と $W_{\text{ABP}}(t)$ はたがいに独立な正規白色ノイズである。ここで注意すべきは，$p'$ と $s'$ には負の値も許しており，ILV からの寄与が非因果的，すなわち過去の値のみでなく未来の値も時刻 $t$ における HRT や ABP の値を決めるのに使われている点である。これは中枢レベルで呼吸リズムと自律神経活動との神経性のカップリングがあることが知られており，

実際の肺容積の変化に先行して，自律神経活動に呼吸リズムの影響が現れる可能性があることによっている[161]。

このモデルのパラメータ同定にあたっては，拍動に即したダイナミクスを記述するHRTに関する式 (3.12) と，速い応答特性を有する循環機構と比較的緩慢な伝達特性を有するILV → ABPが共存する式 (3.13) で異なったアプローチが必要になる。まず，式 (3.12) については，Mullenらは1.5 Hzでサンプリングした時系列に基づいて残差$W_{HR}$の分散を最小化するようにパラメータを決定する最小二乗法による同定を行っている。モデルの次数決定はMDL (minimum description length) に基づいて行われている[150]。式 (3.13) は血圧波形そのものの形成にかかわる速い応答特性を有する循環機構を含むため，非常に高い周波数でサンプリングされたデータに基づいたパラメータ同定が必要である，と同時に比較的緩慢なILV → ABPを含んでおり，その同定には低サンプリング周波数が望ましい。このような要請から，式 (3.13) のパラメータ同定はつぎのようにいくつかの段階を経て行われる。まず，90 Hzでの高速サンプリングデータを用いてパラメータ同定を行う。同定されたパラメータを用いてABPのうちPHRに由来する成分のみをつぎのように抽出する。これは循環機構のダイナミクスに相当する。

$$ABP_{PHR}(t) = \sum_{i=1}^{q} d_i ABP_{PHR}(t-i) + \sum_{i=1}^{r} e_i PHR(t-i) \qquad (3.14)$$

これを90 Hzサンプリング時のABPから差し引くことでPHRによらない成分$ABP_{\overline{PHR}}(t)$を求める。これからデータを間引くことで1.5 Hzサンプリングの時系列を得，$ABP_{\overline{PHR}}(t)$を新たにつぎのようにモデル化する。

$$ABP_{\overline{PHR}}(t) = \sum_{i=1}^{q} g_i ABP_{\overline{PHR}}(t-i) + \sum_{i=v'}^{v} h_i ILV(t-i) + W'_{ABP}(t) \qquad (3.15)$$

ここに，$u, v, v'$はモデル次数である。式 (3.15) のパラメータ同定によりILV → ABPの構造が定まる。外乱である$N_{HR}$と$N_{ABP}$は，以上の手順を経て同定されたパラメータで表現されない成分として得られる。

以上のようなモデル化とパラメータ同定を経て得られた解析結果例を**図3.22**に示す[33]。これは14人の健康な男性被験者に関する立位と臥位の結果のグループ平均を示している。得られた結果はいずれもこれまでよく知られている心臓血管系の性質と合致するものである。それは例えば，HR圧受容器反射のインパルス応答が負でありその振幅が立位で減少していること[147]，循環機構のインパルス応答が0.25 s程度遅れて立ち上がり†，その形状が血圧波形に類似していること，$N_{ABP}$に現れた0.2 Hz以下のスペクトル成分が立位で増加していること††，などの結果である。Mullenらのモデルの枠組みでは，末梢血管抵抗の交感神経系による制御を介した血圧調節のメカニズムは陽には表現されていないが，ILVからHR-ABP

---

† 心電図におけるR波と血圧の計測部位である橈骨動脈での血圧の立上りの時間差を表している。

†† $N_{ABP}$にはマイヤー波，下肢の筋肉ポンプの活動，レニンアンジオテンシン系の働きなどが含まれていると考えられる。

(a) 立位時

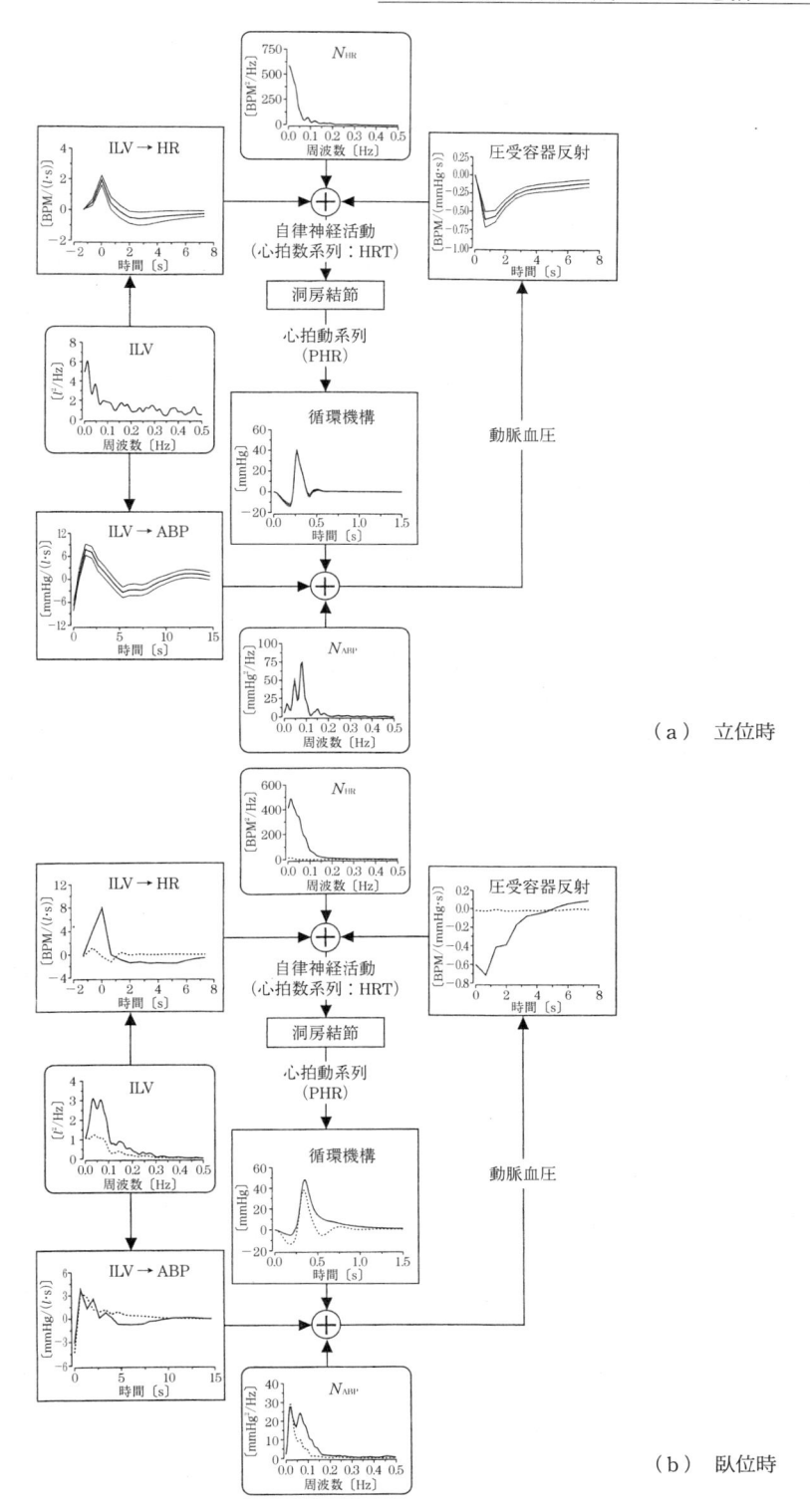

(b) 臥位時

**図 3.22** 変数間のインパルス応答と伝達関数〔Mullen, T.J., Appel, M.L., Mukkamala, R., Mathias, J. and Cohen, R.J. : System indentification of closed-loop cardiovascular control : Effects of posture and autonomic blockade, Am. J. Physiol., **272**, pp.H448-H461 (1997) より許可を得て転載〕

閉ループ系への伝達特性，HR 圧受容器反射，循環機構などのダイナミクスを詳しく知ることができた[33]。閉ループ系のダイナミクスを，それを構成する各要素のダイナミクスに還元して特徴づけるというモデル化の手法は心臓血管系においては有効に働いているように思われる。

## 3.2 状態依存性からみた心臓血管系ダイナミクス

心臓血管系ダイナミクスの基本的性質は姿勢，運動，睡眠などの生理的状態に応じて変化することが知られている。この状態依存性を考慮すれば，心臓血管系信号のダイナミクスを解析したり，その結果を診断に役立てたりするとき，特定の生理的状態のみならず，種々の状態全体を見通した総合的な視点が必要であることがわかる。すなわち，心臓血管系ダイナミクスを複数の状態について調べ，さらに状態間の相互関係を総合的に明らかにすることが必要なのである。そのためには，単に各状態でのダイナミクスを解析するだけではない，新しい枠組みが必要である。このような枠組み構築に向けた著者らの試みを紹介する。

### 3.2.1 心臓血管系ダイナミクスの状態依存性

図 3.23 に，ある一人の被験者（健常男子，24 才）について測定した心臓血管系信号時系列の例を示す。測定した状態は，徐波睡眠状態（SWS：ノンレム睡眠の

---

☕ **コーヒーブレイク** ☕

**潜 水 反 射**

1988 年のリュック・ベッソン監督の映画「グラン・ブルー」は実在の free diver（素潜りの達人？）ジャック・マイヨールをめぐる物語であった。潜水具を着けずに海中深く潜っていくときの水の蒼さが印象的であった。著者は経験がないので想像に過ぎないが，そのとき彼は体内の血液の流れや心臓の鼓動を感じて，「生き物」としての自らの身体を思っていたのではないだろうか。

このような，ヒトが呼吸を停止して潜水を行うときに起きる（顔を水につけるだけでも惹起される），心臓血管系の反射に潜水反射（dive reflex）がある。これは交感・副交感神経系の同時的な活性化によって心拍数の急激な低下や末梢血管抵抗の上昇が引き起こされる反射をいう[158]。脳血管はこのとき収縮を免れているため，血流は脳と心臓の間でのみ循環するようになる。これにより呼吸停止による血液中の酸素分圧の低下速度は減少するといわれており，低酸素環境下では合理的な反応といえるかもしれない。反射は鼻腔咽頭粘膜の感覚受容器の興奮によって開始すると考えられている[158]。

クジラやアザラシなどの海生哺乳類でも同様な反射がみられることから，潜水反射はヒトの進化に対してもう一つの物語を提供してくれそうである。

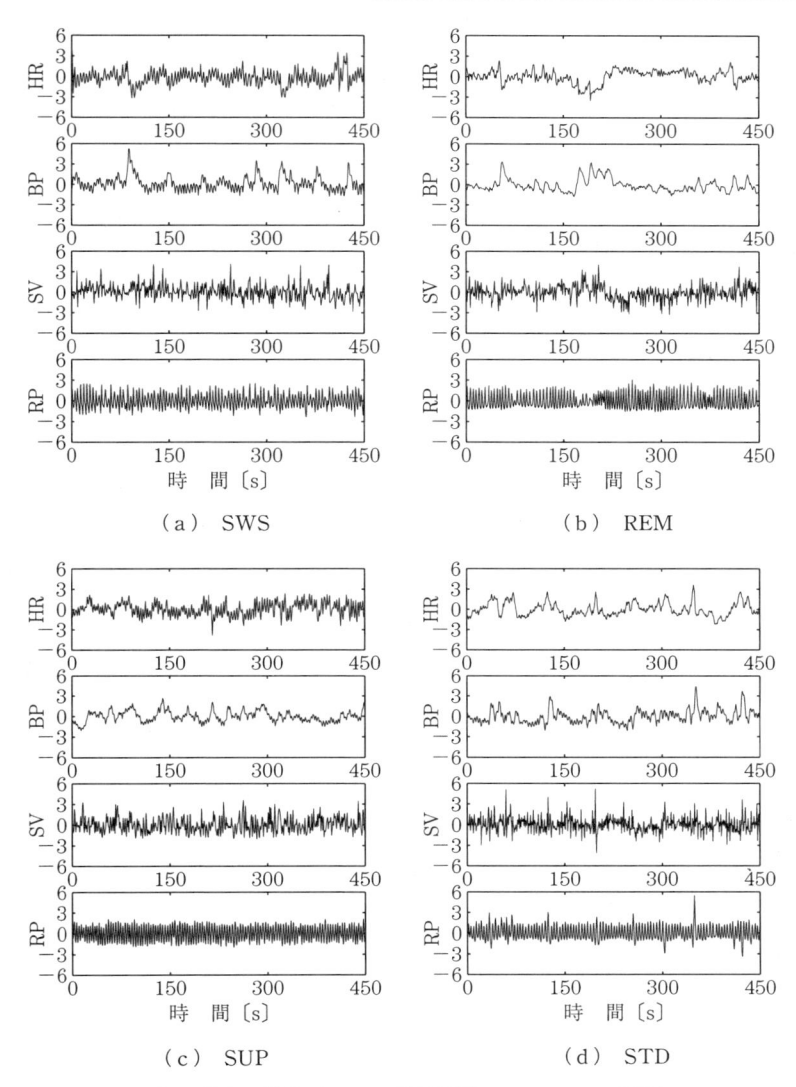

図 3.23 睡眠-覚醒 4 状態（SWS：徐波睡眠，REM：レム睡眠，SUP：臥位，STD：立位）における心臓血管系信号時系列例（相対値）

ステージ 3, 4)，レム睡眠状態（REM），安静臥位状態（SUP），立位負荷状態（STD）の 4 状態であり，測定した信号は，瞬時心拍数（HR），収縮期血圧（BP），一回心拍出量（SV），呼吸リズム（RP）の 4 信号である．測定法についてはほかの文献を参照してほしい[165]．これらはそれぞれ平均 0，分散 1 に正規化されている．

以下状態別に時系列の定性的な特徴を見ておこう．まず，SWS の時系列は，各信号とも定常な振る舞いをしているが，HR と BP には一過性の変動が頻繁にみられる．また，RP のリズムは相対的に安定しており，それに由来する変動が他信号

---

† それぞれの信号値（HR については R 波間隔の逆数）が，R 波生起時点での標本値であるとみて，直線補間し，さらに 2 Hz でサンプリングすることによって時系列を得た．ただし，RP については呼吸曲線を 2 Hz でサンプリングした値を用いた．

にもみられる．つぎに，REM では，RP のリズムが不安定化し，HR と BP では RP 由来のリズムはほとんど消失し，一過性の緩やかな変動成分が優位に観察される．さらに，覚醒時 SUP は SWS に似て，RP が比較的安定したリズムを刻んでおり，ほかの信号にも呼吸リズム由来の変動が著明にみられる．一方，STD では，緩やかな変動が優位にみられ，HR と BP において呼吸性変動成分が，SUP と比較して減弱している．また，RP は振幅が一過性に大きく変動する現象がみられている．SV は，全状態を通じてランダムな様相を呈している．

時間的な変動パターンをより定量的に特徴づけるためにスペクトルを求めてみる．図 3.24，図 3.25 に図 3.23 に対応したスペクトルを示す．スペクトル計算には最大エントロピー法を用いた（次数は 36）．まず，睡眠状態に関してスペクトルの性質をまとめよう．SWS では安定した呼吸リズムを反映して RP のスペクトルが非常に狭帯域になっているのに対し，REM では SWS よりも広帯域なスペクトル構造を呈している．また，SWS では HR, BP, SV のいずれにおいても呼吸リズムに対応する周波数帯域にピークが現れているが，REM ではほとんどみられないのがわかる．さらに，REM における HR, BP の低周波域のパワーは SWS のそれを大きく上回っている．つぎに，覚醒状態についてまとめる．SUP では，特に HR スペクトルにおいて著明に呼吸性変動成分に対応するピークがみられるが，

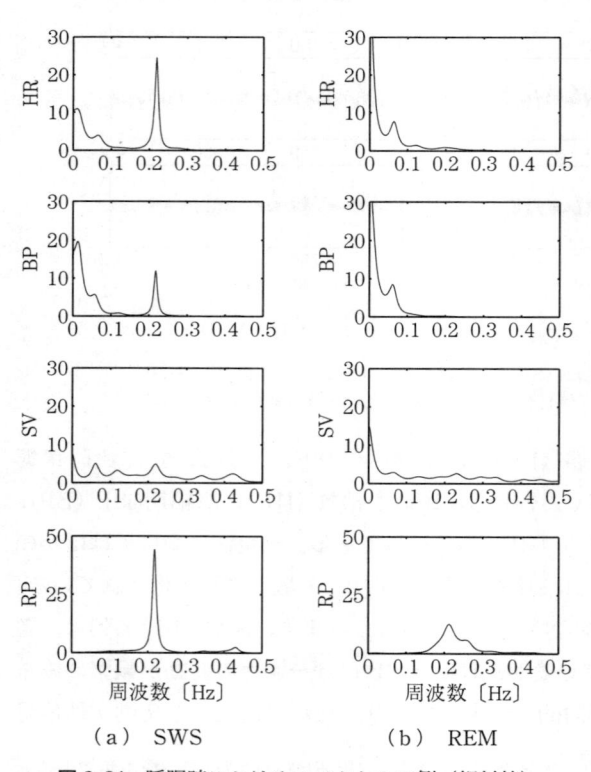

(a) SWS　　(b) REM

図 3.24　睡眠時におけるスペクトルの例（相対値）

(a) SUP　　　　(b) STD

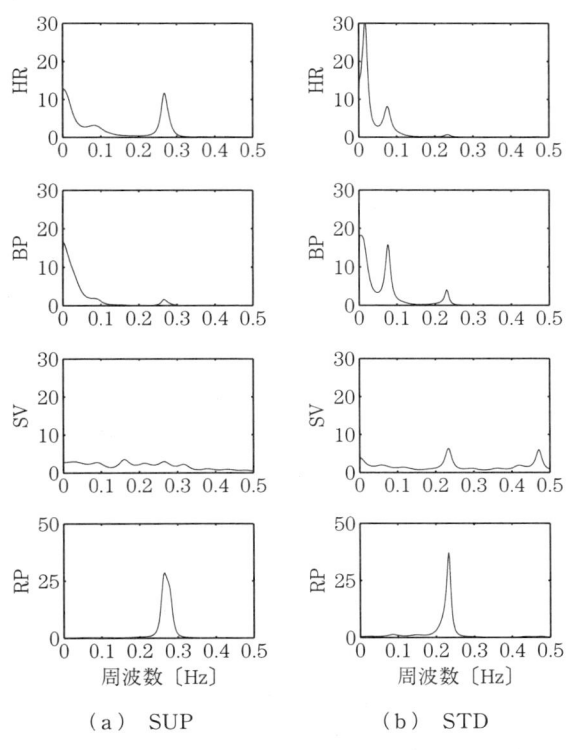

**図 3.25** 覚醒時におけるスペクトルの例（相対値）

STD ではほとんどみられなくなっている．これに代わり，マイヤー波に相当する 0.1 Hz 付近のパワーが HR, BP において顕在化してくる．低周波域のパワーについても，HR では STD のほうが SUP に比べて大きくなっている．睡眠状態と覚醒状態を比較すると，SWS と SUP, REM と STD はスペクトルの概形においては類似しているといえよう．しかしながら，前者の組では SWS における呼吸リズムおよび呼吸性動揺成分の安定性が際立っており，後者では STD においてマイヤー波が顕著に現れている点で特徴的である．

各変数のスペクトルはそれぞれのダイナミクスを特徴づけるものであるが，相互作用の実体については明示的ではない．3.1.5 項でも述べたように，多変量でたがいに相互作用しながら変動する閉鎖系のダイナミクスをパラメトリックに特徴づけるための方法として多変量自己回帰モデル（MAR モデル）がある[166]．ここでは MAR モデルを心臓血管系信号時系列にあてはめ，モデルパラメータから変数間の閉鎖系インパルス応答関数を求めることにより，変数間の相互作用を明らかにする．適用するのはつぎのような 4 変数の MAR モデルである．

$$\boldsymbol{Z}_n = \sum_{l=1}^{p} A_l \boldsymbol{Z}_{n-l} + \boldsymbol{u}_n \tag{3.16}$$

ここに，$n$ は時刻，$\boldsymbol{Z}_n = [HR_n, BP_n, SV_n, RP_n]^t$（$t$ は転置を表す），$p$ はモデルの次数，$A_l$ はラグ $l$ の AR 係数行列をそれぞれ表している．$\boldsymbol{u}_n$ は四次元の正規白

色ノイズである。モデルパラメータは最小二乗法で同定する。

変数間の閉鎖系インパルス応答関数の状態依存性を示したものが**図 3.26** である（図 3.23 に対応）。ここでは特に血圧調節にかかわるインパルス応答関数を示している。すなわち $h_{BP \to HR}$ および $h_{BP \to BP}$ である。

睡眠時のインパルス応答で特徴的なのは，REM のほうが SWS に比べて長時間持続する傾向を有している点である。覚醒時に関しては，STD において全般的に

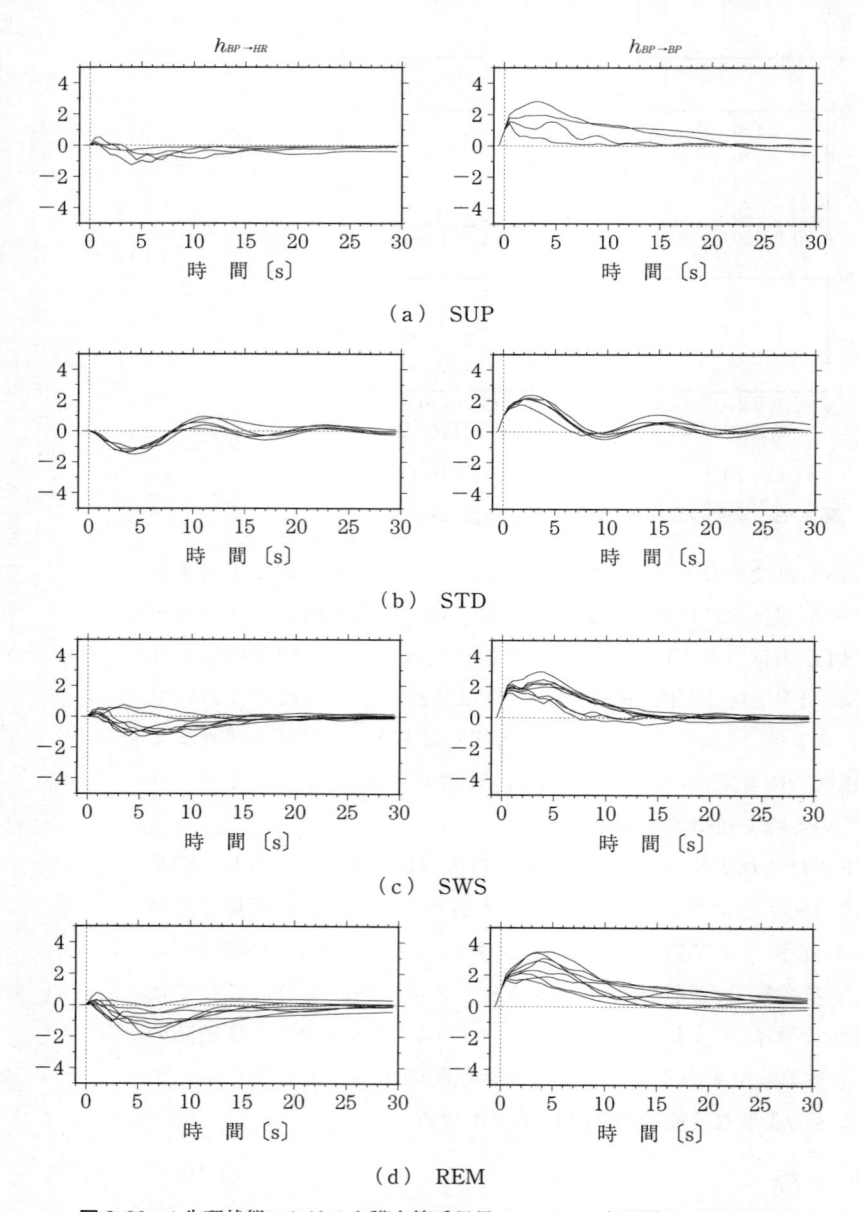

（a） SUP

（b） STD

（c） SWS

（d） REM

図 3.26　4 生理状態における心臓血管系信号インパルス応答関数（相対値）

インパルス応答が長期化する傾向があること，および10s程度の周期を有する振動成分が現れていることが特徴的である．これはSTDにおいて顕在化しているマイヤー波の生成にかかわる振動成分であると考えられる．またスペクトルと同様，REMとSTD，SWSとSUPが類似しているのがわかる．

これまで述べてきたようなスペクトルやインパルス応答関数は状態ごとの各変数のダイナミクスや変数間の相互作用を個別に明らかにするが，総体としてそれぞれの状態におけるダイナミクスがどのような関係にあるかについて定量的に示すことはできない．しかしながら，心臓血管系ダイナミクスの状態依存性を考慮するとき，それらの関係の中にこそ各個人の心臓血管系制御機構の性質が反映されているはずである．次項ではそのような観点から，状態依存性に変化する心臓血管系ダイナミクス間の関係をとらえるための枠組みについて説明する．

### 3.2.2 心臓血管系信号ダイナミクスの状態依存性の解析法

AとBとの"関係"をいうとき最も単純なものは，AとBは遠いか近いかという"距離的"な関係において両者を眺めることであろう．ここでは，各状態における心臓血管系のダイナミクスをこのような距離的な関係において見ることを考える．このようなダイナミクス間の距離的尺度としてKullback-Leibler divergence (KLD，カルバック-ライブラーダイバージェンス) を用いることができる．KLDは確率分布間の距離的尺度として知られており，分布が作るシステム空間において不変量としての意味を持つことが明らかにされている[167]．

いま，二つの1変量正規定常確率過程 $f, g$ を考える．このとき，KLD $I[f,g]$ は周波数領域では以下のように表される[167]．

$$I[f,g] = \frac{1}{2}\int_{-\pi}^{\pi}\left(\frac{P_f(\omega)}{P_g(\omega)} - \log\frac{P_f(\omega)}{P_g(\omega)} - 1\right)\frac{d\omega}{2\pi} \tag{3.17}$$

ここで，$P_f(\omega)$，$P_g(\omega)$ は $f$ および $g$ のパワースペクトル密度である．実際には，KLDの $f, g$ に関する非対称性を考慮し，$f$ と $g$ を交換して平均した値

$$f\|g = \frac{I[f,g] + I[g,f]}{2} \tag{3.18}$$

を用いることにする．これにより，MARモデルによって推定したスペクトルを用いれば，異なる時系列間のKLDを計算できる．KLDは同じダイナミクスを有する時系列どうしでは0となり，両者が異なれば異なるほど正の大きい値をとる．例として図3.27に二次の自己回帰モデル間のKLDを示した（対称化は行っていない）．二次の自己回帰モデル間のKLDはつぎのようにパラメータを用いて計算される[170]．

$$I[f,g] = \frac{1}{2}\log\frac{\sigma_f^2}{\sigma_g^2} - \frac{1}{2} + \frac{1}{2}tr(\boldsymbol{a}_f^t R_g \boldsymbol{a}_f) \tag{3.19}$$

$$\boldsymbol{a}_f = [1\ -a_1\ -a_2]^t$$

(a)　　　　　　　　　　　　　　　(b)

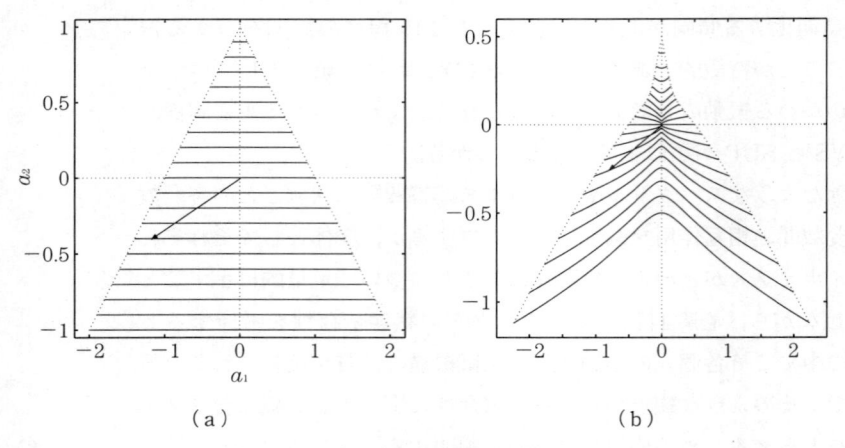

**図3.27**　二次の自己回帰モデル間の KLD

$$R_g = \begin{bmatrix} \sigma_g^2 & \dfrac{\sigma_g^2 b_1}{1-b_2} & \sigma_g^2\left(\dfrac{b_1^2}{1-b_2}+b_2\right) \\ \dfrac{\sigma_g^2 b_1}{1-b_2} & \sigma_g^2 & \dfrac{\sigma_g^2 b_1}{1-b_2} \\ \sigma_g^2\left(\dfrac{b_1^2}{1-b_2}+b_2\right) & \dfrac{\sigma_g^2 b_1}{1-b_2} & \sigma_g^2 \end{bmatrix}$$

$$\sigma_g^2 = \frac{1-a_2}{1-a_2} \cdot \frac{1}{(1-a_2)^2 - a_1^2} \tag{3.20}$$

ここで，分布 $g$ および $f$ に対応する自己回帰パラメータをそれぞれ $\{b_1, b_2\}$ および $\{a_1, a_2\}$ とした．また，自己回帰モデルを駆動するノイズの分散は共通に 1 とおいた．図においては $b_1 = b_2 = 0$（すなわち，$g$ は正規白色ノイズ）とした．図（a）に破線で示された三角領域は分布 $f$ に対応する自己回帰過程が安定となる $a_1, a_2$ の範囲である[148]．三角形領域において実線で示した原点からのパラメータベクトル（図中矢印）を，図（b）ではベクトルの方向は保ちながらその長さが〔原点：モデル $g(b_1=b_2=0)$ とモデル $f(a_1, a_2)$ の間の〕KLD となるように対応づけた．したがって，グラフの軸は座標ではなく，単に長さを意味していることに注意してほしい．

KLD については，一般に三角不等式〔AB 間の距離が A から C（$\neq$A, B）を経由して B へ至る距離よりも短いという関係式〕が成立しないため厳密な意味での距離尺度とはならないが，二つの時系列のダイナミクス間の相対的な関係を知るには有効な量であると考えられる．上述の定義はスカラ時系列どうしの KLD であったが，多変量時系列に対しては，これをどのように用いれば多変量ダイナミクス間の距離的尺度として妥当なものとなるだろうか．もちろん，直接的に多変量時系列どうしの KLD を計算することもできるが，その場合，表現は単純化されるものの，変数ごとのダイナミクスの差異の詳細は失われる[170]．これらの点を考慮して，心臓血管系ダイナミクス間距離的関係を測る尺度を構成する．以下では時系列とし

## 3.2 状態依存性からみた心臓血管系ダイナミクス

て，R 波間隔（RR），BP,SV,RP を拍動順に並べただけで補間操作を行わない "beat by beat" のデータを用いる[†]。

ここでは心臓血管系時系列間の距離的尺度として，図 3.28 のように，同種信号時系列間の KLD〔ORG$(s)$‖{SWS$_i(s)$, REM$_j(s)$, SUP$_k(s)$, STD$_l(s)$}, $s \in$ {RR, BP,SV}, $i, j, k, l$ は時系列のインデックス，ORG は基準となる時系列を表す〕と異種信号時系列間の KLD〔SWS$_i(s)$‖SWS$_i(r)$, REM$_i(s)$‖REM$_i(r)$, SUP$_i(s)$‖SUP$_i(r)$, STD$_i(s)$‖STD$_i(r)$, s$\neq$r$\in${RR, BP, SV}, $i$ は時系列のインデックスを表す〕をそれぞれ求めて，三次元空間にプロットする方法を用いる。前者は BP や RR などの変数名で座標系を表し，後者は BP‖RR, RR‖SV などのように比較される変数の組で座標系を表す。このほかに，時系列も変数も異なる組合せ〔例えば REM$_i(s)$‖REM$_j(r)$ や REM$_i(s)$‖STD$_l(r)$, ただし $i \neq j$, $s \neq r$〕も考えられるが，時系列の違いによる距離と変数の違いによる距離の両方を含んでおり，両者が分離できないためここでは用いない。同種信号どうしのダイナミクスを比較する場合，すべての比較の基準となるような時系列が必要である（基準ダイナミクス：ORG）。次項の分析では ORG としては SWS 時に得られた，ある一つの時系列を用いている。SWS においてはニューロン活動や代謝レベルが低下しており大脳を鎮静化する眠りであるといわれている[51]。SWS を基準に用いた理由は，このよう

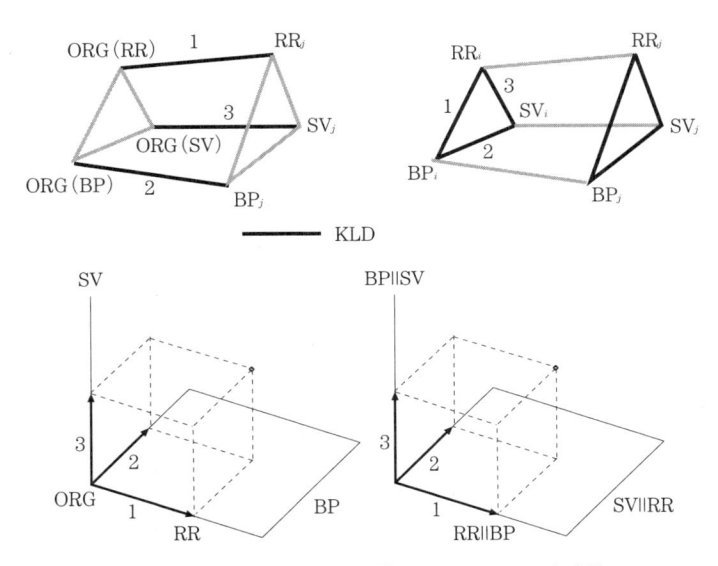

RR$_{SWS}$, BP$_{SWS}$, SV$_{SWS}$ は基準となる SWS の時系列,
$i$, $j$ は時系列のインデックスをそれぞれ表す

図 3.28　多変量時系列間の関係の表現法[165]

---

[†] ここでは，時間領域での微細な構造を問題にしないこと，データに対する逆数をとったり補間を行ったりするような付加的操作を省くことモデルの次数を節約すること，などを考慮してこのようなデータを用いたが，それは以下に述べる手法の適用範囲を限定するものではない。

な知見から，それがヒトの生理的"基底"状態と考えられるからであり，また心臓血管系のダイナミクスから見ると定常的でしかも測定ごとにばらつきが少なかったからである[169]。MAR モデルのようなパラメトリックなモデルにおいては，パラメータの数すなわちモデルの次数をどうするかが重要な問題となる。そのための一つの規範として AIC（Akaike's information criterion）がある。次項に示す実例では，比較の基準となる SWS の時系列に適用した MAR モデルの次数が AIC に基づいて3となることが多かったため，次数を3に統一している。これにより，スペクトル推定の周波数分解能を同じにして時系列どうしを比較していることになる。

なお，RP に関連した軸，すなわち $ORG(RP) \| REM_i(RP)$ や $REM_i(RP) \| REM_i(BP)$（呼吸リズム時系列どうし，あるいは呼吸リズムと他変数の時系列の関係）などは表示上の都合と，つぎに述べる理由から省略している。呼吸リズムのダイナミクスは状態に依存して変化し，ほかの変数時系列における呼吸リズム由来の変動成分のダイナミクスも同様である。これらは自律神経系の働きを反映していると考えられ，その状態依存性を明らかにするうえで重要な情報となる可能性がある[161],[162]。しかしながら，呼吸リズムは基本的に狭帯域信号であり，SUP や SWS では，その周期性が強くなる。その場合，パラメータが最小二乗推定量としては求まるが，それが必ずしもシステムの伝達特性としては有効なものではなくなる。また，振幅分布のガウス性からのずれが大きくなり，式（3.17）は確率分布間の KLD からは乖離してしまうことになる。これらの点を改善するためには，3.1.5 項で述べたように，ランダムに呼吸を統制して呼吸リズムの広帯域化を図ることも有効であると思われる[161],[162]。しかしながら，睡眠時にこれを実施することは不可能であり，また人工的な呼吸統制の生理的影響も無視できないものと考えられる。種々の状態を通して適用可能な広帯域化法は現在のところ存在しないことから，呼吸リズムに関するダイナミクスの関係解析は今後に残された課題となっている。

### 3.2.3　状態依存性心臓血管系ダイナミクスの距離的関係

前項で述べた KLD は式（3.17）からもわかるように，各変数時系列のスペクトル上の差異を表現している。したがって，この量は近似的に，心臓血管系信号スペクトルを構成する主要成分であるところの 0.3 Hz 付近の呼吸性変動成分，0.1 Hz 付近のマイヤー波成分，および 0.05 Hz 以下の極低周波成分に関するスペクトル構造上の違いを反映したものになっていると考えられる[124]。さらに生理学的には，これらの主要成分が自律神経系や液性調節系の働きを反映していることから，それらの状態に依存した変化が定量化されているといえよう。同一空間の中に各状態のダイナミクスを配置して，相互の関係を見てみよう。図 3.29 に，二人の被験者（O と H）についての結果を示す。いずれも座標値を平均したものである。さらに

(a) 同種信号時系列間の KLD（平均値）

(b) 異種信号時系列間の KLD（平均値）

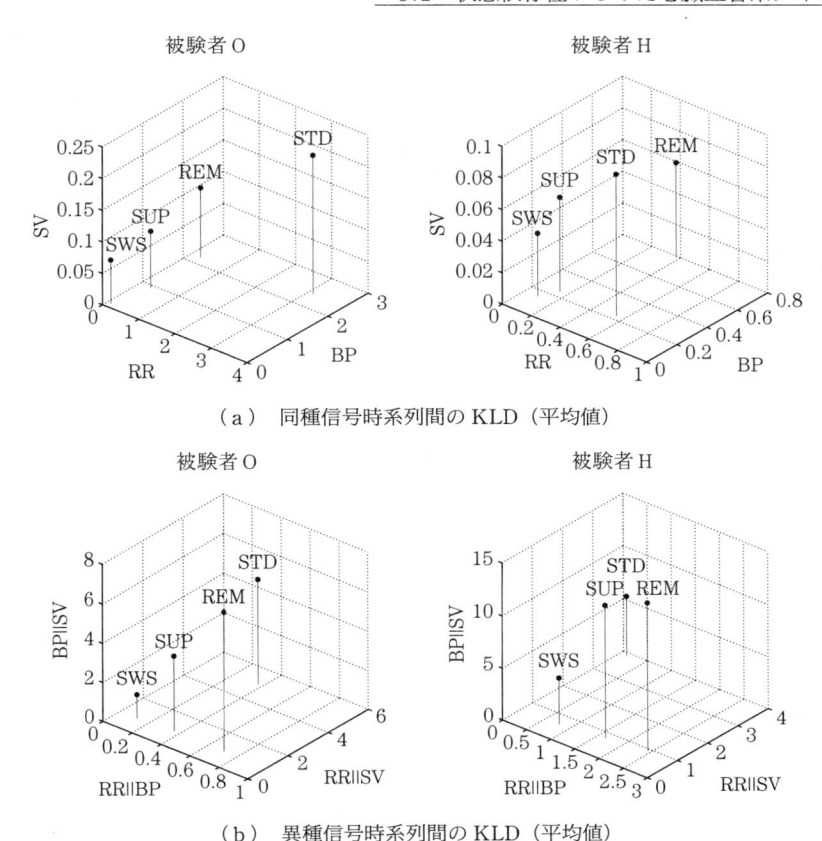

**図 3.29** 状態依存性心臓血管系信号ダイナミクスの相互関係〔中尾光之，広川賢，片山統裕，山本光璋，宗像正徳：心臓血管系信号ダイナミクスの多変量多状態解析，電子情報通信学会論文誌，**J82-D-Ⅱ**, pp.2132-2142（1999）より許可を得て転載〕

表 3.1 に平均値と標準偏差を示した[†]。被験者ごとに座標範囲は異なるが，同変数に関する睡眠時の時系列については，SWS，REM の順に原点に近く，覚醒時では SUP がより原点に近く，STD はすべての状態の中で最も遠くに位置している。また，SV どうしの KLD はいずれの状態においても小さい。これらの距離的関係はほかの被験者にも共通にみられたが，STD が最も原点から遠く位置する傾向が強かった。

一方，異なる変数については，SWS，SUP，REM では RR∥SV の変動は相対的に小さく，RR∥BP および BP∥SV に状態依存性が現れている。特に，BP∥SV はいずれの状態においても大きい値を示している。STD では RR∥SV 方向に原点から隔たっている点で共通している。

---

[†] 一般に，確率分布のパラメータ空間におけるユークリッド距離と，対応する KLD との関係は線形ではないため，KLD 値の平均や標準偏差の解釈には注意を要するが，ここでは一つの目安としてこれらの値を掲げた。

**表 3.1** 信号時系列間の KLD（平均±標準偏差）〔中尾光之，広川　賢，片山統裕，山本光璋，宗像正徳：心臓血管系信号ダイナミクスの多変量多状態解析，電子情報通信学会論文誌，**J82-D-II**, pp.2132-2142 (1999) より許可を得て転載〕

| 被験者 O | |
|---|---|
| 状態 | $(RR, BP, SV)/(RR \| BP, RR \| SV, BP \| SV)$ |
| SWS ($n=5$) | $(0.10\pm0.050, 0.11\pm0.070, 0.071\pm0.014)$ <br> $(0.12\pm0.069, 0.83\pm0.18, 1.2\pm0.42)$ |
| REM ($n=6$) | $(0.26\pm0.086, 0.90\pm0.88, 0.11\pm0.022)$ <br> $(0.19\pm0.18, 0.86\pm0.33, 2.4\pm1.6)$ |
| SUP ($n=5$) | $(0.31\pm0.18, 0.92\pm0.82, 0.088\pm0.032)$ <br> $(0.36\pm0.51, 0.95\pm0.11, 3.9\pm4.4)$ |
| STD ($n=5$) | $(3.1\pm1.4, 2.4\pm0.58, 0.22\pm0.15)$ <br> $(0.37\pm0.20, 5.0\pm3.3, 5.3\pm1.4)$ |

| 被験者 H | |
|---|---|
| 状態 | $(RR, BP, SV)/(RR \| BP, RR \| SV, BP \| SV)$ |
| SWS ($n=9$) | $(0.088\pm0.049, 0.15\pm0.21, 0.043\pm0.026)$ <br> $(0.81\pm0.51, 0.64\pm0.26, 4.7\pm2.7)$ |
| REM ($n=4$) | $(0.39\pm0.25, 0.39\pm0.21, 0.059\pm0.027)$ <br> $(0.52\pm0.70, 1.0\pm0.32, 6.0\pm6.3)$ |
| SUP ($n=8$) | $(0.15\pm0.071, 0.24\pm0.16, 0.056\pm0.019)$ <br> $(1.7\pm0.73, 0.77\pm0.33, 13\pm9.8)$ |
| STD ($n=8$) | $(0.55\pm0.53, 0.23\pm0.15, 0.088\pm0.022)$ <br> $(0.15\pm0.11, 3.9\pm2.3, 5.7\pm2.3)$ |

注）上段：同種信号間，下段：異種信号間

### 3.2.4　状態遷移時におけるダイナミクスの軌道解析

　ヒトの眠りはノンレム睡眠とレム睡眠に分けられる。このうちノンレム睡眠は深さに応じてさらに4ステージに分けられる[164]。ここでは特にステージ3,4をSWSと呼び，ステージ1,2の眠りをnonREMと呼んでいる。したがって，同じようにSWSやnonREMといっても実際はいくつかの異なる睡眠状態が含まれていることになる。また，レム睡眠（REM）に関しても眼球運動が頻発している区間と休止している区間を区別する考え方もあり，同じ睡眠段階といっても生理的状態は変化していると考えることもできる。これを陽に扱わずに定常性を仮定してSWSとREMを解析したものが前項で述べた結果である。これに対して，本項では，睡眠段階の遷移時のみならず同一段階内も含めて心臓血管系信号ダイナミクスの変化を追跡してみる。このとき，ダイナミクスは図3.28に示した空間内で軌道を描くことになる。その幾何学的構造を状態遷移時のダイナミクスの性質として議論する。

　生理状態が遷移する過程では時変系としてダイナミクスをモデル化する必要がある。このために，以下のような時変MARモデルを適用する。

$$Z_n = \sum_{l=1}^{p} A_l(n) Z_{n-l} + u_n \tag{3.21}$$

ただし，$Z_n = [RR_n, BP_n, SV_n, RP_n]^t$，$p$はモデルの次数，$A_l(n)$は時刻$n$におけるラグ$l$のAR係数行列，$u_n$は四次元の正規白色ノイズである．モデルパラメータの推定にはパラメータ変化の平滑化条件下でカルマンフィルタを用いた[166]．図3.30に入眠期（覚醒臥位：WAKE→ノンレム睡眠：nonREM→徐波睡眠：SWS），睡眠期（レム睡眠：REM→ノンレム睡眠：nonREM→徐波睡眠：SWS）について心臓血管系信号ダイナミクスを解析した結果を示す（被験者はともにH）．実際の解析では，異なった測定日に得られたそれぞれの状態遷移期の時系列データ（約3000拍）に対して，100拍ごとにMARパラメータを更新し，各変数の時変スペクトルを求めた．さらに，対応するKLDを求め，それらを三次元空間に軌跡として描いた．図中，遷移方向を矢印で，各睡眠段階の開始点を段階の名称で，それぞれ示す．

同じ変数の時系列どうしの距離的関係を表す軌道は，覚醒から徐波睡眠，レム睡眠から徐波睡眠のいずれの状態遷移期間においても，RR-BP平面においては，ほ

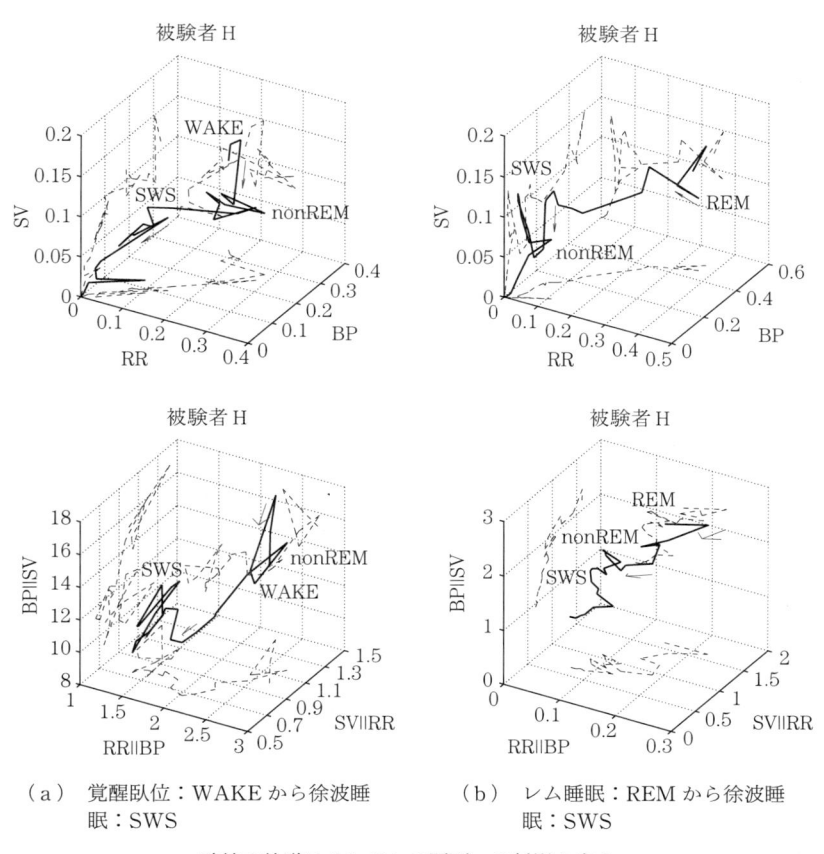

(a) 覚醒臥位：WAKEから徐波睡眠：SWS

(b) レム睡眠：REMから徐波睡眠：SWS

破線の軌道はそれぞれの平面への射影を表す

**図3.30** 状態遷移時の心臓血管系信号ダイナミクスの軌道〔中尾光之，広川 賢，片山統裕，山本光璋，宗像正徳：心臓血管系信号ダイナミクスの多変量多状態解析，電子情報通信学会論文誌，**J82-D-II**, pp.2132-2142 (1999) より許可を得て転載〕

ぼ対角領域上を前後しながら原点へ近づいていく傾向がみられる．一方，SV-RR，SV-BP 平面では，特にノンレム睡眠期や睡眠ステージの境界近傍での変化が激しくなる傾向がみられる．これより，RR, BP のダイナミクスの変化は同時的に起きる傾向があるのに対して，SV のダイナミクスの変化は小さいものの，RR や BP からは自由に生起していると考えられる．

異なる変数の時系列どうしの軌道については，ノンレム睡眠時には旋回するような振る舞いが共通にみられる．覚醒から徐波睡眠への遷移では，徐波睡眠に入ってからの軌道が複雑な様相をみせている．一方，レム睡眠から徐波睡眠への遷移では，RR∥BP の変動が狭い範囲に限られている点が特徴的である．このことは，異なった変数の時系列どうしの距離的関係は，変数の組合せごとに違った方向に変化しており，特にその傾向が睡眠ステージの境界付近やノンレム睡眠時に現れることを示している．

### 3.2.5 心臓血管系ダイナミクスの個別性と相似性

これまで，心臓血管系制御機構をその信号ダイナミクスの状態依存性の全体像から理解するために，種々の生理的状態における多変量ダイナミクスを距離的尺度 KLD を用いて関係づけた．KLD の平均値に基づく結果を以下にまとめる．各状態におけるダイナミクスの座標値や分布の広がりを覆うレンジは被験者ごとに異なっていた．したがって距離的な関係には有意な個体差があるものと考えられる．一方で，座標値やレンジの違いを無視して位置関係のみに着目するならつぎのようなことがいえよう．同変数の睡眠時の時系列については，SWS, REM の順に原点から離れて配置し，覚醒時では，SUP は SWS や REM の近傍に位置するのに対して，STD はほかの状態に比べて最も原点から遠くに隔たっていた．また，SV の状態依存性はほかの変数に比較して小さかった．一方，異なる変数については，SWS, SUP, REM では BP と他変数との隔たりに状態依存性が現れていた．STD は RR と SV の隔りが大きく，原点から最も遠くに位置していた．以上のような，座標値を捨象して得られた被験者に共通な性質は，生理的状態に依存して変化する交感・副交感神経系や液性調節系の活動バランスが，個体差を超えて定性的には一定の距離的関係を保っていることを示唆している．

また，時系列間の距離的関係の時間的変化を追跡した軌道解析では，覚醒から徐波睡眠，レム睡眠から徐波睡眠のいずれの状態遷移期間においても，RR, BP のダイナミクスの変化は同時的にしかも，それぞれ異なった方向に生じていることが示唆された．また，急峻な変化が睡眠ステージの境界付近やノンレム睡眠時に現れた．このような軌道の性質は状態遷移時における自律系活動バランスの時間変化を表していると考えられる．結果の一般性をさらに確かめる必要があるが，制御機構の性質の一端を明らかにするものとして重要である．

以上のようなダイナミクスの静的あるいは動的な関係性には各被験者の健常時の

心臓血管制御系の総合的な性質が現れていると考えられる。図 3.31 に示すように，このような関係から大きく逸脱したり，幾何学的な性質が異なってしまう場合は制御系の変調すなわち病態を表していると考えられよう。どれか一つの生理的状態におけるダイナミクスを評価するような単一の基準ではなく，複数の状態におけるダイナミクスの距離的な相対関係に基づいて診断を行うこのような方法は，変幻自在に変化する心臓血管系の全体像をとらえるうえで有用な枠組みを与えているといえよう。

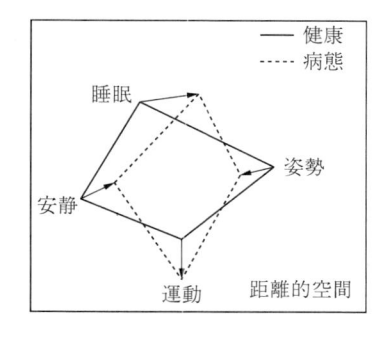

図 3.31 状態依存性ダイナミクスの距離的関係による病態の表現[165]

### 3.2.6 心臓血管系ダイナミクスのモデル化の課題

3.1.3 項において，心臓血管系信号に現れるおもな周期変動成分の生成メカニズムについて述べた。これらのメカニズムに即して，周期的変動成分の生理学的解釈が組み立てられており，心拍変動スペクトルの HF 帯域のパワースペクトルや LF/HF パワー比はそれぞれ副交感神経系，および交感神経系の活動レベルを表すという解釈が一般化しているようにみえる。しかしながら，これらの生成メカニズムは必ずしも確定されたものではなく，なお多くの議論があることに注意を払う必要がある[143),144)]。RSA へ交感神経系活動が副交感神経活動を変調する形で関与していたり[126)]，マイヤー波が圧受容器反射ループが障害されているはずの脊椎損傷患者で有意に観測されたり[133)]，筋交感神経系活動とマイヤー波の振幅には強い相関はないことが報告されたりしている[127)]。このような多様な知見を整理して，統一的な解釈を行うためにも，多くの生体情報の観測と多変量閉ループ系のモデリングは重要であると思われる。

心臓血管系の制御機構を理解しようとする立場からは，各状態におけるダイナミクス間の距離的関係は，それぞれの状態で選択されている"制御規範"の違いを表現していると考えられる。ここにいう制御規範とは，心臓血管系の制御中枢が心拍や血圧などの変数をどういう拘束条件のもとに制御しようとしているかということである[173),74)]。これより，それぞれの制御規範に対応したダイナミクスがシステム空間上をすみ分けると考えることができる。さらに，心臓血管系の忠実なモデルが存在すれば，「制御規範→制御信号→システムダイナミクス」の流れを逆にたどることによって制御規範やその状態依存性を明らかにすることができるかもしれない[173),74)]。

# 4 生体リズムを貫くゆらぎ
## —1/$f$ ゆらぎ—とそのモデル

　1/$f$ ゆらぎとは，その標本時系列のスペクトルが，周波数（$f$）に反比例するような信号の総称である．ここでは特にことわらない限り 1/$f^\beta$ の形のスペクトル構造のものも広義の 1/$f$ ゆらぎと呼ぶことにする．**図 4.1** に示すように，スペクトル指数 $\beta$ はさまざまな時系列の時間相関構造を端的に特徴づけているのがわかる．$\beta=0$ すなわち白色ノイズでは平均値の周りを激しく行き来しているのに対して，$\beta=2$ 以上になると速い変動はかなり抑圧されゆっくりとした変動が支配的となる．この際，平均レベルにはほとんど戻って来なくなってしまう．このような特徴に対して，$\beta=1$ の場合（1/$f$ ゆらぎ）はそれらのちょうど中間的な振る舞いを呈しているのがわかる．

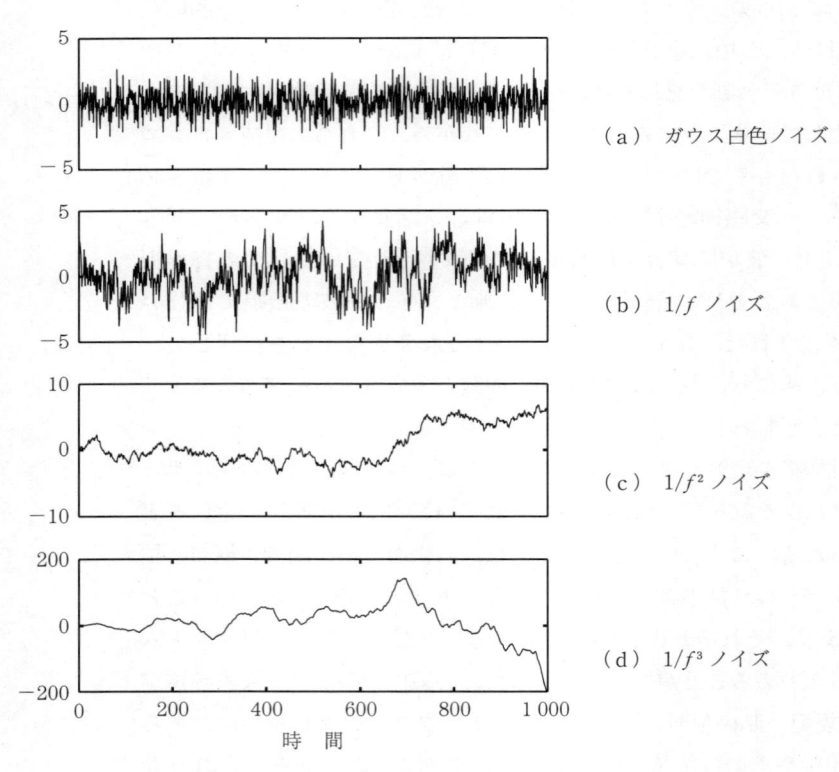

(a) ガウス白色ノイズ

(b) 1/$f$ ノイズ

(c) 1/$f^2$ ノイズ

(d) 1/$f^3$ ノイズ

**図 4.1** 指数的なスペクトルを有する時系列

ここではまず，$1/f$ スペクトルを呈する信号が数学的にはどのように特徴づけられるかについて説明する。さらに，$1/f$ ゆらぎを呈する生体信号の中から脳単一ニューロン活動と心臓血管系信号の時系列を採り上げ，現象のみならず解析結果について詳しく説明する〔ほかの生体信号における $1/f$ ゆらぎに関しては文献 197) を参照のこと〕。最後に，これらの現象の生成メカニズムについてこれまで提案されてきたモデルについて述べるとともに，$1/f$ ゆらぎの生理学的意味づけについても考察する。

## 4.1 生体 $1/f$ ゆらぎとは

### 4.1.1 確率過程としての $1/f$ ゆらぎ

これまで $1/f$ ゆらぎの数学的な構造としては，対象に応じて，カオスのように決定論的なダイナミクスとみなすものから，フラクショナルブラウン運動などのように確率過程とみなすものまで，種々の枠組みが用いられてきた。ここでは小倉[64]にならい，$1/f$ ゆらぎを確率過程としてみたときの性質について述べる。

通常，定常的な振る舞いをするランダムな変動現象について，確率過程の立場からは定常過程とみなすことが多い。その相関関数 $R(\tau)=\langle X(t)X(t+\tau)\rangle$（$\langle\ \rangle$：アンサンブル平均）に対しては

$$R(\tau)=\int_{-\infty}^{\infty}e^{i\omega\tau}S(\omega)\,d\omega \tag{4.1}$$

が成り立つ。ただし，$S(\omega)$ はパワースペクトル密度を表す。$S(\omega)$ は帯域制限されているか，または $\omega\to\infty$ で十分速く 0 になるものとする。ここで $f\to 0$ で $S(\omega)$ が $1/f$ に比例して発散するという性質を持てば

$$\langle X(t)^2\rangle=\langle X(0)^2\rangle$$
$$=\int_{-\infty}^{\infty}S(\omega)\,d\omega \tag{4.2}$$

上式の右辺は発散し，信号の分散が発散するという矛盾を引き起こす。式 (4.1) は定常過程に対する公式であることから，この結果は $1/f$ ゆらぎが非定常過程であることを意味している。したがって厳密には，$1/f$ ゆらぎ現象のスペクトル（ペリオドグラム等として得られる）は定常過程のパワースペクトル密度とは異なった意味を持つことになるので注意が必要である。しかしながら，一般的に，$1/f$ ゆらぎのスペクトルはデータを切り出す時間によらず，どの時刻においても等時間長のデータは統計的に同質のものであることを前提としている。このような性質を持つ確率過程は，式 (4.3) の形で表現できる。

$$X(t)=X_0+\int_0^t Y(s)\,ds \quad (0\leq t<\infty) \tag{4.3}$$

ここで $Y(t)$ は定常過程であり，そのスペクトル表現を式 (4.4)，(4.5) で表す。

$$Y(t) = \int_{-\infty}^{\infty} e^{i\omega t} dZ(\omega) \tag{4.4}$$

$$\left\langle \overline{dZ(\omega)}\, dZ(\omega') \right\rangle = \delta(\omega - \omega') S_Y(\omega) \, d\omega d\omega' \tag{4.5}$$

$dZ(\omega)$ は無相関な周波数成分であり，スペクトル密度 $S_Y(\omega)$ は有界で連続である．このように表される確率過程は定常増分過程と呼ばれ，定常増分性，つまり時刻 $t$ における二つの増分の共分散が時刻 $t$ によらないという性質を持つ．式 (4.3) において，$\omega \simeq 0$ の近傍で $S_Y(\omega) \simeq c|\omega|$ と書けるとき，$X(t)$ を $1/f$ ゆらぎと呼ぶ．

ここで $1/f$ ゆらぎの性質を見るために $X(t)$ の増分の分散を計算すると，$t \to \infty$ での漸近形として

$$\left\langle |X(t) - X_0|^2 \right\rangle \sim \log t \tag{4.6}$$

が得られる．したがって $1/f$ ゆらぎは漸近的に $\sqrt{\log t}$ の拡散をする．また，$X(t)$ の時間平均値，およびその周りのゆらぎのそれぞれの分散に対しては

$$\left\langle |\overline{X(t)}|^2 \right\rangle \sim \log t \tag{4.7}$$

$$\left\langle \left[ X(t) - \overline{X(t)} \right]^2 \right\rangle \sim \log t \tag{4.8}$$

$$\overline{X(t)} = \frac{1}{t} \int_0^t [X(t) - X_0] dt$$

のようになることが知られている[64]．

一般に，$\omega \simeq 0$ の近傍で $S_Y(\omega) \simeq c|\omega|^\alpha$ と書けるとき，$\alpha > 1$ の場合は式 (4.3) の積分はつねに収束し，$X(t)$ は本質的に定常過程と変わらない．また $\alpha < -1$ の場合は $Y(t)$ の分散が発散するので除外される（このとき，スペクトル構造はデータの切り出しの時間に依存する）．$-1 < \alpha < 1$ の場合では，$t \to \infty$ の漸近形として

$$\left\langle |X(t) - X_0|^2 \right\rangle \sim t^{1-\alpha} \tag{4.9}$$

が得られる．したがってこれらは $\sqrt{t^{1-\alpha}}$ の拡散をする定常増分過程である．とくに $\alpha = 0$（$S_Y(\omega) \simeq c$）の場合はブラウン運動と同じく分散は $t$ に比例する拡散を示す．また，$-1 < \alpha < 1$ のとき，$1/f^\beta$ スペクトルの指数 $\beta$ と，増分の分散の指数 $\xi = 1 - \alpha$ との関係は式 (4.10) のようになる．

$$\beta = \xi + 1 \tag{4.10}$$

以上の議論から，対象となる信号の推定スペクトルが $1/f^\beta$ 型のプロフィールを持ち，しかもその形が切り出す時間によらないなら，$1/f$ ゆらぎは定常増分過程として特徴づけられる．ブラウン運動やフラクショナルブラウン運動もその仲間である．解析例として，図 4.2 に，ヒトの自由行動下の心拍時系列に対してパワースペクトル密度と増分分散を計算した結果を示す．増分分散は $10^4$ beat 以下で直線に

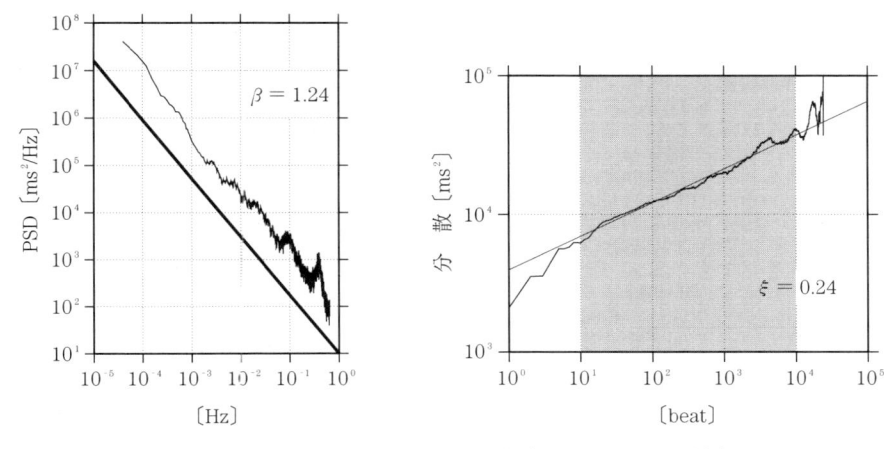

$\xi=0.24$ は増分分散に直線を当てはめて推定された。それに対応した PSD の指数 $\beta=1.24$ を持つ直線を PSD とともに示す

**図 4.2** ヒト心拍時系列の $1/f$ スペクトル（PSD）と増分分散

近似できたことから（$\xi=0.24$）が、この時間スケール以下では式（4.9）が満たされている。一方、$10^4$ beat 以上では異なった構造が現れている。式（4.10）より、スペクトルの指数を計算すると、$\beta=1.24$ となる。この傾きを持った直線をスペクトルの図中に記入した。この直線はスペクトルの傾きにほぼ一致しており、式（4.10）が成立しているといえよう。

$1/f^\beta$ 型のスペクトルを持つ確率過程は同時に自己相似的な性質を持つものがあることが知られている。すなわち、その確率的構造が時間のスケーリングに対して不変であるような性質を持つ[†]、フランクショナルブラウン運動はおもにこのような観点から研究されてきた、生体信号にあまねく観測される $1/f$ ゆらぎがこのような自己相似性を有しているとすると、その生物学的な意味を考えるうえで興味深い性質であるといえよう、しかしながら本書ではこれに深くは立ち入らない、興味ある読者は Yamamoto らの一連の研究を参照されたい[214]。

### 4.1.2　レム睡眠時中枢神経系ニューロン活動の $1/f$ ゆらぎ

温血動物であるネコの脳において、レム睡眠（rapid eye movement sleep；略して REM）中にさまざまな部位のニューロン活動が $1/f$ ゆらぎを呈することが知られている[50),52),53)]。ネコは多相性の睡眠パターンを示す。すなわち、覚醒-ノンレム睡眠-レム睡眠という 40～60 分のウルトラディアンリズム（一日より十分短い周期を持つリズムをこう呼ぶ）を常時繰り返している。このうちレム睡眠は 5～10 分、ときには 20 分程度の長い継続時間を有する。脳幹の中脳網様体（mesensephalic reticular formation；略して MRF）ニューロン活動において、REM における

---

[†] $x(ht+t_0)-x(t_0)$ と $h^H\{x(t+t_0)-x(t_0)\}$ が同様な確率分布を有する。これが任意の時間起点 $t_0$ およびスケーリング $h(>0)$ に対して成立する。$H$ はハースト（Hurst）指数と呼ばれ、$\beta=2H+1$ なる関係がある。

(a) SWS　　　　　　　　　(b) REM

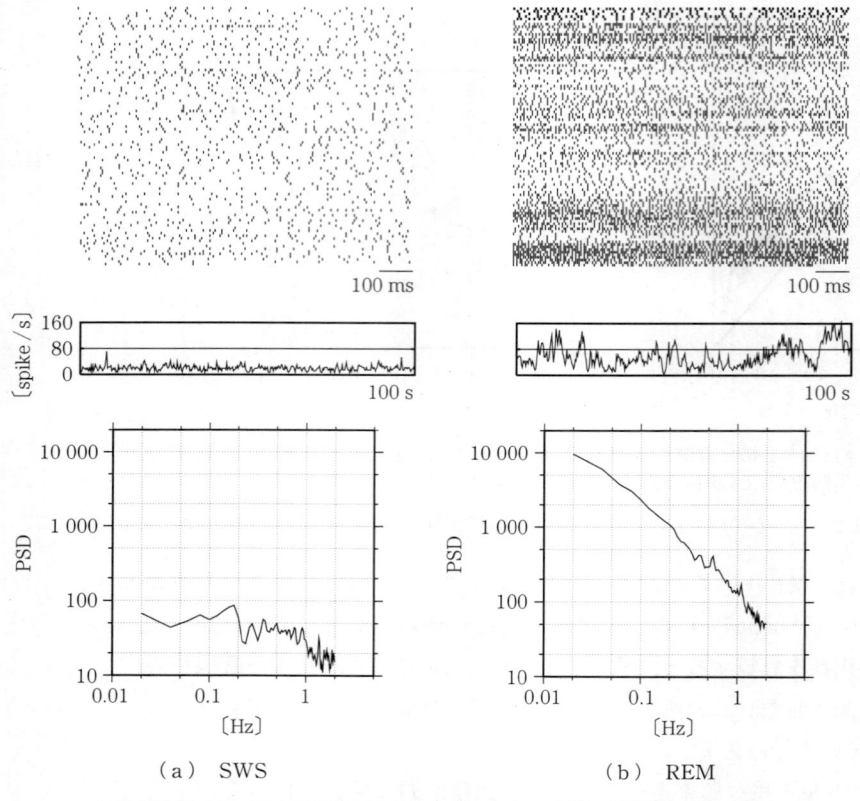

上段：神経インパルス系列のラスタープロット，中段：窓時間 250 ms の
計数時系列，下段：中段の時系列に対するスペクトル

図 4.3　SWS と REM における MRF ニューロン活動時系列とスペクトル〔Yamamoto, M., Nakahama, H., Shima, K., Kodama, T. and Mushiake, H.: Markov-dependency and spectral analyses on spike counts in mesencephalic reticular neurons during sleep and attentive states, Brain Res., **366**, pp.279-289 (1986) より許可を得て転載〕

$1/f$ ゆらぎが最初に見いだされた[50]。図 4.3 に睡眠時の代表的なニューロン活動時系列と対応するスペクトルを示す。

徐波睡眠（slow wave sleep；略して SWS）時には，発火頻度は低く，その変動パターンはランダムな様相を呈している。スペクトルは，このような時間変動パターンを反映して，0.02〜1 Hz の低周波帯域でほぼ平坦なプロフィールを示している。一方，REM では，発火頻度は高くなり，変動パターンには低周波のゆらぎが優位に観測されるようになる。このとき，スペクトルは 0.02〜1 Hz の帯域で $1/f$ プロフィールを示す。このように睡眠相に即して単一ニューロン活動ダイナミクスが変化する現象を以下では"ダイナミクス交替現象"と呼ぶ。ダイナミクスの交替現象におけるスペクトルプロフィールは，時間軸上の異なるエピソード（データ区間）においてもほぼ一貫している。すなわち同一ニューロンであればエピソードが変わっても $\beta$ の値はあまり変わらない（図 4.4）[198]。複数の MRF ニューロンにつ

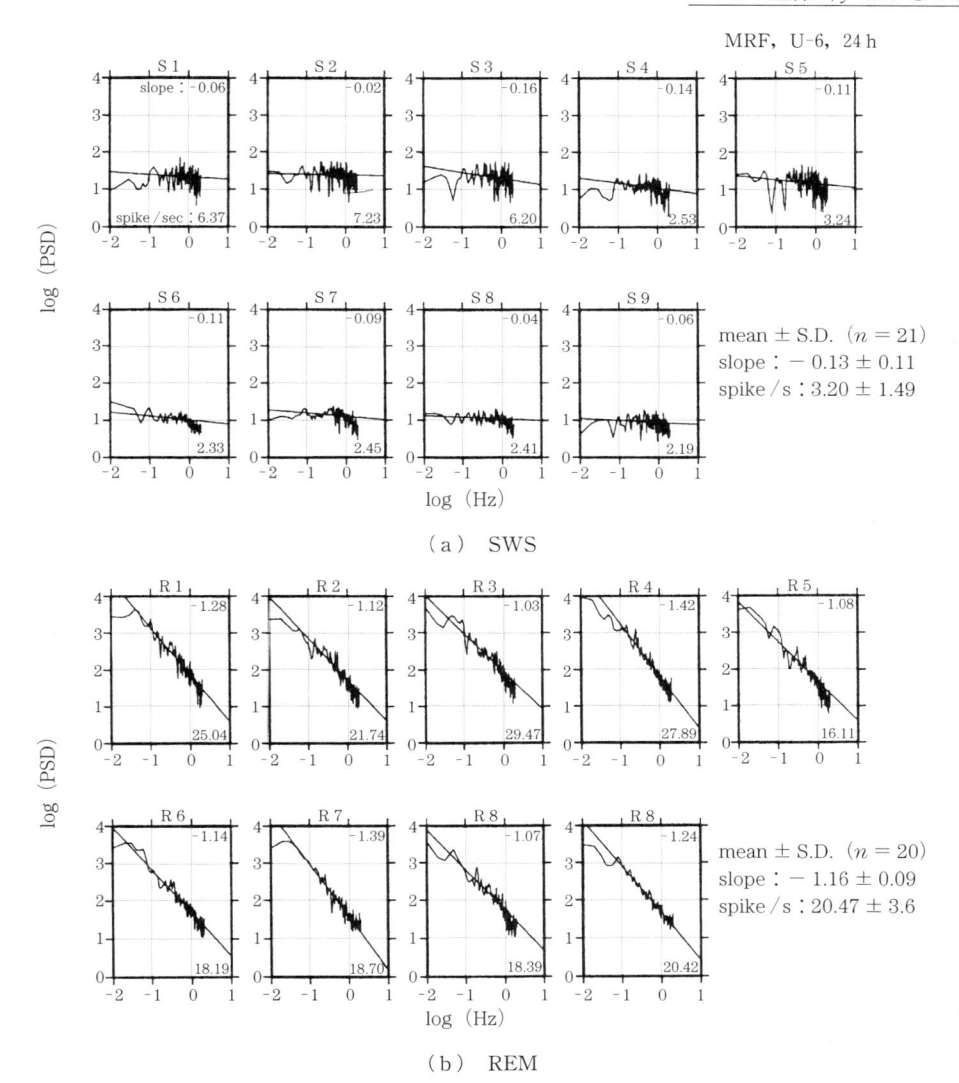

図 4.4 SWS および REM の異なる解析区間における同一 MRF ニューロンの活動時系列スペクトル〔Yamamoto, M., Nakao, M. and Kodama, T.: A possible mechanism of dynamics-transition of central single neuronal activity during sleep, In : (Hayaishi, O. and Inoué, S. eds.) Sleep and Sleep Disorders : From Molecule to Behavior, Academic Press, Tokyo, pp.81-95 (1997) より許可を得て転載〕

いてスペクトルが $1/f$ プロフィールを示すときの傾斜を示したのが図 4.5 である。これよりスペクトルの構造がニューロン固有であること，傾斜がほぼ $0.5 \leqq b \leqq 1.5$ に分布していることがわかる．これは，単一ニューロン活動ダイナミクスがニューロン固有の性質や局所的な神経回路の性質を反映しているものであることを示唆する．

その時間スケーリング性について定性的に図 4.6 に示した．

図 4.7 に示すように，ダイナミクス交替現象は中脳網様体だけでなく，視床，大脳皮質，海馬など，脳の広範な領域のニューロン活動において観測される[50),52),53),213)]。

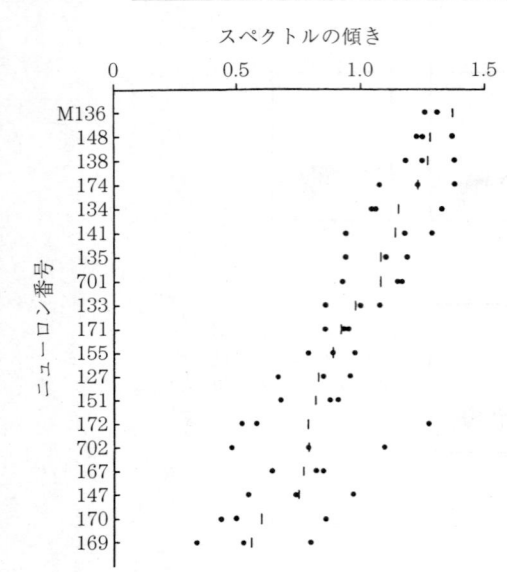

図4.5 REMにおけるMRFニューロン活動のスペクトル指数〔Yamamoto, M., Nakao, M., Mizutani, Y. and Kodama, T.: Dynamic properties in time series of single neuronal activity during sleep, Adv. Neurol. Sci., **39**, pp.29-40 (1995) より許可を得て転載〕

　これらのニューロンは，網様体-視床-大脳皮質-辺縁系に属し，感覚，運動，連合，記憶などをつかさどるシステムの構成要素であるとともに，内臓の制御に関与する交感・副交感神経系との結合を有するものもある。神経回路網や機能が大きく異なっているこれらのニューロン群（ここでは，これらを便宜的に実行系ニューロンと呼ぶことにする）が共通のダイナミクス交替現象を示すのは何故なのであろうか。つぎに，ダイナミクス交替現象を担うと考えられる神経薬理学的背景について簡単に解説する。

　実行系ニューロン活動は，セロトニン，ノルアドレナリン，ドーパミン，ヒスタミン等のアミンやアセチルコリンを脳内の広領域に分泌する"調節系ニューロン"（実行系ニューロンに対比してこう呼ぶことにする）によってバイアス調節されている†。SWSでは，大部分の実行系ニューロン活動は低下する。調節系ニューロンも同様である。このとき，脳代謝は最低となることが知られている。一方，REMでは，さらに進んで，調節系ニューロンのうちセロトニンやノルアドレナリンを含むニューロンはその活動を止めることが明らかになっており，ヒスタミンニューロンも同様であるといわれている[178]。このことは，これらの調節系物質の脳内細胞外液中の濃度の低下を意味する。実際，REMにセロトニンの脳内濃度が低下していることが確かめられている[199),212)]。アセチルコリンニューロンについては，SWSでは低下した活動が，REMには再び上昇し，濃度も覚醒時と同程度あるいはそれ以上になっていることが示されている[200)]。

　以上述べてきたような物質機構を背景に，実行系ニューロンの活動にダイナミクスの交替現象が現れることが薬理学的実験により示されている[52),53)]。また，後述す

---

† バイアス調節とわざわざいうのは，これらの神経伝達物質の効果が秒あるいはそれ以上のタイムスケールで働き，液性調節因子のそれに近いことを意味している。

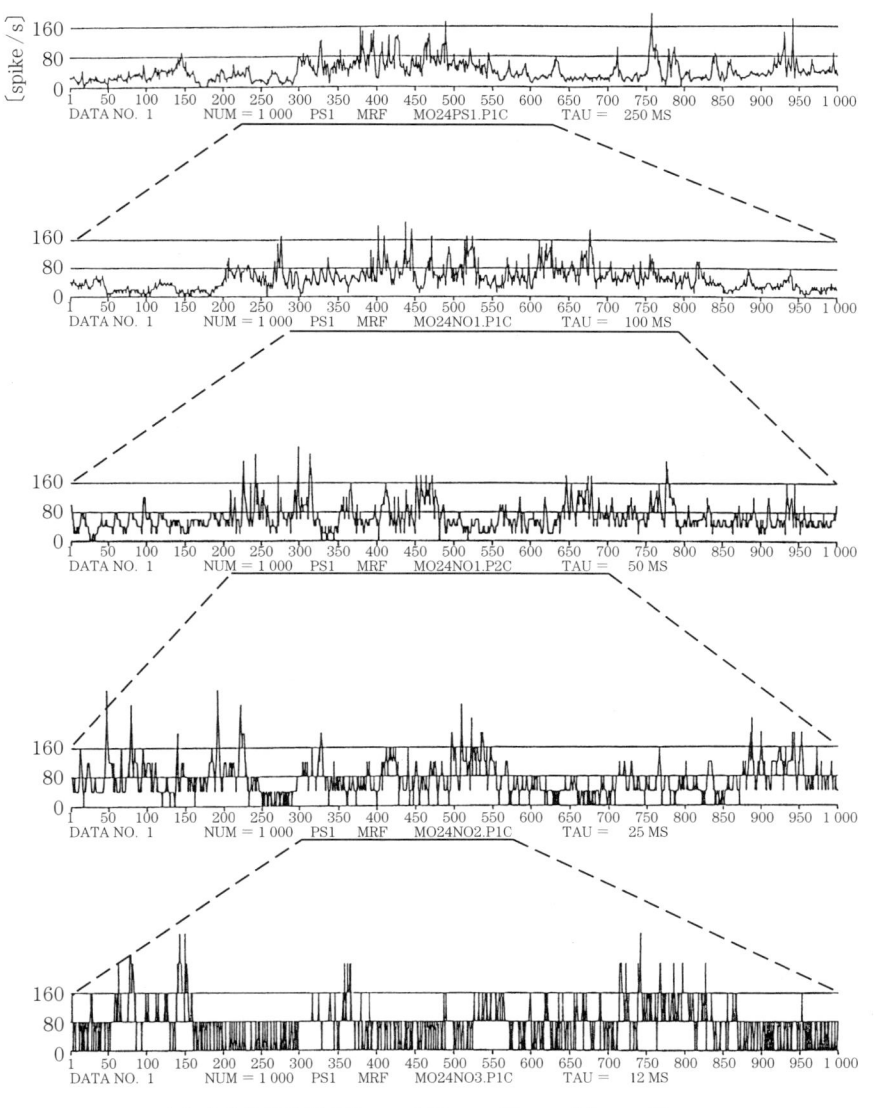

上から計数窓時間 250 ms，100 ms，50 ms，25 ms，12 ms

**図 4.6** REM における MRF ニューロン活動の計数時系列

るモデル論的研究から，REM において実行系ニューロン活動が $1/f$ ゆらぎを呈するためには，調節系ニューロンの活動レベルや神経化学的な作用による脱抑制的な効果が，実行系ニューロンにもたらされることが必要であると考えられている[52),198),201),213)]。逆に，SWS でのダイナミクスはこれらの効果がより抑制的に働くことによって生じるというわけである。

夢見の眠りでもある REM におけるニューロン活動に $1/f$ ゆらぎが生じることは REM の生物学的意義を考えるうえで興味深いが，それについてはあとのモデル化の節で考察する。

(a) SWS

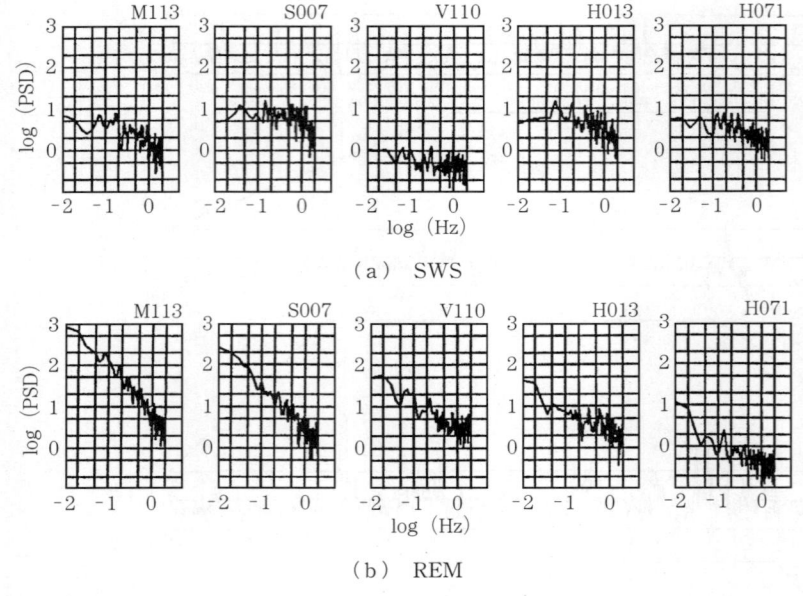

(b) REM

中脳網様体：M113，体性感覚野：S007，視床腹側基底核：V110，
海馬錐体細胞：H013，海馬θ細胞：H071

図4.7 脳のさまざまな部位におけるニューロン活動ダイナミクスの交替現象
〔山本光璋，中浜　博，嶋　啓節，綾　晧二郎，児玉　亨，虫明　元，稲瀬正彦：逆説睡眠時のニューロン活動，神経研究の進歩，30, pp.1010-1022 (1986) より許可を得て転載〕

### 4.1.3 心臓血管系信号における $1/f$ ゆらぎ

〔1〕 心拍変動にみられる $1/f$ ゆらぎ

1982年に Kobayashi と Musha が，覚醒時にベッドに仰臥位になった状態で健常被験者の心拍変動時系列を約10時間にわたって記録したときのパワースペクトル密度が 0.0001～0.02 Hz の帯域で $1/f$ ゆらぎしていることを初めて報告した[41]。その後，Saul らも自由行動下での心拍変動時系列を24時間にわたってホルター心電計を用いて記録し解析した結果，やはり 0.0001～0.01 Hz の帯域で同様の結果を報告している[42]。Meesmann らは，2週間にわたる長期計測によって，心拍変動時系列が 0.000136～0.16 Hz の範囲で $1/f$ スペクトルを呈し（$\beta \sim 0.94$），0.0001 Hz 付近からスペクトルが平坦化する傾向があるということを報告している[43]。これはヒトの心拍変動に日周リズムに対応する成分が存在していることを示唆しており，それが $1/f$ スペクトルの下限周波数を与えていると考えられる。また，Yamamoto らはヒトでは困難な長期心拍計測をネコにおいて可能にし[185]，2か月にも及ぶ記録に成功している[186]。これにより，ウルトラディアンリズムや日周リズムは認められるものの $10^{-7}$ Hz まで $1/f$ 様のスペクトル構造が確認された。以上のように心拍変動における $1/f$ ゆらぎは多くの研究者によって確認され，こんにちでは一つの経験則として定着している。

心拍変動は，交感・副交感（迷走）神経からなる自律神経系を介して神経性に，また各種ホルモンを介して液性にも調節を受けている[204]。このような神経性，液性の調節を受けて，心拍変動のダイナミクスは覚醒，睡眠，運動等のさまざまな生理学的状態に応じて変化していると考えられる。したがって，心拍変動が種を超えて $1/f$ 様のスペクトル構造を示すということはなんらかの共通の制御原理の存在を示唆している。この低周波帯域における $1/f$ ゆらぎ現象が，年齢や疾患に依存するというデータも報告されている[45),205]。Castiglioni らの報告によれば，24 時間にわたる 23 例の心拍リズムについて 0.0001～0.01 Hz の帯域で詳細に検討したところ，$1/f^\beta$ 特性は基本的に成立しているが，その傾斜 $\beta$ については，40 歳以下の若年者 7 例では，$\beta=1.05$（±0.04）であり，60 才以上の高齢者 8 例の場合には，$\beta=1.27$（±0.06）となり，両者は有意に異なっている。つまり高齢になるにつれて心拍変動スペクトルが $1/f$ 特性から乖離することが指摘されている[45]。このようなことからも，$1/f$ 特性あるいはそれからの乖離が加齢や病態の指標として有効であることが示唆される。

以下では，心拍変動における $1/f$ ゆらぎの構造的な特徴について述べる。具体的には，24 時間にわたる心拍間隔変動において，液性調節系や自律神経系の活動を反映していると考えられているいくつかの周波数帯域におけるスペクトルパワー（スペクトル指標）のバランス分布と時間的遷移傾向について示す[203]。ここで対象となるのは健常な男子（年齢 21～27 歳）から自由行動下で約一日にわたって記録された心拍変動時系列である。詳しい実験方法やデータ解析法については文献 203) に譲る。図 4.8 に，得られた心拍間隔時系列とスペクトルの例を示す。

覚醒時の心拍間隔は睡眠時に比べて短く，700～800 ms 程度である（平均心拍間隔=696 ms）。この例では，短期的なばらつきは全体を通してあまり変化していない。スペクトルは $1/f$ 様の構造を示しており，その傾きは $\beta=1.24$ であった。一方，睡眠時の心拍間隔は 100～1200 ms 程度と長くなっており，ばらつきの大きい部分と小さい部分がみられる（平均心拍間隔=1016 ms）。特にばらつきが小さくなっている部分は睡眠の初期のほうでみられ，後半のほうになるとばらつきの大きい部分が増えている。これは，睡眠初期には SWS が現れ，睡眠が進むにつれて REM の期間が増えてくることと対応していると考えられる[206]。スペクトルの傾きは $\beta=0.87$ である。

図 4.8 に示した時系列のスペクトログラムを図 4.9 に示す。スペクトログラムとは，ある信号を時間長 $T$ のたがいに重なり合わず，しかもすき間なく連なった区間に分割し，おのおのの区間でスペクトルを求め，それを順に並べたものを指す。この方法は古くから用いられている時間-周波数分析法であり，現在でも非定常スペクトル解析の最も有力な手段の一つである[207]。ここでの 1 データセグメント長は 5 分である。

覚醒時において特徴的なのは，パワーのほとんどが 0.1 Hz 付近から低周波帯域

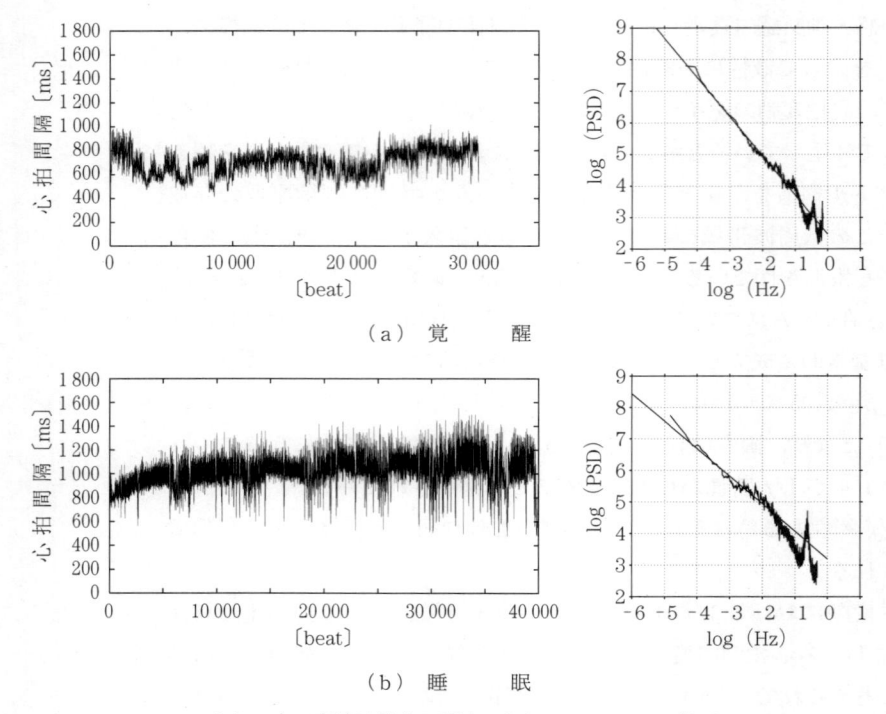

スペクトル中の直線は最小二乗法によりフィッティングした

**図 4.8** 心電図心拍間隔時系列とそのパワースペクトル密度（時系列は R 波間隔を生起順に並べたタコグラムである）〔中尾光之，片山統裕，山本光璋，宗像正徳：スペクトログラムによる心拍 1/f ゆらぎの構造解析，医用電子と生体工学，**36**，pp.370-381 (1998) より許可を得て転載〕

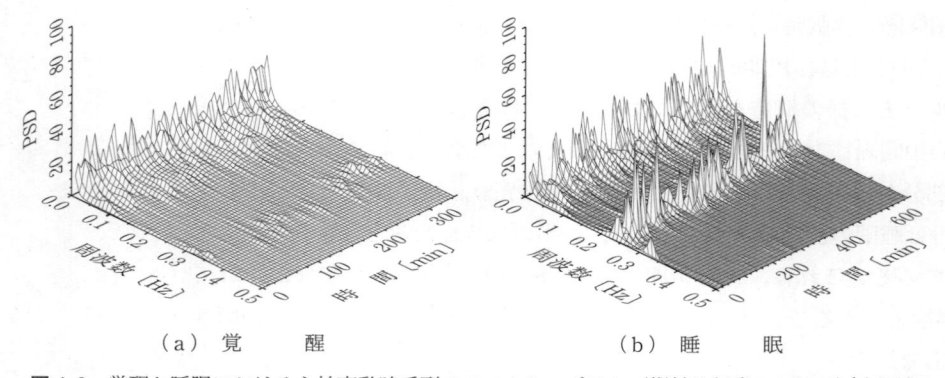

**図 4.9** 覚醒と睡眠における心拍変動時系列のスペクトログラム（縦軸は任意スケール）〔中尾光之，片山統裕，山本光璋，宗像正徳：スペクトログラムによる心拍 1/f ゆらぎの構造解析，医用電子と生体工学，**36**，pp.370-381 (1998) より許可を得て転載〕

の部分で占められている点である．さらに，0.3 Hz 付近に呼吸性動揺を反映したピークが散見されるが，睡眠時と比較すれば小さい．睡眠時にみられる特徴として，まず 0.3 Hz 付近に心拍の呼吸性の変動成分を表すピークが顕著に現れている点が挙げられる．このピークは，覚醒時と比べるとはるかに大きい．また，時間的

な変化を見ると，呼吸性のピークが大きい区間と，覚醒時のように呼吸性のピークが小さくなっている区間が存在しているのがわかる．呼吸性のピークが顕著に現れている区間は，この成分がおもに副交感神経活動によって媒介されることから，SWSを含むnonREMに相当し，消失している区間はREMに相当していると考えられる[51),208),209)]．さらに心拍の短時間スペクトルをVLF（<0.05 Hz），LF（0.05〜0.15 Hz），HF（0.15〜0.45 Hz）の3帯域のスペクトルパワーを自律神経系や液性調節の活動を反映している指標と考えて抽出し，時系列として示したものが図4.10である〔各スペクトル成分の生理学的な解釈については3章および文献163)を参照のこと〕．

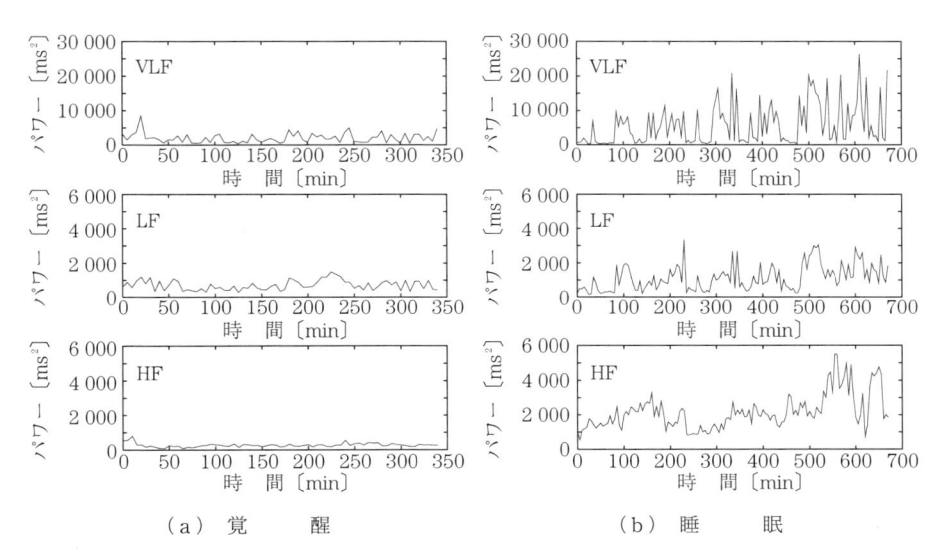

図 4.10 覚醒および睡眠時における心拍変動スペクトル指標の時系列〔中尾光之，片山統裕，山本光璋，宗像正徳：スペクトログラムによる心拍1/fゆらぎの構造解析，医用電子と生体工学，**36**, pp.370-381（1998）より許可を得て転載〕

覚醒時と睡眠時のスペクトル指標時系列を比較してみると，VLF成分は睡眠時には変化が激しく，急激に増加あるいは減少しているが，覚醒時は睡眠時に比べると変化は緩やかである．LF成分は覚醒時，睡眠時で値にはそれほど違いはみられないが，睡眠時にはVLF成分と一体で変動している傾向が覚醒時よりも強くみられる．HF成分は睡眠時のほうが覚醒時よりも全体的にパワーが大きくなっている．覚醒時にはHF成分のパワーはわずかであり，変化も少ない．また，睡眠時にはVLF，LF，HF各成分とも1周期約90分程度の周期性がみられ，VLF成分は睡眠が進行するにつれてパワーが増加している傾向がある．これはREM-nonREM周期（健康な成人で約90分）に相当し，睡眠が進むにつれてREMが増加することに対応していると思われる[206)]．

心拍変動時系列のダイナミクスは自律神経系や液性調節系活動のバランスによって決定されていると考えられることから，VLF，LF，HFの各帯域パワーのバラ

ンスに着目してみよう．各帯域のスペクトルパワーの値をVLF+LF+HF=1となるように正規化すると，各成分間のバランスは（VLF, LF, HF）=（1,0,0），（0,1,0），（0,0,1）を頂点とする三次元空間内の三角形の平面上にプロットされることになる．さらに解釈しやすいように，この平面を新たに二次元平面上に射影する．このとき，$x$軸はLF成分とHF成分の割合を表しており，負の方向に大きくなるとLF成分の割合が増加し，正の方向に大きくなるとHF成分の割合が増加することを表している．$y$軸はVLF成分を表している（図4.11）．

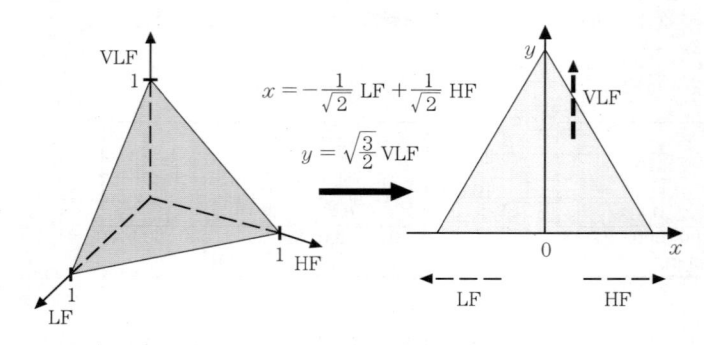

$$x = -\frac{1}{\sqrt{2}} \mathrm{LF} + \frac{1}{\sqrt{2}} \mathrm{HF}$$

$$y = \sqrt{\frac{3}{2}} \mathrm{VLF}$$

**図4.11** 表示座標軸の変換

**図4.12**は覚醒および睡眠時におけるスペクトルパワーバランスの分布を示している．覚醒時では分布は，ほぼ$x=0$の軸に沿って$x \leq 0$側に分布する傾向がある．これはLF成分がHF成分よりも優位であることを示している．VLF成分の寄与が大きいことがわかる．睡眠時の分布では，$y=0.6$付近を境にして，$y$がより大きい部分では分布の形状は覚醒時と類似しているが，それよりも小さい部分では$x$が増加し$y$が減少する方向へ向かって分布が伸びており，覚醒時とはまったく異なる構造である．これはLFおよびVLFの両成分が優位な期間と，逆にHF成分が優位になっている期間が混在しているためと考えられる．すなわち，睡眠状態がnonREMのステージ1から最も深い眠りのステージ4（ステージ3および4はSWS），およびREMなど異なる生理状態を含んでいることに対応している．睡眠

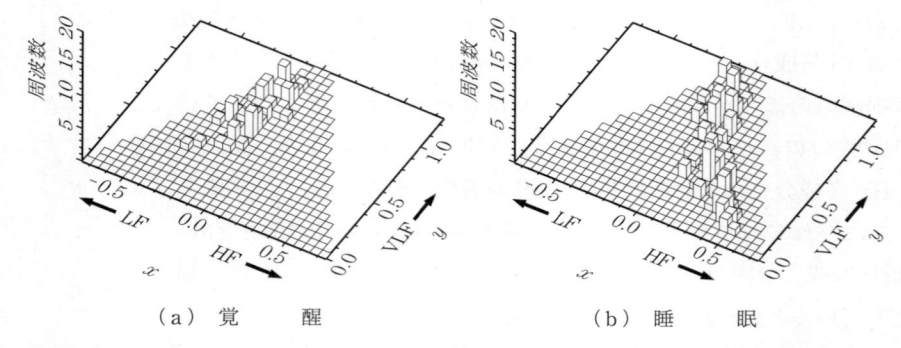

(a) 覚　　　醒　　　　　　　(b) 睡　　眠

**図4.12** スペクトル指標パワーバランスの分布〔中尾光之，片山統裕，山本光璋，宗像正徳：スペクトログラムによる心拍1/$f$ゆらぎの構造解析，医用電子と生体工学，**36**，pp.370-381（1998）より許可を得て転載〕

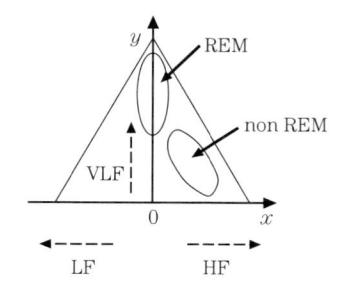

**図 4.13** スペクトル指標パワーバランスと睡眠ステージの関係

ポリグラフとの同時測定から，スペクトル指標パワーバランスの分布は図 4.13 に示すように各睡眠ステージによってすみ分けられていることがわかっている[211),210),203)]。

つぎにバランス変動のダイナミクスをその遷移傾向とし図 4.14 に示す。これは隣り合う 5 分（1 データセグメントの長さ）ごとのバランス間の差分，すなわち $dx, dy$ を取ったものである。覚醒時の遷移傾向についてみると，原点付近の頻度が大きい。また分布の広がり方に特異性があり，$x$ が増加の方向に変化したときは $y$ も増加する方向に変化する傾向が強くみられる。すなわち，覚醒時には VLF パワーと HF/LF（$x$ に対応する HF と LF のパワーバランスをこう書くことにする）の変動が正の相関を有していることがわかる。また，遷移傾向の領域依存性を示した図 4.15 より，分布の中心付近では対称な遷移傾向が，その外では分布の中心に戻る方向に遷移する傾向があるのがわかる。以上より，分布の中心領域は覚醒時のスペクトルパワーバランスの"動作点"と考えられ，バランスがどちらかに偏位したとしてもつねにこの動作点に戻ろうとする調節機構が存在していることが示唆される。

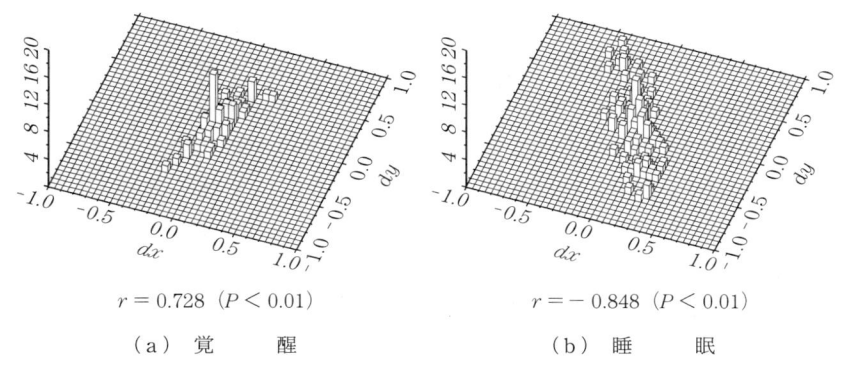

$r = 0.728 \ (P < 0.01)$　　　　$r = -0.848 \ (P < 0.01)$
（a）覚　醒　　　　　　　　（b）睡　眠

図中の $r$ は相関係数を表す

**図 4.14** スペクトル指標パワーバランスの遷移傾向〔中尾光之，片山統裕，山本光璋，宗像正徳：スペクトログラムによる心拍 1/f ゆらぎの構造解析，医用電子と生体工学，**36**，pp.370-381 (1998) より許可を得て転載〕

睡眠時のパワーバランスの遷移傾向については，原点付近の頻度が高いのは覚醒時と同様であるが，睡眠時のほうがより広い範囲にわたって分布しているのがわかる。統計的にも単位時間当りのスペクトルパワーバランスの変動は相対的には睡眠

(a) 覚醒　　　　　　　　　　(b) 睡眠

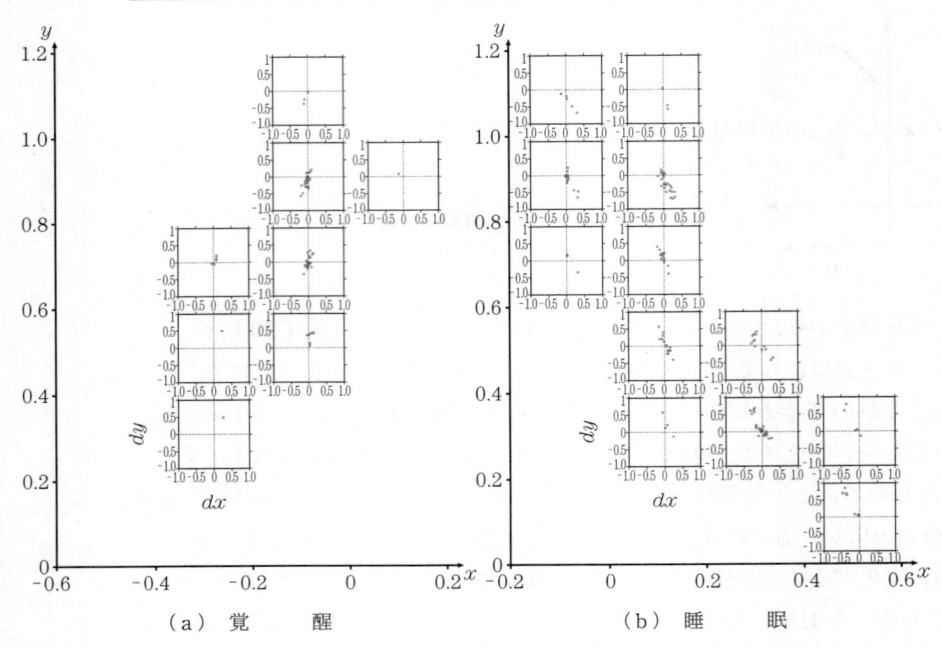

先に示したパワーバランス分布について，$x$-$y$ 平面を幅 0.2 の格子領域に分割し，それぞれの領域に含まれた点に関する遷移傾向を，対応した場所に置いた座標系に示した

**図 4.15** スペクトル指標パワーバランスの遷移傾向の領域依存性（被験者 A）〔中尾光之，片山統裕，山本光璋，宗像正徳：スペクトログラムによる心拍 1/f ゆらぎの構造解析，医用電子と生体工学，36，pp.370-381（1998）より許可を得て転載〕

時のほうが有意に大きい（絶対値の変動ではないことに注意）。また，遷移の方向としては $x$ が増加したとき，同時に $y$ が減少する傾向がみられる。したがって，睡眠時には VLF パワーと HF/LF の変動が負の相関を有していることがわかる。睡眠時のパワーバランス遷移の領域依存性で覚醒時と大きく異なっている点は，分布が原点付近に集中している領域が図の左上と右下の領域にいくつか存在していることである。左上の領域は REM に，右下の領域は nonREM に相当していると考えられることから，パワーバランスがこれらの領域に遷移するとその近傍に滞在する傾向があると推測される。さらに，これらの領域においても，REM から nonREM 領域，あるいはその逆の遷移が存在している。これらの中間にある領域では，いずれかの領域に引き込まれるように遷移する傾向がみられる。したがって，睡眠時のパワーバランスは，各睡眠ステージに対応した動作点付近に滞在しながら，その領域間を遷移する傾向を有していると考えられる。

　1/f ゆらぎを呈する心拍変動においては，液性調節系や自律神経系の活動バランスは無秩序に変化するのではなく，覚醒や睡眠ステージなどのさまざまな生理学的状態に応じて，一定水準（動作点）を保つように変化していると考えられる。加齢によって心拍変動のスペクトルの傾斜が大きくなるという報告があるが[45]，これは加齢により液性調節系や自律神経系の活動バランスを一定水準に保とうとする働き

が弱まるため，その遷移がランダムに近くなり，その結果心拍変動のスペクトル構造は $1/f^2$ の方向に近づくと考えることができるかもしれない．

〔2〕 **血圧の $1/f$ ゆらぎ**

心臓血管系が多変量閉ループ系であることからわかるように，心拍変動ダイナミクスはそれ単独で生じているわけではなく，ほかの変数のダイナミクスと複雑な相互作用をしている．特に血圧変動は心拍変動ダイナミクスを考えるうえで重要な変数である．ヒトの血圧について，Castiglioni らはカテーテル法による連続記録を 24 時間にわたって続け，その収縮期血圧時系列のパワースペクトル密度が，0.0001～0.01 Hz において $1/f^\beta$ の構造を有していることを明らかにした[45]．0.01 Hz 以上の周波数成分については，マイヤー波の存在により，$1/f^\beta$ からずれる．彼らの結果を心拍の場合とともにまとめると**表 4.1** のようになる[45]．

表 4.1

|  | 40 歳以下 ($n=7$) |  | 60 歳以上 ($n=8$) |
|---|---|---|---|
| HR | $\beta=1.05$ ($\pm 0.04$) | < | 1.27 ($\pm 0.06$) |
| 収縮期血圧 | $\beta=1.24$ ($\pm 0.04$) |  | 1.33 ($\pm 0.04$) |
| 拡張期血圧 | $\beta=1.11$ ($\pm 0.05$) |  | 1.26 ($\pm 0.05$) |
| $\sigma^2_{HR}=199$ ($\pm 27$) | > | 96 ($\pm 16.7$) | [(beat/min)$^2$] |
| $\sigma^2_{SBP}=249$ ($\pm 32.1$) | < | 463 ($\pm 52.4$) | [mmHg$^2$] |
| $\sigma^2_{DBP}=121$ ($\pm 19.2$) |  | 131 ($\pm 12.7$) | [mmHg$^2$] |

注) ( ) 内は標準誤差を示す

それほど大きな $\beta$ の値の違いはないが，0.0001～0.01 Hz の帯域において，血圧と心拍は異なるゆらぎの性質を有していると考えられる．老齢者で，収縮期血圧のゆらぎの分散が有意に大きいということは，血圧の"定値"制御能力の低下を示唆するものである．また，若年者では心拍変動の分散が老年者より有意に大きいことから，心拍リズムの自在な変化により血圧のゆらぎを小さく抑えているのではないかと推測される．

〔3〕 **人工心臓制御下の $1/f$ ゆらぎ**

心臓血管系の制御機構が $1/f$ ゆらぎを選びとっているのではないかということを示唆する実験結果がある．完全置換型人工心臓は，自然心臓が切除されているために，その負荷であるところの末梢血管抵抗（$R$）が循環調節に重要な役割を果たしているシステムである．阿部らは，このことを考慮した $1/R$ 制御と呼ばれる制御法を提案している[215]．つまり，$R=$（動脈圧－静脈圧）/（分時拍出量）としたとき，定常状態では，$R$ の値に反比例するように人工心臓のポンプの駆動レートを制御する方法である．これにより，実験動物（ヤギ）の寿命が飛躍的に伸びたという．そのとき，10 日間にわたって計測された心臓血管系信号時系列のスペクトル，および $1/R$ 制御を 1 年間行ったときのスペクトル指数の変化を**図 4.16** に示す．

ポンプの駆動レート（pulse rate）と末梢血管抵抗の逆数（1/TPR）のスペクトルは $10^{-6}$～$10^{-3}$ Hz の帯域にわたって，$1/f$ スペクトルを示すことがわかる[215]．こ

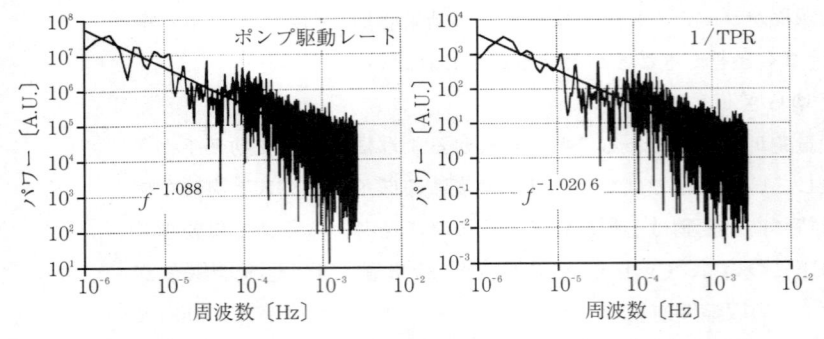

(a) ポンプ駆動レートおよび総末梢血管抵抗の逆数（1/TPR）のスペクトル

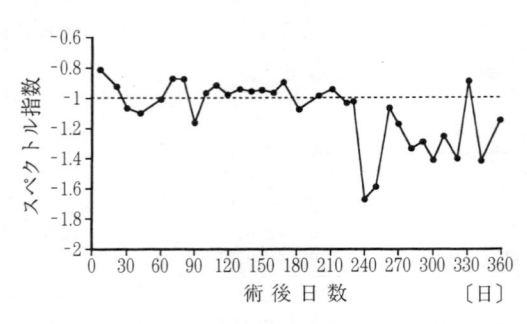

(b) ポンプ駆動レートのスペクトル指数の経日変化

**図4.16** $1/R$ 制御下の心臓血管系信号ダイナミクス〔Abe, Y., Yamamoto, M., Chinzei, T., Mabuchi, K., Matsuura, H., Isoyama, T., Kouno, A., Ono, T., Atsumi, K., Fujimasa, I. and Imachi, K.: $1/f$ fractuation in total artificial heart, Heart Replacement-Artificial Heart 5（Akutsu, T. and Koyanagi, H. eds.), Springer-Verlag, Tokyo, pp.303-306 (1996) より許可を得て転載〕

の結果は心拍変動の $1/f$ ゆらぎが生体にとって親和性の高いものであることを示唆している。

## 4.2 生体 $1/f$ ゆらぎに関連した数理・物理モデル

これまで提案されてきた $1/f$ ゆらぎのモデルには，フラクショナルブラウン運動によるもの[63]，自己相似な intensity 過程を持つフラクタル再帰過程によるもの[229]，自己組織臨界現象によるもの[67]など多くの提案がある〔文献64）にはさらに詳しい解説がある〕。ここでは特に，$1/f$ ゆらぎの点過程モデルおよび神経回路網モデルについて述べる。

### 4.2.1 クラスタ点過程モデル

神経インパルス系列や心電図において，波形を捨象して神経インパルスやR波の生起した時刻のみを問題にするなら，時間軸に沿って事象の生起のみからなる時系列が得られる。これを点時系列と呼び，確率点過程からの標本系列と考える。こ

こで，図 4.3 の REM のように $1/f$ ゆらぎを呈する神経インパルス時系列は発火頻度の疎密が大きく，ところどころでインパルスの時間的なクラスタが生じていることがわかる。このことは，図の SWS のように平坦なスペクトルを呈するようなインパルス系列と対比してみるとよくわかる。この例から，$1/f$ ゆらぎを呈するインパルス系列をクラスタ状に生起する事象の連なりとして特徴づけることができそうである。このような観点から点時系列をモデル化するものにクラスタ点過程（cluster point process；略して CPP）モデルがある。CPP モデルは点過程生成モデルの一つであり，1960 年代は電子計算機の故障系列のモデルとして研究されていた[228]。その後，$1/f$ ノイズとの関連からスペクトル構造が調べられた[225]。CPP モデルにはいろいろなクラスがあり，地震現象から天文学まで幅広い応用範囲を持っている[235]。

〔1〕 **CPP モデルの構造**

CPP モデルは図 4.17 に示すように，主系列（ポアソン過程，$\{\Lambda_j\}$ は指数分布）とこれによって駆動される副系列（以下クラスタと呼ぶ）からなっており，これらのクラスタの重畳として全体系列が表現される。ここで，各クラスタに含まれる事象数は有限であり，事象間隔は独立に同一のガンマ分布

$$f_\nu(\lambda) = \left(\frac{\nu}{\langle\lambda\rangle}\right)\left(\frac{\nu\lambda}{\langle\lambda\rangle}\right)^{\lambda-1} \exp\frac{-\frac{\nu\lambda}{\langle\lambda\rangle}}{\Gamma(\nu)} \quad (\lambda \geq 0) \tag{4.11}$$

に従うものとする。ここで $\nu=1$ のとき $f_\nu(\lambda)$ は指数分布を表す。クラスタ生起率（単位時間当りのクラスタの平均生起数）を $\mu$，クラスタ内の平均事象間隔を $\langle\lambda\rangle$ とする。以下 $\langle\ \rangle$ は集合平均を意味するものとする。また，おのおののクラスタに含まれる事象数（クラスタサイズ：$m$）に確率的な変動があるとして，その分布に

$$p_m = \frac{m^z}{\sum_{m=1}^{N_m} m'^z} \tag{4.12}$$

のようなべき分布を仮定する。ここで，$N_m$ はクラスタに含まれる事象数の最大値（最大クラスタサイズ）である。また，$z$ は実数値をとるモデルパラメータである。

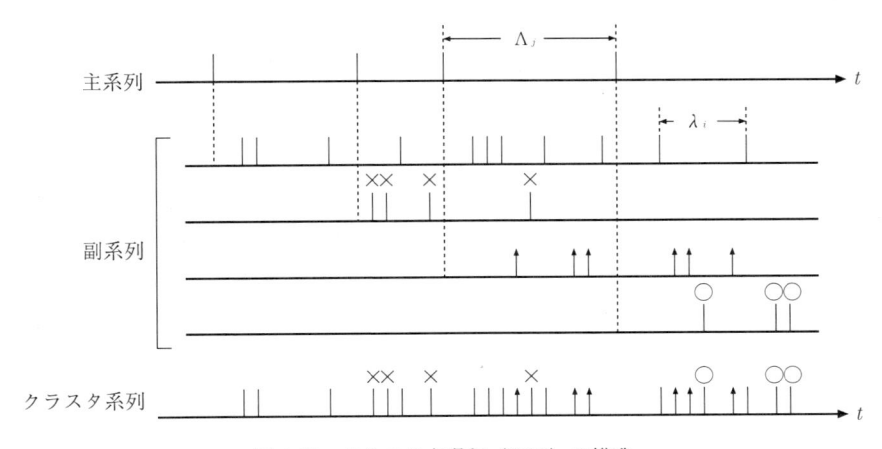

**図 4.17** クラスタ点過程（CPP）の構造

クラスタサイズの分布 $p_m$ にべき分布を導入することにより，$1/f$ スペクトル（$z=-2$）を含むさまざまなスペクトル構造を持つ点過程を生成することができる[68]。

〔2〕 CPP モデルのパワースペクトル密度

図 4.18 に示すように十分速く減衰する時間的に局在した"波"がランダムに生起するような信号をショットノイズと呼ぶ[234]。CPP モデルでは波に対応するクラスタが有限長で打ち切られた点過程であるが，ショットノイズの一種であると考えることができる。このことから CPP モデルのスペクトルは式（4.13）のように簡単な表現で与えられる。

$$S(f) = 2\mu \langle |X(f)|^2 \rangle \tag{4.13}$$

ここに，$S(f)$ は CPP モデルの（片側）スペクトルであり，$X(f)$ はクラスタ $x(t)$ のフーリエ変換を表す。これより，モデルのスペクトルはクラスタのそれで決まることがわかる。さらに

$$S(f) = 2\mu\{\langle m \rangle + Q_\lambda(f)\} \tag{4.14}$$

となる。ただし

$$Q_\lambda(f) = 2\langle m \rangle Re\left[\frac{u_\lambda}{1-u_\lambda}\right] + Re\left[\frac{u_\lambda}{(u_\lambda-1)^2}\left\{\sum_{m=1}^{N_m} p_m u_\lambda^m - u_\lambda\right\}\right] \tag{4.15}$$

である。ここで，$u_\lambda$ はクラスタ内の事象間隔の確率密度関数の特性関数（確率密度関数のフーリエ変換）であり，クラスタ生起に関する先の仮定により

$$u_\lambda = \frac{1}{\left(1 - \dfrac{i2\pi f \langle \lambda \rangle}{\nu}\right)^\nu} \tag{4.16}$$

である[68]。$Q_\lambda(f)$ はクラスタ内の異なる二つの事象間の相関を記述する項であり，CPP モデルのスペクトルの概形を決める。これは式（4.15）より，モデルパラメータ $N_m$，$z$ で決まるクラスタサイズの分布 $p_m$ をおもに反映したものとなる。

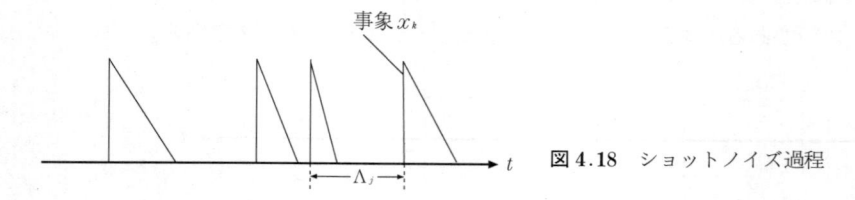

図 4.18 ショットノイズ過程

モデルのスペクトルは，図 4.19 に示されるように，高域と低域でそれぞれ漸近レベルを有し，そのレベルは低域に高くて高域に低いことがわかる。また，それぞれの漸近レベルの間には周波数のべき乗に比例して減衰する領域が存在する。さらに，高域と低域のコーナー周波数（$f_h$ および $f_l$）も，これらのパラメータ値により変化する。高域の漸近レベルは

$$S(\infty) = 2\mu\langle m \rangle \tag{4.17}$$

であり，低域の漸近レベルは

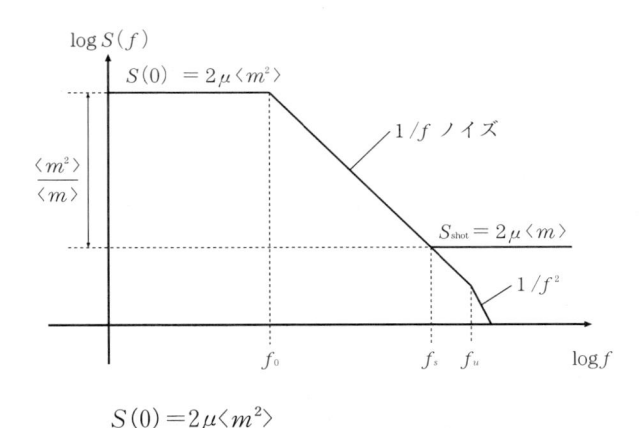

4.2 生体 1/f ゆらぎに関連した数理・物理モデル

**図 4.19** CPP モデルのスペクトル構造の概略図〔Nakao, M., Grüneis, F. and Yamamoto, M.: Modeling techniques of point processes and applications in processing biomedical data, In Leondes, C. T. ed., Handbook of Computational Methods in Biomaterials, Biotechnology, and Biomedical Systems. vol.1, Kluwer Academic Publishers, pp.249-311 (2002) より許可を得て転載〕

$$S(0) = 2\mu \langle m^2 \rangle \tag{4.18}$$

である。言い換えると，高域の漸近レベルは事象生起率（単位時間当りの平均事象数）に，低域の漸近レベルはクラスタサイズの二次モーメントにクラスタ生起率を

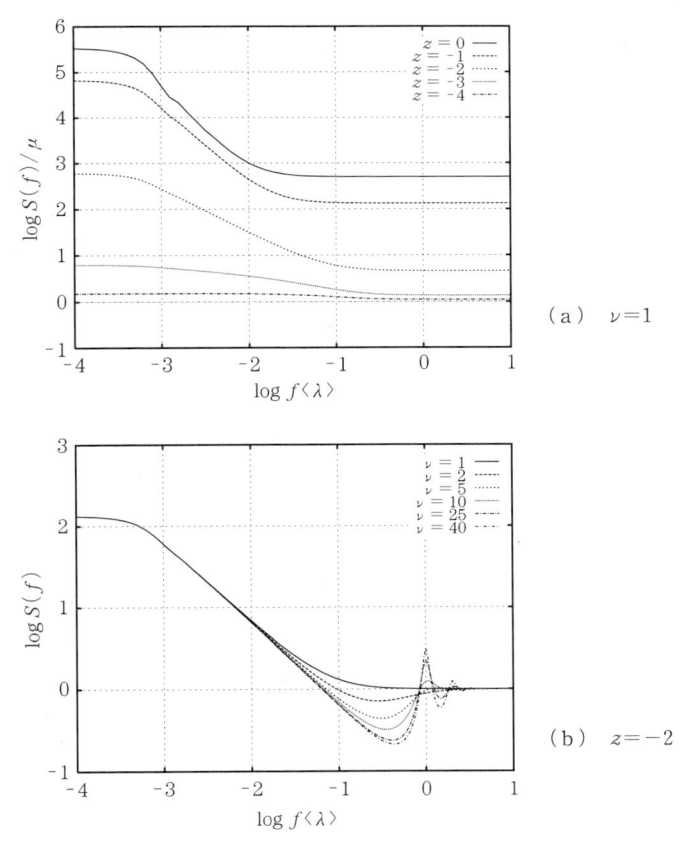

**図 4.20** CPP モデルのスペクトル構造のパラメータ依存性 ($\mu=1$, $N_m=1\,000$)〔Nakao, M., Grüneis, F. and Yamamoto, M.: Modeling techniques of point processes and applications in processing biomedical data, In Leondes, C. T. ed., Handbook of Computational Methods in Biomaterials, Biotechnology, and Biomedical Systems. vol.1, Kluwer Academic Publishers, pp.249-311 (2002) より許可を得て転載〕

乗じたものにそれぞれ比例する[68]。図 4.20 に CPP モデルのスペクトル構造のモデルパラメータ依存性を示した。

これらの関係を利用して実際に得られたスペクトルデータからモデルパラメータを同定することができる。図 4.21 に REM におけるネコ MRF ニューロン活動時系列のスペクトルを求め，その形状から CPP モデルのパラメータを求めた結果を示す。このときの推定パラメータ値はそれぞれ，$\mu=1.24$, $\langle m \rangle=18.1$, $\langle \lambda \rangle=0.019$, $\nu=5.93$, $N_m=554$, $z=-1.5$ である。このとき実際のスペクトルとモデルから得られたそれはよく一致していることがわかる[68],[227]。

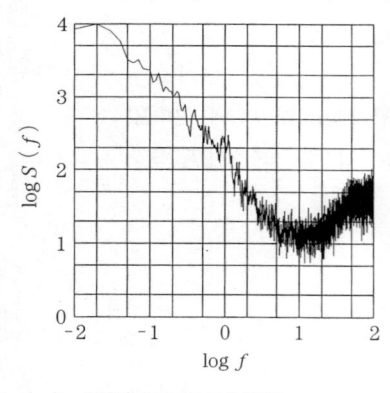

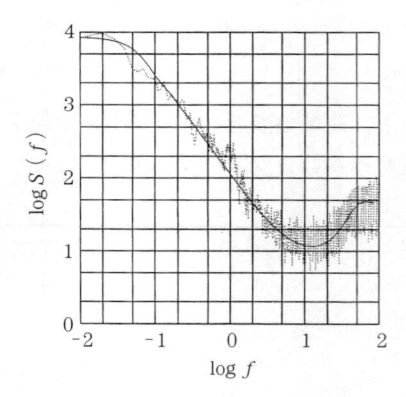

(a) REM における MRF ニューロン活動時系列のスペクトル

(b) 推定されたモデルスペクトル

図 4.21 スペクトルによる CPP モデルのあてはめ〔Grüneis, F., Nakao, M., Yamamoto, M., Musha, T. and Nakahama, H.: An interpretation of 1/f fluctuations in neuronal spike trains during dream sleep, Biol. Cybern., **60**, pp.161-169（1989）より許可を得て転載〕

〔3〕 **CPP モデルにおける計数統計**

点過程において，ある連続した観測時間 $t$ 内に生起する事象数（ここではこれを $N_{\text{tot}}$ と書くことにする）が持つ統計は計数統計（counting statistics）と呼ばれ重要な意味を持っている。ここでは CPP モデルについてその計数統計の基本的な性質を概観する[226]。まず，$N_{\text{tot}}(t)$ の平均値 $M(t)$ が以下のように与えられることは容易にわかる。

$$M(\tau) = \mu \langle m \rangle \tau$$
$$= \langle \mu_{\text{tot}} \rangle \tau \qquad (4.19)$$

さらに，その分散 $V(\tau)$ はつぎのように計算される。

$$V(\tau) = \mu \langle m \rangle + \mu V_{ex}(\tau) \qquad (4.20)$$
$$= 2\mu \sum_{m=1}^{N_m} p_m \sum_{j=1}^{m-1} \sum_{n=1}^{m-j} \int_0^\tau F_{\lambda,n}(t)\,dt + \mu_{\text{tot}} \tau$$

ここに $F_{\lambda,n}(\tau)$ は時間 $\tau$ の間に $n$ 個の事象が生起するときの分布関数であり，つぎのように定義される。

$$F_{\lambda,n}(\tau)=\int_0^\tau f_{\lambda,n}(t)\,dt \tag{4.21}$$

ただし, $f_{\lambda,n}(t)$ は $f_\lambda(t)$〔式(4.11)〕の $n$ 重の畳込み積分を表す.

$V(\tau)$ を解析的な形で与えるのは困難であるが, その概形は知ることができる. $\tau$ が最小のクラスタ持続時間 $\tau_{min}=\langle\lambda\rangle$ より十分短い場合は, $F_{\lambda,n}(t)\to 0$ となり

$$\begin{aligned}V(\tau)&=\mu\langle m\rangle\tau\\&=\mu_{tot}\tau\quad(\tau\ll\tau_{min})\end{aligned} \tag{4.22}$$

を得る. これは $M(\tau)$ と等しく, クラスタを持たないポアソン過程と同様な性質である. これは十分短い窓時間で眺めるとクラスタ点過程はポアソン過程とみなせることを意味している. 一方, $\tau$ が最大クラスタ持続時間 $\tau_{max}=N_{max}\langle\lambda\rangle$ より十分長い場合は, 式(4.21)中の積分は $\tau$ に近づく. これは $F_{\lambda,n}(\tau)\to 1$ による. したがって, $V_{ex}(\tau)\sim(\langle m^2\rangle-\langle m\rangle)\tau$ となり, 結局

$$V(\tau)=\mu\langle m^2\rangle\tau\quad(\tau\gg\tau_{max}) \tag{4.23}$$

を得る. これは, 十分長い窓時間で眺めるとクラスタ内の事象生起の確率的構造は捨象され, 主系列事象の生起時点に副系列事象が集中して生起するような複合ポアソン過程とみなされることによっている[231]．

$\tau$ の中間値については数値計算によって以下のような近似が得られる.

$$V_{ex}(\tau)\propto(\tau/\langle\lambda\rangle)^{1+\gamma}\quad(\tau_{min}<\tau<\tau_{max}) \tag{4.24}$$

ここに $\gamma$ は $z$ と $N_m$ に依存して決まる指数である. 十分大きい $N_m$ に対しては, $\gamma$ の値は, もはや $N_m$ に依存せず, 式(4.25)のように近似される.

$$\begin{aligned}\gamma&=0 & (-\infty<z<-3)\\ \gamma&=z+3 & (-3<z<-2)\\ \gamma&=1 & (-2<z<\infty)\end{aligned} \tag{4.25}$$

式(4.26)のような分散-平均曲線もよく利用される.

$$VM(\tau)=\frac{V(\tau)}{M(\tau)} \tag{4.26}$$

この量はファノファクタ (Fano factor) とも呼ばれる[230]．式(4.22)～(4.24)より, つぎのことがわかる.

$$\left.\begin{aligned}VM(\tau)&=1 & (\tau<\tau_{min})\\ VM(\tau)&\propto\left(\frac{\tau}{\langle\lambda\rangle}\right)^\gamma & (\tau_{min}<\tau<\tau_{max})\\ VM(\tau)&=\frac{\langle m^2\rangle}{\langle m\rangle} & (\tau_{max}<\tau)\end{aligned}\right\} \tag{4.27}$$

主系列における生起確率 $\mu$ は相殺するため, $VM(\tau)$ は副系列の確率的構造を決めているパラメータのみの関数になる.

クラスタ点過程モデル (クラスタ内事象の間隔分布が指数分布およびガンマ分布の場合) の分散-平均曲線を**図 4.22** に示す. これより明らかなように $\nu$ を増加させると, すなわち, 副系列中の事象生起の規則性が高まると, $\tau=\langle\lambda\rangle$ 付近にみら

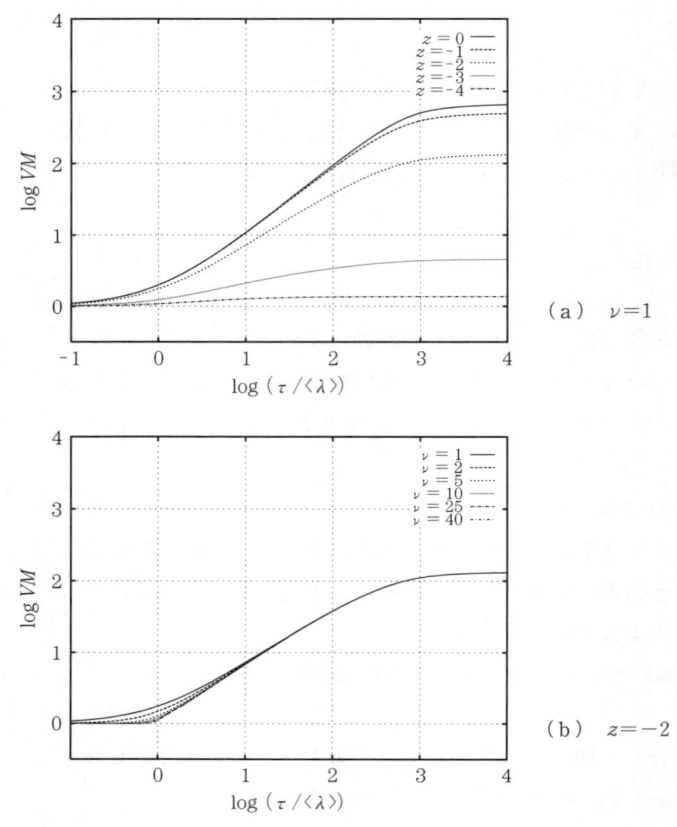

図 4.22 CPP モデルの分散-平均曲線とそのパラメータ依存性（$\mu=1$, $N_m=1\,000$）〔Nakao, M., Grüneis, F. and Yamamoto, M.: Modeling techniques of point processes and applications in processing biomedical data, In Leondes, C. T. ed., Handbook of Computational Methods in Biomaterials, Biotechnology, and Biomedical Systems. vol.1, Kluwer Academic Publishers, pp.249-311 (2002) より許可を得て転載〕

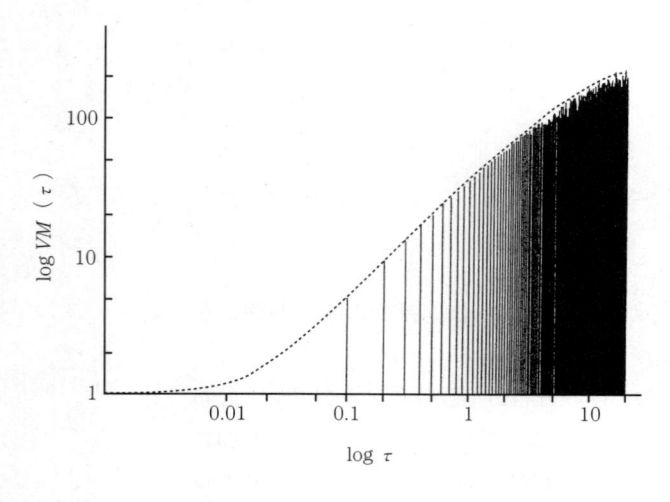

図 4.23 REM における MRF ニューロン活動時系列の分散-平均曲線〔Grüneis, F., Nakao, M., Yamamoto, M., Musha, T. and Nakahama, H.: An interpretation of 1/f fluctuations in neuronal spike trains during dream sleep, Biol. Cybern., **60**, pp.161-169 (1989) より許可を得て転載〕

れる立上りが急峻になる。一方，指数 $\gamma$ は大きい影響は受けない。この場合の分散-平均曲線はすべての $\tau$ について $VM(\tau) \geq 1$ を満たしている。**図 4.23** に REM におけるネコ MRF ニューロン活動（図 4.21 と同じデータ）の分散-平均曲線を示す。分散-平均曲線の傾斜や漸近値などの形状パラメータは，スペクトルから推定されたモデルパラメータから計算されるものとよく一致している。

以上のほかに，隣り合う区間内の事象数の差の分散に相当するアラン分散（Allan variance）も計数統計としてよく用いられる[239]。

### 4.2.2　$1/f$ ゆらぎの神経回路網モデル

CPP モデルは点時系列の統計的な性質を特徴づけるのには有効であるが，時系列自身が持つダイナミクスの生理学的意義の洞察には向いていない。ここでは，REM におけるニューロン活動が呈する $1/f$ ゆらぎの物理的な生成メカニズムに関するモデル論的な解釈について述べる。この目的のためには，背景にある神経回路網や薬理学的知見を反映し，ダイナミクスの睡眠状態依存性を合理的に説明できるモデルが必要である。以下では，ランダムノイズと大域的抑制を受ける相互結合型神経回路網モデルについて，そのダイナミクスを概観する。さらに，それに基づいて，ニューロン活動における $1/f$ ゆらぎの生理学的意義について考える。

・**神経回路網モデル**

ここでは，REM における単一ニューロン活動の $1/f$ ゆらぎを含むダイナミクスの交替現象が神経回路網のダイナミクスとして生成され得ることを示す[71),72)]。そのために，相互結合型神経回路網モデルを用いたシミュレーションを行う。このモデルでは，回路網に含まれるすべてのニューロンに対してアミン系やコリン系に代表される調節系ニューロンの働きを模擬したバイアス的な抑制入力を共通に受けると仮定する。さらに，膜電位のゆらぎを含む回路網の内外に存在する外乱をまとめてたがいに独立なノイズとして各ニューロンに加える。

具体的なモデルの構造を以下に概観する。神経回路網モデルは形式ニューロンモデルを相互結合したものである（ここでは簡単にするために神経回路網モデルに含まれる形式ニューロンを単に"ニューロン"と呼ぶ）。$i$ 番目のニューロンの状態遷移則は式 (4.28)～(4.31) のように与えられている。

$$u_i(t+1) = \sum_{j=1}^{N} w_{ij} x_j(t) - h + \xi_i(t+1) \tag{4.28}$$

$$x_i(t+1) = g(u_i(t+1)) \tag{4.29}$$

$$g(x) = \begin{cases} 1 & (x \geq 0) \\ 0 & (x < 0) \end{cases} \tag{4.30}$$

$$\xi_i(t+1) = \alpha \xi_i(t) + \varepsilon_i(t) \tag{4.31}$$

$$(i = 1, 2, \cdots, N)$$

ここに，$N$ は回路網に含まれるニューロン数，$t$ は離散時間をそれぞれ表して

いる。$\varepsilon_i(t)$ はたがいに独立同分布の白色ガウスノイズである〔平均 0, 分散 $\sigma^2(1-\alpha^2)$〕。これにより自己回帰過程 $\xi_i(t)$ の分散はパラメータ $\alpha$ の値にかかわらず一定（$\sigma^2$）に保たれる。$h(>0)$ は抑制入力でありニューロンにかかわらず一定である。$\alpha$ は自己回帰過程 $\xi_i(t)$ のパラメータであり，$\xi_i(t)$ の自己相関関数 $r_\xi(k)$ はつぎのように与えられる。

$$r_\xi(k)=\sigma^2\alpha^{|k|} \quad (k=\cdots,-2,-1,0,1,2,\cdots) \tag{4.32}$$

先に述べたように，調節系の働きは，まとめてバイアス的な抑制入力として近似した。しかしながら，それとノイズ項との間に明確な区別があるわけではなく，調節系の働き，回路網外からの影響，および膜電位の変動など可能な外乱を，バイアスおよび相関のあるランダムノイズ（自己回帰過程）として表現しているということである。

シナプス加重 $w_{ij}$ は相関記憶と同様に式（4.33）のように与えている[202]。

$$w_{ij}=\begin{cases}\dfrac{1}{N}\sum_{m=1}^{M}(2x_i^{(m)}-1)(2x_j^{(m)}-1) & (i\neq j) \\ 0 & (i=j)\end{cases} \tag{4.33}$$

ここに $x_i^{(m)}$ は $m$ 番目の"記憶パターン"における $i$ 番目のニューロンの状態である。$M$ は埋め込んだ記憶パターンの数である。"記憶パターン"と呼んだが，ここでの目的は埋め込んだ記憶パターンの想起を行うようなものではない。これはあくまでも神経回路網アトラクタ†の基本構造をパラメトリックに制御するためであることに注意してほしい。ここで，シナプス加重は結合されるニューロンの組に対して対称である。すなわち

$$w_{ij}=w_{ji} \tag{4.34}$$

が満たされている。

モデルの状態遷移は非同期（サイクリック）的に行う[70]。記憶パターンと状態遷移の初期値は 0 と 1 を等確率にとるランダム系列として与えた。また，解析には 10 000 モンテカルロステップ（MCS）分の時系列を用いた††。

いくつかの $\alpha$ と $h$ に対する，ニューロン活動系列とそのスペクトルの代表例を図 4.24 に示す。ニューロン数 $N=100$ および記憶パターン数 $M=30$ である。ここでは 100 のニューロンの中から，ある一つのニューロンをピックアップしてその状態遷移時系列を示している。図では時系列 $x_i(t)$ のラスタ状プロット（プロット中，黒点が $x_i(t)=1$ に相当する）と対応するスペクトルを示している。$\alpha=0$ の

---

† ここで考えている神経回路網はつぎのように定義されるポテンシャルエネルギーに従って状態遷移することが知られている[222]。

$$f(\boldsymbol{x})=-\frac{1}{2}\sum_i\sum_j x_ix_j+\sum_i hx_i$$

すなわち，$f(\boldsymbol{x})$ が減少する方向につねに状態遷移が起きるのである。回路網は一般に多くの安定平衡状態を持ち，それはポテンシャルエネルギーの極小点として現れる。したがって，概念的には，回路網はポテンシャルエネルギーの凸凹の地形の中を状態遷移する様子が想像される。このようなポテンシャルエネルギーの幾何学的な構造の総体をここではアトラクタと呼ぶ。実際には $\{0,1\}^N$ の空間を考えなくてはならないことから，厳密にその構造を知ることは困難であるが，あくまでも理解のための便法として，このような概念を用いる。

†† 1 MCS は状態遷移がすべてのニューロンを一巡するまでの時間をいう。

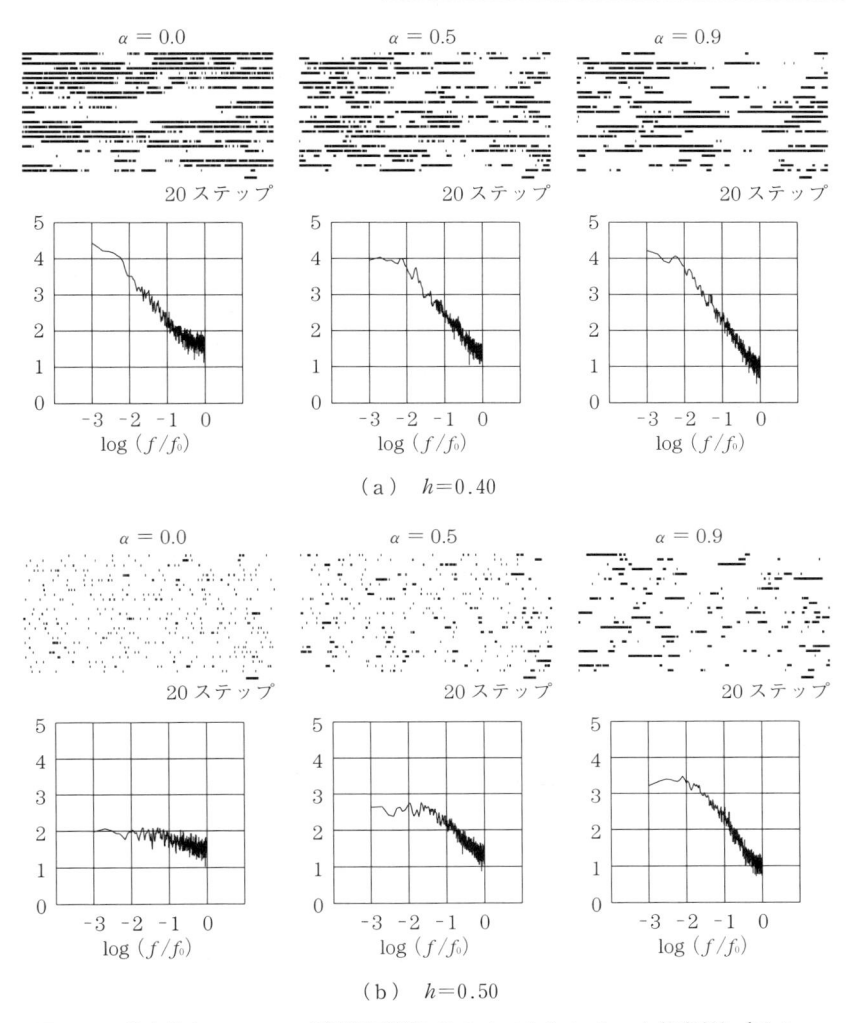

**図 4.24** 代表的なニューロン活動時系列とそのスペクトル（$\alpha$, $h$ 依存性）〔Nakao, M., Honda, I., Musila, M. and Yamamoto, M. : Metastable associative network models of dream sleep, Neural Networks, **10**, pp.1289-1302 (1997) より許可を得て転載〕

とき（$\xi$ は白色ノイズとなる），スペクトルは抑制入力の増加に伴ってそのプロフィールを $1/f$ から平坦なものへと交替させている．ここに，$h$ や $\sigma$ の値はほとんどのニューロンが弱抑制状態で $1/f$ 様のスペクトルを，強抑制時には平坦なスペクトルを呈するように決められている．$1/f$ 様スペクトルを呈する時系列 $x_i(t)$ は平坦なスペクトルを呈するものに比べて大きく緩やかな変動パターンを示しているのがわかる．当然のことながら，強抑制時にはニューロン活動レベルは低下している[†]．先に述べたように，抑制入力レベルの強弱はそれぞれ SWS と REM に対応している．定性的には，スペクトルのプロフィールとニューロン活動時系列の変

---

[†] 形式ニューロンにおける活動レベルとは，例えばある適当な時間内に含まれる状態1の数として考えればよい．

動パターンは実際の観測結果をよく再現している．抑制レベルにかかわらず，$\alpha$が増加すると細分化されていた活動パターンがより持続的になる傾向がみられるようになる．この現象は強抑制時により顕著である．また，スペクトルの傾きは$\alpha$の増加に伴って急になる．これには，$\alpha$の増加に伴ってノイズの自己相関が長期化したことによるものと考えられる．

神経回路網モデルのダイナミクスはそのアトラクタの構造に支配されることが知られていることから，その構造変化が睡眠相に応じたニューロン活動ダイナミクスの交替現象を担っているのではないかと考えられる．ここでは，抑制入力レベルやノイズの相関構造がどのように神経回路網のダイナミクスを変えるかを状態空間（すべてのニューロンの活動状態からなる空間）において検討する．

先の神経回路網モデルについて，すべてのニューロンの状態遷移系列（回路網活動）の一部を図4.25に示す．図（a）に示すように，弱抑制時，回路網活動には規則的なパターンと不規則なパターンが，さまざまな持続時間をもって交替的に現れている．特に，規則的なパターンにおいてはいくつかの異なるストライプパターンが含まれているのがわかる．これとは対照的に，強抑制時には，不規則なパターンのみが優位となっている．このうち，ストライプパターンはこの回路網の平衡点近傍に回路網活動が滞在していることに対応しており，不規則パターンは"0"状態[†]，すなわち$x_0$の近傍に回路網の状態があることを示している．これはつぎのようにして確かめられた．まず，それぞれの抑制レベルにおいて神経回路網の平衡点を求める．実際にはノイズがない状態でランダムに選ばれた4 000の初期値から出

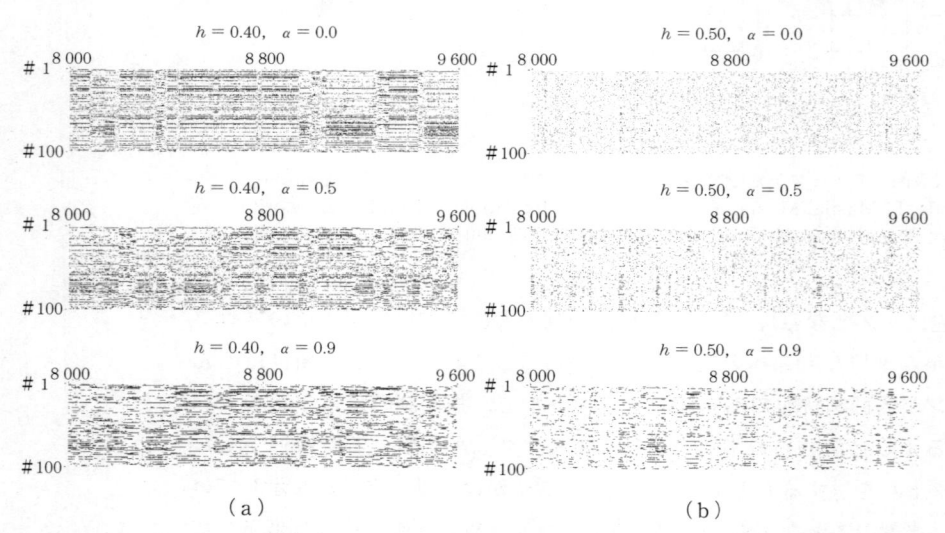

**図4.25** 全ニューロン活動時系列（$\alpha$，$h$依存性）〔Nakao, M., Honda, I., Musila, M. and Yamamoto, M.: Metastable associative network models of dream sleep, Neural Networks, **10**, pp.1289-1302（1997）より許可を得て転載〕

[†] すべてのニューロンが活動を休止する状態のことをこう呼ぶことにする．すなわち，$x_0 = [0, 0, \cdots, 0]$である．少なくとも$h > 0$では$x_0$はつねに回路網モデルの平衡点となっていることに注意してほしい．

発して状態遷移を繰り返し到達した不動点を平衡点とした．異なる平衡点の数は，弱抑制時（$h=0.40$）には 63 個，強抑制時（$h=0.5$）には 2 個であった．これを参照平衡点として 1 MCS ごとに現回路網状態との方向余弦（パターン間の距離的尺度）を計算し，ストライプパターンが参照平衡点のいずれと十分に近いことを確認した．

　図から，弱抑制下では，ノイズの駆動を受けて回路網状態はいくつかの平衡点の近傍にある期間滞在しつつ移動するという振る舞いを繰り返していることが示唆される．このとき，ニューロンの状態遷移時系列にはさまざまな長さの 0 あるいは 1 の系列が混合されて出現することになり，これが，特徴的なタイムスケールを持たないという $1/f$ ゆらぎを呈する直接的な要因となっている．これらの平衡点は絶対的に安定ではない（ノイズによってそれへの滞在が断ち切られる程度の安定性しか持たない）ことから準安定平衡点と呼ばれる[222]．回路網活動が不規則パターンを呈しているときには，回路網状態は 0 状態近傍に滞在しており，このときには，回路網中のほかのニューロンからの入力よりもむしろノイズによって閾値を超えることが多くなりその活動はランダムな様相を示すものと考えられる．これによりニューロンの状態遷移時系列は平坦なスペクトルを呈することになるというわけである．このような，準安定平衡点を含むようなアトラクタの構造的な性質を準安定性と呼ぶことにする．

　以上より，ニューロン活動ダイナミクスの交替現象のメカニズムはつぎのように解釈される．大域的な抑制入力は神経回路網アトラクタの構造を変化させる．これにより，弱抑制時にはアトラクタの準安定性が優位となり，ニューロンの遷移時系列は $1/f$ ゆらぎを呈することになり，強抑制時には 0 状態が大域的なアトラクタとなって低頻度でランダムな活動が生じるということができる．これをアトラクタの構造変化からいうと，弱抑制時には凸凹の，強抑制時には 0 状態付近だけが深い井戸の底にあるような単調な構造が，それぞれ顕在化していると予想される（図 4.26 参照）．

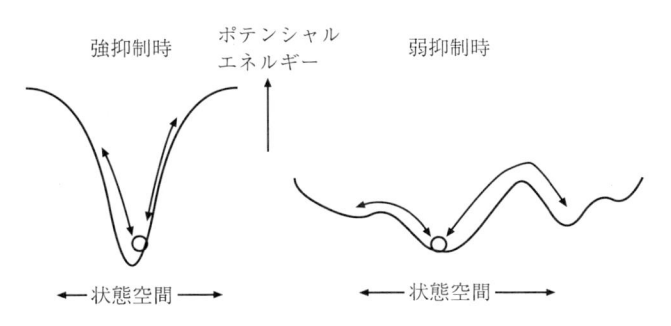

**図 4.26**　大域的な抑制によるポテンシャルエネルギー構造変化の模式図

　図 4.25 より明らかなように，実際には準安定性はアトラクタの構造のみで決まるものではなく加えられたノイズの確率的性質によっても修飾される．$\alpha=0.5$ のときには回路網活動の振る舞いは $\alpha=0$ と大きくは異なっているようにみえないか

もしれない。しかしながら，α=0.9のときには，抑制の強弱にかかわらずスノーノイズのような細かく分断されたパターンがほとんどみられなくなる。特に，弱抑制時には，αが小さい時よりも多くの種類の規則的なパターンが現れているのがわかる。一方，強抑制時には，αの増加に伴って，より明瞭に規則的なパターンが出現するようになる。これらの結果はノイズの自己相関が長期化することによって，各準安定平衡点の安定性が増したものと解釈される。このことをシミュレーションを行って確かめる。

ここではノイズの相関構造のアトラクタの準安定性への影響を，いくつかの準安定平衡点におけるET（escape time[†]）とαの関係として求める。具体的には，ノイズの見本過程を変えて10 000回の試行を行ってETの分布を求め，そのα依存性について議論する。図4.27に得られた分布を示す。ETの分布は共通して短時間領域でのピークを経て長時間領域に向けて一様に減衰していくプロフィールを持っている。図における平衡点29と1に関する分布から明らかなように，0状態以外の準安定状態のETはαとともに延長する傾向がある。一方，0状態ではETのαに対する関係は必ずしも単調なものではなかった。例えば，強抑制時の0状態におけるETの分布はαの増加とともに短くなるような傾向がみえる。これは0状態近傍のアトラクタ構造の特殊性によるものと予想されるがこれについては後に詳しく述べる。このような例外があるものの，ほかの平衡点に関してはαの増加に

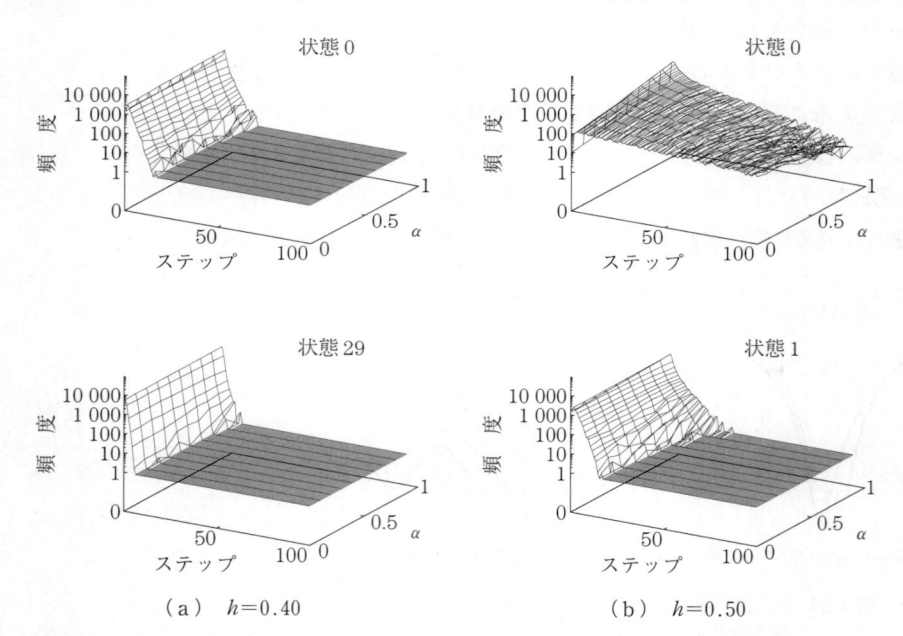

図4.27 準安定平衡点からのETの分布〔Nakao, M., Honda, I., Musila, M. and Yamamoto, M.: Metastable associative network models of dream sleep, Neural Networks, **10**, pp.1289-1302 (1997) から許可を得て転載〕

---

[†] 初期状態をいずれかの準安定平衡点にとり，ノイズを加えて回路網状態がその平衡点の近傍から逃れるまで（方向余弦として0.2だけ離れるまで）の時間とする。

伴って ET が延長する傾向が示されたことから，回路網活動においてみられた細かく分断されたパターンの減少は準安定平衡点における滞在時間の延長によるものであることがわかる．

回路網活動の確率的振る舞いは準安定平衡点における滞在確率と平衡点間の遷移確率によっておおむね特徴づけられる．両確率は平衡点と平衡点を隔てるポテンシャルエネルギーの壁の高さを反映していると考えられる．しかしながら，回路網のポテンシャル関数は $N$ 次元となりその値を解析的に求めることは困難であることから，ここでは計算論的に平衡点間を隔てる壁の高さの推定を行う[†]．あわせて，平衡点 $s_i$ から $s_j$ への遷移確率を，ノイズの見本過程を 10 種類変えてそれぞれ 10 000 MCS のシミュレーションを行って求めた．ここで，$i=j$ のときは $i$ 番目の平衡点の滞在確率を与える．

図 4.28 にいくつかの準安定平衡点について推定されたポテンシャル壁の高さと遷移確率を示す．弱抑制時の平衡点 29 と 0 状態についてのそれらを囲む壁の高さと遷移確率から，0 状態がいずれの準安定平衡点に対しても高いポテンシャルエネルギーの壁が存在しており，ほかの平衡状態への遷移確率は滞在確率に比べて極端に低くなっている．これに対して，平衡点 29 とほかのいくつかの平衡点の間

### ☕ コーヒーブレイク ☕

**準安定な系の振る舞い**

システムの振る舞いがその状態の関数であるポテンシャルエネルギーによって決まるような"勾配系"の準安定性についてはこれまで多くの研究がある[233),224)]．多次元系に関する一般的な理論はないようであるが，単純な一次元系（two well system）が十分小さいガウスノイズの摂動を受けているとき，一方の状態に滞在し続ける滞在時間分布は，もう一方の状態とを隔てるポテンシャルの壁の高さをパラメータに持つような指数分布となることが知られている[232),223)]．すなわち，壁が低ければすぐ減衰してしまう滞在時間分布が，高ければ減衰の遅い分布がそれぞれ得られる．ノイズに相関がある場合の理論的研究は，一次元の場合でさえ限られた条件下でのものしか知られていないが，数値計算などの結果から，系の振る舞いはノイズの相関構造のみならずポテンシャルの局所的な形状に依存して決まるようになるといわれている[224)]．一次元系における予備的なシミュレーションではノイズの相関時間の増加に伴って滞在時間分布がのび，分布も指数分布からずれる傾向が示されている[220)]．多次元離散系ではあるが，神経回路網モデルが示した準安定な振る舞いの特徴は一次元系のそれに類似したものであるといえよう．

---

[†] 平衡点 $s_i$ と $s_j$ を隔てるポテンシャルの壁の高さを計算することを考える．まず，$s_i$ から $s_j$ に向かって，ある順番で異なるビットを一つずつ反転させていく．ビット反転ごとにポテンシャルを計算し，両者のパターンが一致するまでのプロセスにおける最大ポテンシャル値を求める．このような最大ポテンシャル値の集合を，100 種類のビット反転順について求め，そのうちの最小値を両平衡点間の壁の高さとする．

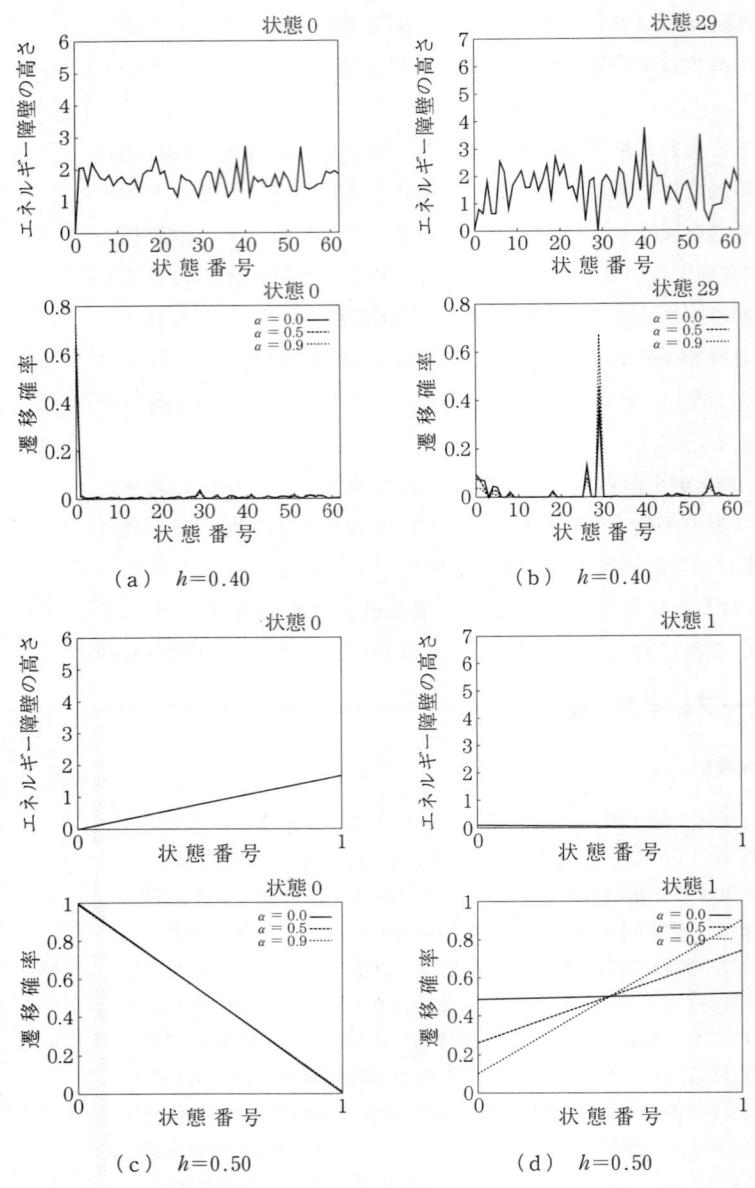

**図 4.28** 準安定平衡点間のポテンシャル壁の高さと遷移確率〔Nakao, M., Honda, I., Musila, M. and Yamamoto, M.: Metastable associative network models of dream sleep, Neural Networks, **10**, pp.1289-1302 (1997) より許可を得て転載〕

には低いポテンシャルの壁がある（例えば 4, 26, 55 など）。このような構造はほかの 0 状態を除く準安定平衡点についても同様であった。平衡点 29 における滞在確率と遷移確率はこのようなポテンシャルの構造をよく反映したものとなっており，滞在確率は大きいものの，隔てる壁の低い平衡点への遷移確率も相対的に大きくなっている。以上の結果より，0 状態が特殊な平衡点であることがわかる。ま

た，計算論的な方法で求めたポテンシャルの壁の高さと遷移確率によい対応関係がみられることからこの計算手法の有効性が示された。また，0状態については滞在確率が1に近いためその変化は明示的ではないが，$\alpha$の増加は遷移確率を減少させ，滞在確率を相対的に増加させることがわかる。

強抑制時には少数の準安定平衡点しか存在しないため一般的な議論は困難であるが，図に示された結果からは，弱抑制時の場合と定性的には同様な傾向が現れている。このとき，0状態から平衡点1へのポテンシャルの壁は高く，滞在確率はほとんど1となっている。平衡点1から0状態への壁は低いことから1から0への遷移は容易であり，結果的に0状態への滞在が多くなることが考えられる。平衡点1では$\alpha$の増加に伴って滞在確率は増加し，遷移確率は減少する傾向がみられ，これは弱抑制時における平衡点29の結果と同様である。

以上は，離散時間・2状態ニューロンモデルからなる対称相互結合型モデルについて述べたものであるが，以下に示すように，生理学的によりリアルな構造を持つモデルにおいても，これまで述べてきた結果が定性的には共有されていた。すなわち

① $N$を500まで増加させたモデル[236]
② 連続時間・連続状態モデル[237]
③ 実際の神経回路のように，ニューロンの属性（興奮性か抑制性か）によって

---

**☕ コーヒーブレイク ☕**

**レム睡眠の機能的意義とニューロン活動の$1/f$ゆらぎ**

レム睡眠は夢見の眠りとして知られている。このことから，多くの仮説が提案され，レム睡眠の学習や記憶などの脳高次機能へのかかわりが示唆されてきた。これを支持する実験結果も多く発表されてきている。ヒトでは，レム睡眠の剥奪が記憶の定着を阻害する[180]ことや，覚醒時に課せられた学習課題遂行時に活性化された脳部位が，レム睡眠中にも活性化されている[183]などの報告がある。動物実験では学習課題遂行後レム睡眠が増加する[181]ことや，覚醒時に経験された行動がレム睡眠時に再現されている[182]などが報告されている。このような実験結果は，DNAの二重らせん構造の発見によりノーベル賞を受賞したCrickが1983年にMitchsonとともに提案した逆学習仮説「レム睡眠は記憶の定着や不必要な記憶の除去を行っている」に先取りされていたといえるかもしれない[216]。しかしながら，その仮説を支える具体的な生理学的メカニズムはいまだ明らかになっていない。ここでは，レム睡眠時ニューロン活動の$1/f$ゆらぎは神経回路網アトラクタの準安定性によって引き起こされるのではないかという予想を述べた。夢見をランダムで非論理的な記憶パターンの想起ととらえるならば，このような神経回路網の準安定な振る舞いは夢見に似ているといえるかもしれない[221]。準安定平衡点として埋め込まれた記憶パターンを想起しつつ逆学習を行っているとすると，レム睡眠の記憶機能とのかかわりをアトラクタの準安定性から説明できるかもしれない。

結合加重の符号が固定された非対称結合モデル[72]

④ 実際のニューロンのように，インパルス系列を信号伝達に用いるスパイキングニューロンモデルを用いた回路網[238]

などである。

ここでのモデル化が示唆する脳単一活動ダイナミクスの交替現象のメカニズムは，調節系の働きによって神経回路網アトラクタの構造が変化し，REMでは準安定性が顕在化して$1/f$ゆらぎが生じ，SWSでは0状態が大域的なアトラクタとなってランダムな神経活動が優位になるというものである。準安定性を修飾するものとしては大域バイアス的な抑制（あるいは興奮）入力，ノイズの大きさや相関構造，ニューロンどうしの結合の密度などが考えられる[72]。実際にはこれら多くの因子がニューロン活動の$1/f$ゆらぎやダイナミクスの交替現象の実現にかかわっているのではないだろうか。

## 4.3 心拍$1/f$ゆらぎの心臓血管系制御モデル

冒頭で述べたように，心臓血管系の長時間のダイナミクスにおいて特徴的なのはいわゆる"$1/f$ゆらぎ"である。$1/f$ゆらぎは心臓血管系信号において一般的に見いだされるものであることから，その制御戦略を知るうえで一つの端緒を与えていると考えられる。ここでは，心臓血管系の制御規範との関係において心拍$1/f$ゆらぎの生成メカニズムを考えるため，心臓血管系制御モデルを用いて心拍変動時系列のダイナミクスと制御規範との関係について議論する。

心臓血管系において観測される信号のスペクトル解析や時系列モデル化などはダイナミクスを特徴づけるうえでは有効であるが，そのダイナミクスを生成するような制御規範を明らかにするわけではない。そのための枠組み作りへの一つのステップとして心臓血管系の制御機構を一つの最適制御系ととらえ，その制御規範について検討する試みについて述べる。最適制御系を構成するためには心臓血管系信号のダイナミクスを記述したモデルが必要である。ここではまず著者らが構築したモデルについて説明する。

モデルは心拍（$H_n$），収縮期血圧（$S_n$），拡張期血圧（$D_n$），末梢血管抵抗（$R_n$）などの心臓血管系変数からなっている。ここで$n$は拍数を表す。Windkesselモデルとスターリングの法則[172]から，これらの変数間の関係をつぎのようにモデル化する。

$$D_n = S_{n-1} \exp\left(-\frac{1}{H_{n-1}R_{n-1}C}\right) \tag{4.35}$$

$$S_n - D_n = \frac{\gamma}{H_{n-1}} + \text{const.} \tag{4.36}$$

ここに，$C$は血管系のコンプライアンス，$\gamma$の値は実験的に$0.016\,\text{mmHg/ms}$

と推定されている[29]。このモデルは非線形であることから，ここでは簡単にするために線形化したモデルを用いることにする。すなわち，それぞれの関係式について変数の動作点 $H$, $S$, $D$, $R$ の周りの微小量 $h_n$, $s_n$, $d_n$, $r_n$ について展開する。この線形化によって $s_n$ はつぎのように表現される。

$$s_n = -\frac{1}{H^2}\left(\gamma - \frac{D}{RC}\right)h_{n-1} + \frac{D}{S}s_{n-1} + \frac{D}{HR^2C}r_{n-1}$$
$$+ 0.3\sin(2\pi f_{\text{resp}}t_n) + \varepsilon_n \tag{4.37}$$

ここでランダムな変動を表現するために白色ガウスノイズ $\varepsilon_n$ を新たに加えている（分散 $\sigma_\varepsilon^2$）。線形化によって得られたモデルは DeBoer らが与えた表現と同様なものである[29]。彼らのモデルと同様に，呼吸リズムに由来する変動成分を表現するために右辺の第4項を導入している。ここで，$f_{\text{resp}}(=0.3\,\text{Hz})$ は呼吸周波数を表す。また，$t_n$ は $n$ 番目の拍動が起きた時刻を表している。末梢血管抵抗 $r_n$ は交感神経活動 $u_n$ によって駆動される ARMA（autoregressive and moving average）モデルとして表現した。すなわち

$$r_n = a_1 r_{n-1} + a_2 r_{n-2} + b_0 u_n + b_1 u_{n-1} + \eta_n \tag{4.38}$$

ここで，$\eta_n$ は白色ガウスノイズであり（分散 $\sigma_\eta^2$），パラメータ $a_1$, $a_2$, $b_0$, $b_1$ の値はそれぞれ 1.494 5，$-0.719\,7$，0.1，0.075 のように設定した。この ARMA モデルは交感神経活動に対する血管収縮の遅れをシミュレートするために導入したものである。実験的には遅れ時間は 5 s 程度と推定されている[187]。圧受容器反射においては，この遅れ時間はマイヤーリズムを生成する主要因だと考えられている[153]。ARMA モデルのパラメータ値は最初の正のピーク時点が 5 s である二相性のインパルス応答が実現されるように選択した。心臓血管系モデルのダイナミクスは選択されたパラメータ値からのずれに強く依存するわけではないが，インパルス応答のこのような二相性は 0.1 Hz リズムを生成するのに重要である。

$r_n$ のみならず，$h_n$ についても自律神経系活動から決定されるべきであるが，簡略化のために以下の最適化条件から直接計算されるものとする。このような簡略化を行わないモデル化については文献 73) を参照してほしい。

### 4.3.1 最適制御機構

ここでは最適制御を血圧，心拍数，交感神経活動に対して適用する。このような制御機構は心臓血管中枢のそれを模擬している。血圧が制御対象変数であると考え，心拍数と交感神経活動はこれを制御する制御変数であるとし，最適制御のためのコスト汎関数としてつぎのようなものを考える。

$$J_{n+1} = \frac{\lambda_1}{2}(h_n - h_{n-1})^2 + \frac{\lambda_2}{2}s_{n+1}^2 + \frac{\lambda_3}{2}(s_{n+1} - s_n)^2 + \frac{\lambda_4}{2}(u_n - u_{n-1})^2 \tag{4.39}$$

ここで $\lambda_i\,(>0)\,(i=1,\cdots,4)$ は各コストの重みを決める定数である。この $J_{n+1}$ を最小化しようとする制御規範は，血圧の時間的変動と動作点からのズレをできる

だけ小さくする制御を，心拍数および交感神経活動のできるだけ小さい時間的変動で達成しようとするものである．この制御規範を満たす制御出力 $h_n$ および $u_n$ は $\partial J_{n+1}/\partial h_n=0$ および $\partial J_{n+1}/\partial u_n=0$ をそれぞれ解くことで得られる[188]．モデルでは，このようにして得られた $h_n$ および $u_n$ を $s_n$ の制御に用いる．さまざまな制御規範に基づく最適制御によって得られたモデルのダイナミクスと $1/f$ ゆらぎを比較する．これにより心拍変動における $1/f$ ゆらぎに反映された心臓血管系の制御戦略を探る．全体の解析の枠組みを図 4.29 に示した．

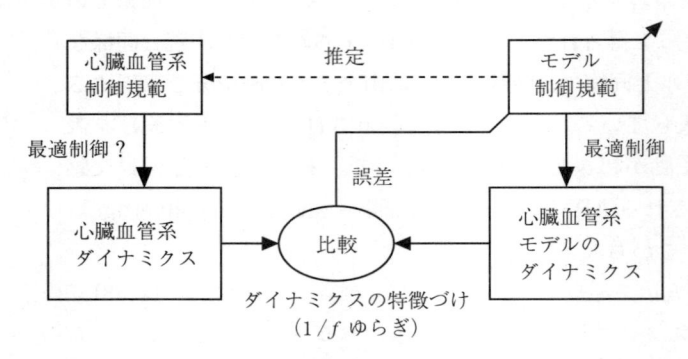

**図 4.29** 制御規範推定の枠組み[74]

### 4.3.2 シミュレーション結果

〔1〕 最適制御下のモデルのダイナミクス

以下のシミュレーションでは動作点を $S=115$ mmHg, $D=65$ mmHg, $H=1$ beat/sec, $R=1\,425$ dyn·ms/cm$^5$, $C=1$ cm$^5$/dyn, $\gamma=0.016$ mmHg/ms のように選んだ．これらの値はほぼ DeBoer らの値を踏襲している[29]．加えたノイズの標準偏差は $\sigma_\epsilon=1.5$ mmHg および $\sigma_\eta=0.5$ dyn·ms/cm$^5$ である．モデルの制御規範を決定するパラメータ $\lambda_i(i=1,\cdots,4)$ のうち，$\lambda_2$ と $\lambda_3$ は図 4.30 に示すように収縮期血圧の大きさに依存してそれらの値が決まるように設定する．
すなわち，収縮期血圧の動作点からの偏差に対する境界値 $b_u$ および $b_l$ が存在し

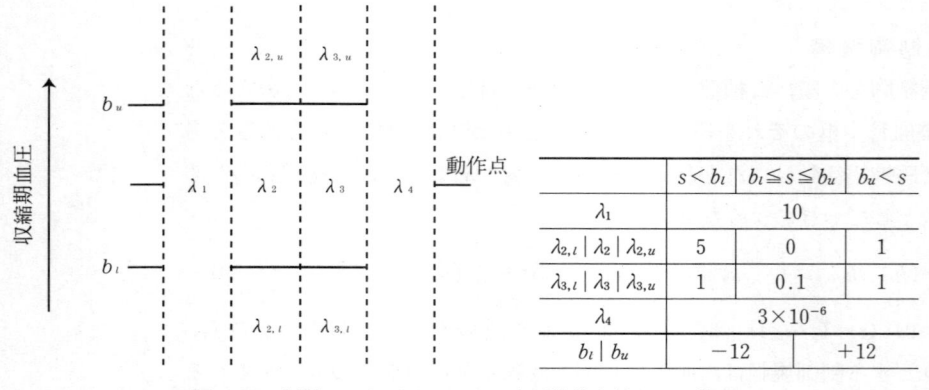

|  | $s<b_l$ | $b_l\leq s\leq b_u$ | $b_u<s$ |
|---|---|---|---|
| $\lambda_1$ | 10 | | |
| $\lambda_{2,l}\mid\lambda_2\mid\lambda_{2,u}$ | 5 | 0 | 1 |
| $\lambda_{3,l}\mid\lambda_3\mid\lambda_{3,u}$ | 1 | 0.1 | 1 |
| $\lambda_4$ | $3\times10^{-6}$ | | |
| $b_l\mid b_u$ | $-12$ | | $+12$ |

**図 4.30** 制御コストパラメータの血圧値依存性とその値[74]

て $\lambda_2$ および $\lambda_3$ の値が切り替わるようになっている。$\lambda_2$ の血圧値依存性によって，動作点の近傍においては，遠位にある場合より，血圧の変位をある程度許すような制御が働くことになる。この依存性がない場合は血圧値の動作点からのズレを抑圧するような制御が優位に働くことになり，それぞれの変数時系列は白色ノイズのような平坦なスペクトル構造を呈するようになる（$\lambda_2$ 依存性に関するシミュレーション結果を参照）。さらに，$\lambda_2$ は収縮期血圧の高低の遠位値に関して異なった値を設定している。これは血圧の低下に対する制御反応を強めるためである。$\lambda_3$ は遠位の収縮期血圧値に対して大きい値が設定してある。これは動作点へ引き戻そうとする制御反応に制動をかけるためである。

パラメータの代表値を図に示した。それらの値は，得られるスペクトルのプロフィールが $1/f^\beta$ ($\beta \sim 1$) に近いこと，同時にモデル変数時系列の変動パターンが現実からかけ離れていないことなどの定性的な指標を満たすようにいくつかの試行を経て決定している。

つぎにモデルダイナミクスの，パラメータ $\lambda_i$ ($i=1,\cdots,4$) および境界値間隔 $b_u - b_l$ 依存性について示す。特にことわらない限り，依存性を調べているもの以外のパラメータ値は図 4.30 に示したものと同じである。以下のシミュレーションにおいては各パラメータの組合せに対して，ノイズの標本を変えて 5 本の 100 000 拍の長さの時系列を生成してそれぞれに FFT を施し，得られたスペクトルを平均してスペクトルを推定している。

モデルダイナミクスの $\lambda_1, \lambda_4$ 依存性について以下にまとめる。心拍数の変動に対するコストの重みを表す $\lambda_1$ は，低周波帯域よりもむしろ 0.1 Hz 以上のスペクトルの構造を修飾する。交感神経活動の変動に対するコストを重みづける $\lambda_4$ は収縮期血圧の制御に対する末梢血管抵抗の寄与を減じるように作用する。$\lambda_4$ を代表値よりも増加させると，0.01 Hz 以下の帯域のスペクトルパワーが減少するとともに，心拍数と収縮期血圧におけるマイヤー波成分および末梢血管抵抗における呼吸性変動成分が消失する。これは，末梢血管抵抗の変動を抑圧する制御が強まり，末梢血管抵抗とほかの変数との相関が減弱したためであると解釈される。

収縮期血圧の動作点からの偏差に対するコストの重みを決めている $\lambda_2$，収縮期血圧の変動に対するコストの重みを決めている $\lambda_3$，血圧制御の境界値の間隔 $b_u - b_l$ のそれぞれは $10^{-3} \sim 10^{-1}$ Hz の周波数帯域のスペクトルの構造に大きく影響する。以下ではこれらのパラメータ $\lambda_2, \lambda_3, b_u - b_l$ がどのようにモデルのダイナミクスを変化させるかを示す[189],[74]。生成された心拍間隔（心拍変動の逆数），収縮期血圧，末梢血管抵抗の時系列と対応するスペクトルを示す。

$\lambda_2 = 0$ のとき，収縮期血圧の変化速度は，ほかの変数を介した制御によってある程度制限されているものの，動作点を挟んだ両境界の間を自由に変動できる。これより，それぞれの変数の変動に短期的なトレンドが生じることになり，**図 4.31** (a) に示されるように低周波帯域においてスペクトルパワーが増大する。$\lambda_2$ が大

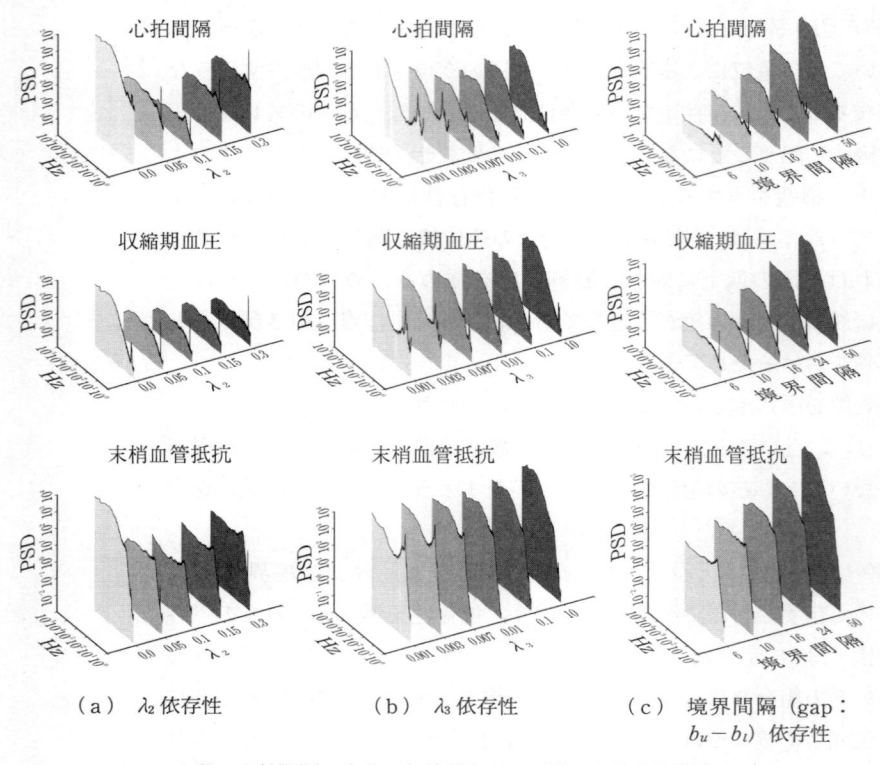

|　　　（a）　$\lambda_2$ 依存性　　　　（b）　$\lambda_3$ 依存性　　　　（c）　境界間隔（gap：$b_u-b_l$）依存性|

上段：心拍間隔，中段：収縮期血圧，下段：末梢血管抵抗

**図 4.31**　各モデル変数スペクトルの制御パラメータ依存性〔Nakao, M., Takizawa, T., Nakamura, K., Katayama, N. and Yamamoto, M.: An optimal control model of 1/f fluctuations in heart rate variability, IEEE EMB Magazine, **20**, pp.77-87（2001）より許可を得て転載〕

きくなると，血圧を動作点に引き戻そうとする制御が強くなる。そのために，血圧の変動を補償する心拍間隔の変動が大きくなるが，血圧を動作点に引き戻す制御が行われるたびに心拍間隔変動の相関がリセットされることになる。図（a）に示されるような平坦なスペクトル構造は以上のようなメカニズムで生じるものと考えられる。**図 4.32** はそれぞれの $\lambda_2$ に対応した時系列の一部である。上述のように，$\lambda_2=0$ の場合を除いて，すべての変数においてランダムノイズのような振る舞いが優位となっている。$\lambda_2$ の値が 0.05 から 0.3 まで変化したとき，血圧の変動幅は変化しないようにみえるが，血圧の変動を補償するように方向づけられた心拍変動と末梢血管抵抗それぞれの貢献度は変化している。このことは，それぞれの変数の変動幅が $\lambda_2$ 依存性に変化していることからわかる。

図 4.31（b）はモデルダイナミクスの $\lambda_3$ 依存性を各変数のスペクトルの変化として示している。これらに対応した時系列は**図 4.33** に示す。$\lambda_3$ を増加させると，血圧の変動を抑圧する制御が強くなる。その一方で，動作点からの偏差はそのままに放置されることになる。したがって，血圧には長期的トレンドが優位となり，心拍間隔や末梢血管抵抗についても同様である。これに対応して，低周波帯域のスペ

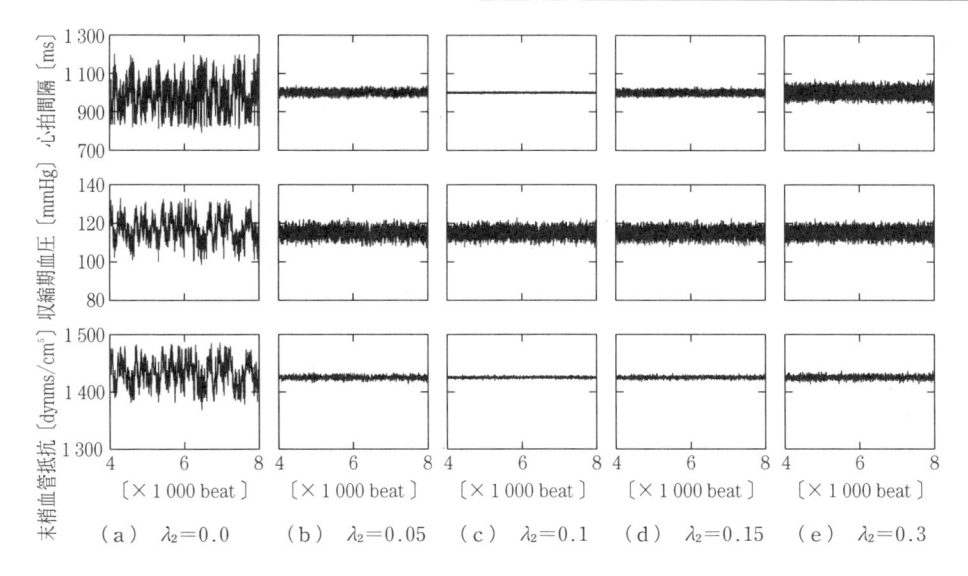

上段：心拍間隔，中段：収縮期血圧，下段：末梢血管抵抗

**図 4.32** 各モデル変数時系列の $\lambda_2$ 依存性〔Nakao, M., Takizawa, T., Nakamura, K., Katayama, N. and Yamamoto, M.: An optimal control model of 1/f fluctuations in heart rate variability, IEEE EMB Magazine, **20**, pp.77-87（2001）より許可を得て転載〕

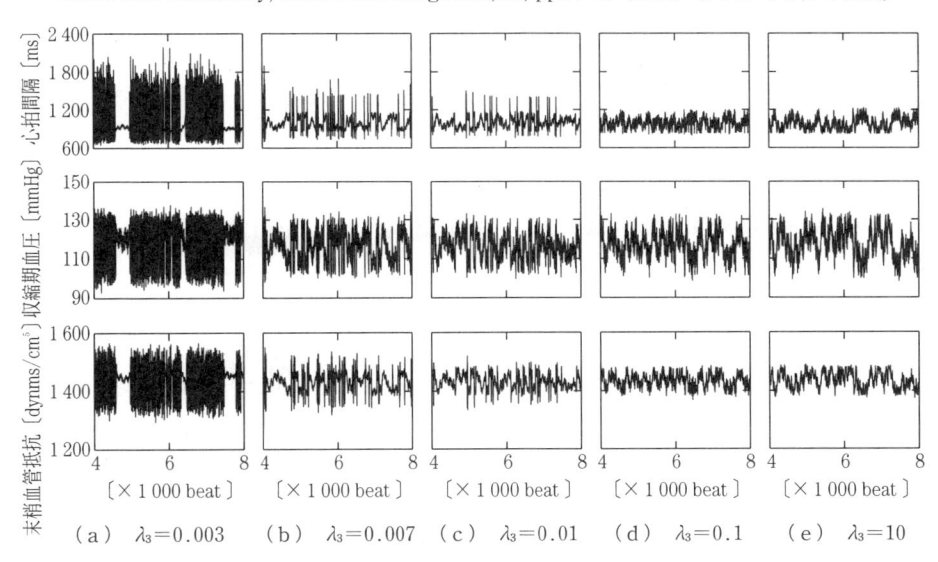

上段：心拍間隔，中段：収縮期血圧，下段：末梢血管抵抗

**図 4.33** 各モデル変数時系列の $\lambda_3$ 依存性〔Nakao, M., Takizawa, T., Nakamura, K., Katayama, N. and Yamamoto, M.: An optimal control model of 1/f fluctuations in heart rate variability, IEEE EMB Magazine, **20**, pp.77-87（2001）より許可を得て転載〕

クトルパワーが優位となり，スペクトルはこの帯域において急な傾斜を持つことになる．これに対して，$\lambda_3$ の値を減少させ，血圧変動を抑制する制御を緩めると，血圧は両境界の間を高速で動けるようになる．したがって，一度，血圧がどちらかの境界を超えると，引き続く制御で血圧は他方の境界あるいはその近傍まで一気に

押しやられることになる。このようにして，血圧が境界を超えるたびに，上下運動が繰り返されるのである。この運動は，血圧が両境界から遠く離れた中間値に偶然とどまるまで持続する。以上の一連の血圧の挙動が間欠的な時系列パターンとなって現れる。このような間欠性もスペクトルにおいて低周波帯域のパワーを持ち上げることになる。

またシミュレーションにより，$\lambda_{2,l}$，$\lambda_{2,u}$ と $\lambda_{3,l}$，$\lambda_{3,u}$ は相反する作用をモデルダイナミクスにもたらすことがわかった。$\lambda_{2,l}$ と $\lambda_{2,u}$ を増加させると，収縮期血圧が境界値を超えたときの動作点へ引き戻そうとする制御が強まる。このことは，これらの値が小さい場合と比べると血圧がいずれかの境界と交差する機会を増加させることになる。これにより，およそ 0.01 Hz 以上の帯域のスペクトルパワーが増加し，それより低周波帯域のパワーが減少するものと考えられる。一方，$\lambda_{3,l}$ と $\lambda_{3,u}$ を増加させると血圧が境界値を超えたときに引き起こされる各変数の制御反応速度が低下する。これは結果的に，$\lambda_{2,l}$，$\lambda_{2,u}$ の場合と逆の効果をもたらすことになる。すなわち，低周波帯域のスペクトルパワーが上昇し，高周波帯域のパワーが減少する。

ここで採用している制御メカニズムにおいては，収縮期血圧を動作点に引き戻そうとする制御を切り替える境界が存在している（図 4.30 参照）。これは収縮期血圧の緩い制御を実現しており，このような制御が各変数時系列に現れる低周波ゆらぎにとって本質的であることが以下の議論からわかる。図 4.31（c）は両境界の間隔がモデルダイナミクスに与える影響を示している。この間隔が広くなると，いず

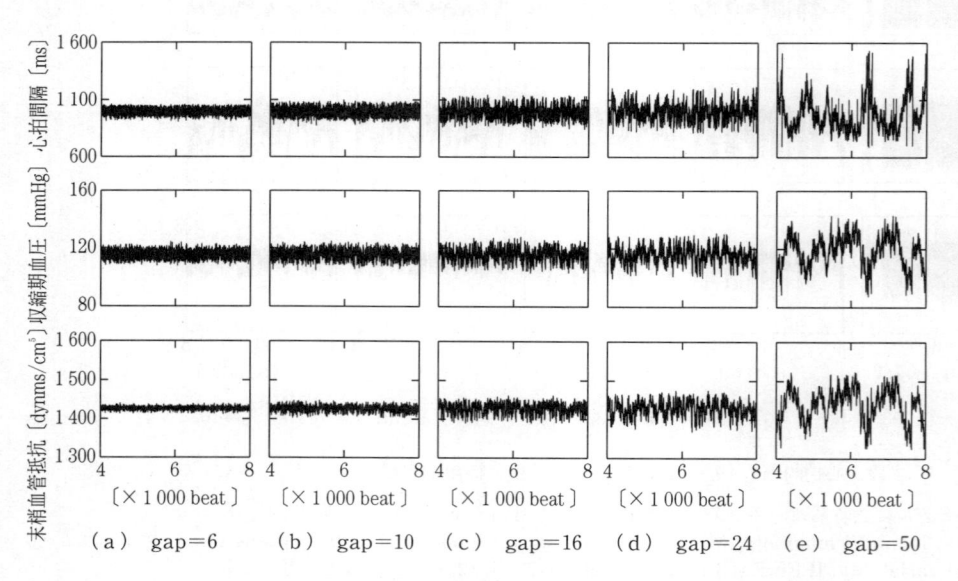

図 4.34 各モデル変数時系列の境界間隔（gap：$b_u - b_l$）依存性〔Nakao, M., Takizawa, T., Nakamura, K., Katayama, N. and Yamamoto, M.: An optimal control model of 1/f fluctuations in heart rate variability, IEEE EMB Magazine, **20**, pp.77-87（2001）より許可を得て転載〕

上段：心拍間隔，中段：収縮期血圧，下段：末梢血管抵抗

(a) gap=6　(b) gap=10　(c) gap=16　(d) gap=24　(e) gap=50

## 4.3 心拍 1/f ゆらぎの心臓血管系制御モデル

れの変数においても低周波帯域のスペクトルパワーが増加する。これはつぎのように理解される。変動速度は制御によって制限されているものの，収縮期血圧は両境界の間を自由に動くことができる。したがって，収縮期血圧が境界を超えずに動き回っていられる時間は，境界間隔が広くなるにつれて延長することになる。この"無交差時間"の延長は血圧の長期的な相関を増大させ，これが，図 4.31（c）にみられるような低周波帯域でのスペクトルパワーの増大につながると考えられる。同時に，このような解釈は**図 4.34** に示されるような，境界間隔の拡大に伴う低周波ゆらぎの顕在化によっても裏づけられている。この傾向はさらに広い境界間隔において強まり，より現実的な振る舞いに近づくようにみえるが，本モデルが小信号モデルであることを考慮すると，50 mmHg あるいはそれを超える間隔は，"小信号"という前提を必ずしも満足していない点に注意が必要である。

**図 4.35** は代表的なパラメータ値を用いたときの，各変数時系列のスペクトルを示している。心拍間隔時系列のスペクトルは 0.008 Hz 程度まで 1/f 様の構造を呈している。さらに，0.1 Hz および 0.3 Hz 付近にピークが存在しており，これら

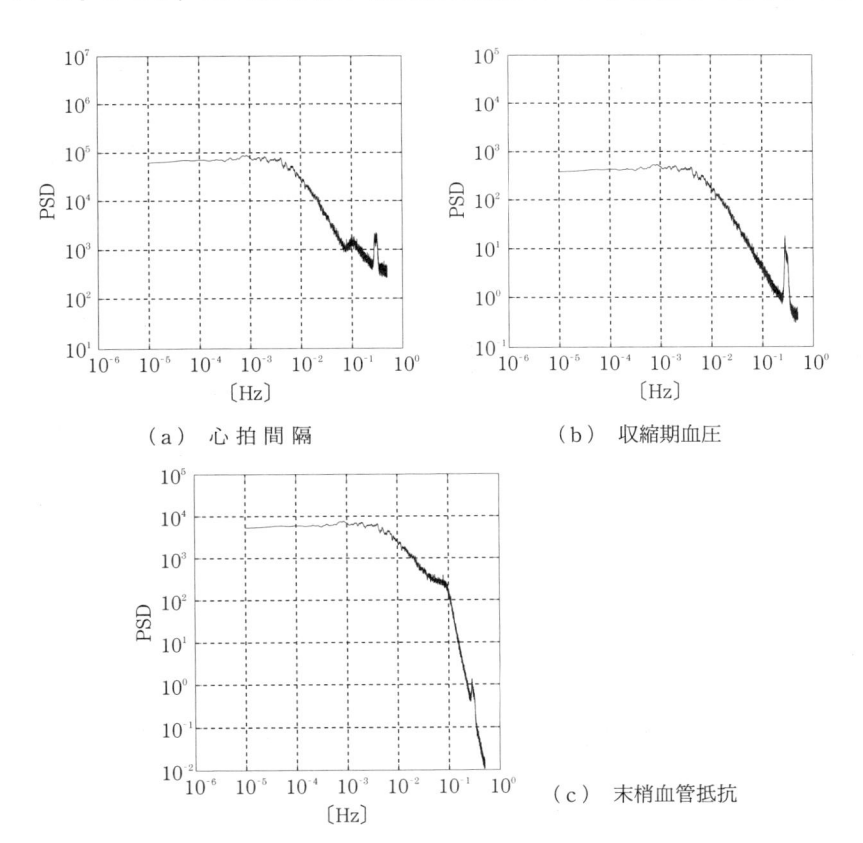

（a）心拍間隔

（b）収縮期血圧

（c）末梢血管抵抗

**図 4.35** 代表的なパラメータ値によって生成されたモデルスペクトル〔Nakao, M., Takizawa, T., Nakamura, K., Katayama, N. and Yamamoto, M.: An optimal control model of 1/f fluctuations in heart rate variability, IEEE EMB Magazine, **20**, pp.77-87（2001）より許可を得て転載〕

はそれぞれマイヤー波成分と呼吸性動揺成分に対応している。これらの周期成分はおもに式（4.37）および式（4.38）によって生成されている。しかしながら，マイヤー波成分は血圧のスペクトルにはほとんどみられない。これは，このパラメータ条件下では，マイヤー波に関連した血圧変動が心拍と末梢血管抵抗の変動によってほぼ補償されてしまったことによるものと考えられる。これは，マイヤー波成分が$\lambda_3$が小さいときにのみ血圧変動に顕在化していることを示している図4.31（b）の結果からも理解される。

図4.8に示したように，ヒト心拍変動時系列のスペクトルは$10^{-4}$Hzかそれ以下の低周波帯域まで$1/f$様のプロフィールを示す。これには，自由行動下であれば，異なる活動レベルや姿勢，睡眠時であれば，ノンレム睡眠やレム睡眠などいくつかの異なる生理的状態が含まれている。このことが，広帯域にわたる$1/f$様のスペクトル構造に反映している可能性がある。自由行動下ではないが，KobayashiとMushaが初めて報告した心拍変動の$10^{-4}$Hzまでの$1/f$ゆらぎについても同様な解釈が可能であると考えられる[41]。彼らは被験者の"意識"状態には注意を払っていないため，10時間に及ぶ計測時間中には，覚醒状態，うとうと状態，さらには睡眠状態をも含んでいる可能性が考えられる。これらの生理的状態はそれぞれ異なった心拍変動ダイナミクスを呈することが知られている[203],[169]。一方，被験者が一定の生理的状態（開眼臥位状態）下で記録が行われた場合は，スペクトルは$1/f$様のプロフィールを呈するものの$10^{-2}$～$10^{-3}$Hzの間で平坦化することが報告されている[62]。この意味において，本モデルは一定の生理的状態下での心拍変動のシミュレータとなっていると考えられる。

〔2〕 **動作点の階層的制御下のモデルダイナミクス**

前項までに述べてきた最適制御モデルでは，一部の周波数帯域でしか心拍変動の$1/f$様スペクトルが再現されなかった（0.008Hz程度まで）。これはモデルによって生成された時系列の定常性を意味しているともいえよう。これに対して，図4.8に示されるように，実際の心拍変動時系列においては局所的な平均レベルが時折大きく変動しているのがわかる。この現象が広帯域でみられるスペクトルの$1/f$様プロフィールに貢献していることが考えられる。心拍数の平均レベルの変化は，小信号モデルにおいては，その動作点が変動することに対応していると考えられる†。しかしながら，そのような非定常な変動メカニズムは小信号モデルの枠組みを用いて実現することは困難である。ここでは，小信号の枠組みを保持しながら，近似的に非定常な変動を実現するために動作点の制御機構を新たに導入する[190],[74]。

上述した心拍数の平均レベルの変化を引き起こす要因の一つは意識レベルを含む生理的状態の変化であり，第一近似としては，これは心臓血管系制御機構そのもの

---

† 生理学的状態に応じてどのように動作点が選ばれているかは明らかではない。中枢からの神経的作用のほかに，ホルモンなどの液性調節因子も動作点の制御にかかわっていることが予想され[152]，それは心臓血管系ダイナミクスとなんらかの相関を有する可能性がある。

の働きとは分離して考えられる。このような状態依存性の因子を心臓血管系ダイナミクスに導入するために，収縮期血圧の動作点を指数分布に従ってランダムな間隔で変動させる（平均 400 拍）。簡単にするために，変動の幅は±7 mmHg とする（符合はランダム）。このような $S$ のもとで，ほかの変数の動作点 $D$, $R$, $I$（$=1/H$）は以下の式（4.40）〜（4.44）を数値的に解くことによって決定する。

Windkessel モデルとスターリングの法則より $S$, $D$, $R$, $H$ は式（4.40），（4.41）を満たす。

$$D = S \exp\left(-\frac{1}{HRC}\right) \tag{4.40}$$

$$S - D = \frac{\gamma}{H} + \text{const.} \tag{4.41}$$

ここに const. は先の動作点 $S=115$ mmHg, $D=65$ mmHg, $H=1$ beat/s が満たされるように 34 mmHg とした。さらに，$I$（$=1/H$）および $R$ はつぎのようなコスト汎関数 $J_{op}$ が最小になるように決める。

$$J_{op} = \frac{\lambda_5}{2}(I - \bar{I})^2 + \frac{\lambda_6}{2}(R - \bar{R})^2 \tag{4.42}$$

ここで，$\bar{I}$ および $\bar{R}$ はそれぞれの変数の大域的なレベルを表している。以上の関係より，$R$ と $I$ はつぎのように一意に決めることができる。

$$R = \frac{I}{C \log\left(\frac{S}{D}\right)} \tag{4.43}$$

$$I = \frac{\bar{I} \times \lambda_5 + \dfrac{\bar{R} \times \lambda_6}{C \log\left(\frac{S}{D}\right)}}{\lambda_5 + \dfrac{\lambda_6}{\left\{C \log\left(\frac{S}{D}\right)\right\}^2}} \tag{4.44}$$

以下のシミュレーションでは，$\bar{I}=1$ s, $\bar{R}=1\,425$ dyn・ms/cm$^5$, $\lambda_5=5$, $\lambda_6=10$ のように設定している。図 4.36 にこのときのそれぞれの変数の時系列例と対応するスペクトルを示す。以前のモデルに比べて，大きくて緩やかな変動がより明瞭に現れていることがわかる。$10^{-3}$ Hz と $10^{-2}$ Hz の間に小さい変曲点が存在しているものの，血圧と心拍数変動はおおむね $1/f$ 様のスペクトルプロフィールを呈しているといえよう。

〔3〕 心臓血管系制御モデルの生理学的リアリティ

以上のモデル化によれば，心拍変動の $1/f$ ゆらぎを生じるような制御規範はある範囲内では血圧の動作点からの偏位を許すような緩やかなものであった。また，動作点そのものが生理的状態に応じて変動するような階層的な制御機構の存在を仮定した。いまだ多くの改良の余地を残しているが，"緩やかな制御"と"階層的制御"は心拍 $1/f$ ゆらぎの生理的意味づけを考えるうえで新しい視点を提供している。

ここで扱った制御規範では血圧はその動作点からの偏差に依存して制御のされ方

(a) 心拍間隔

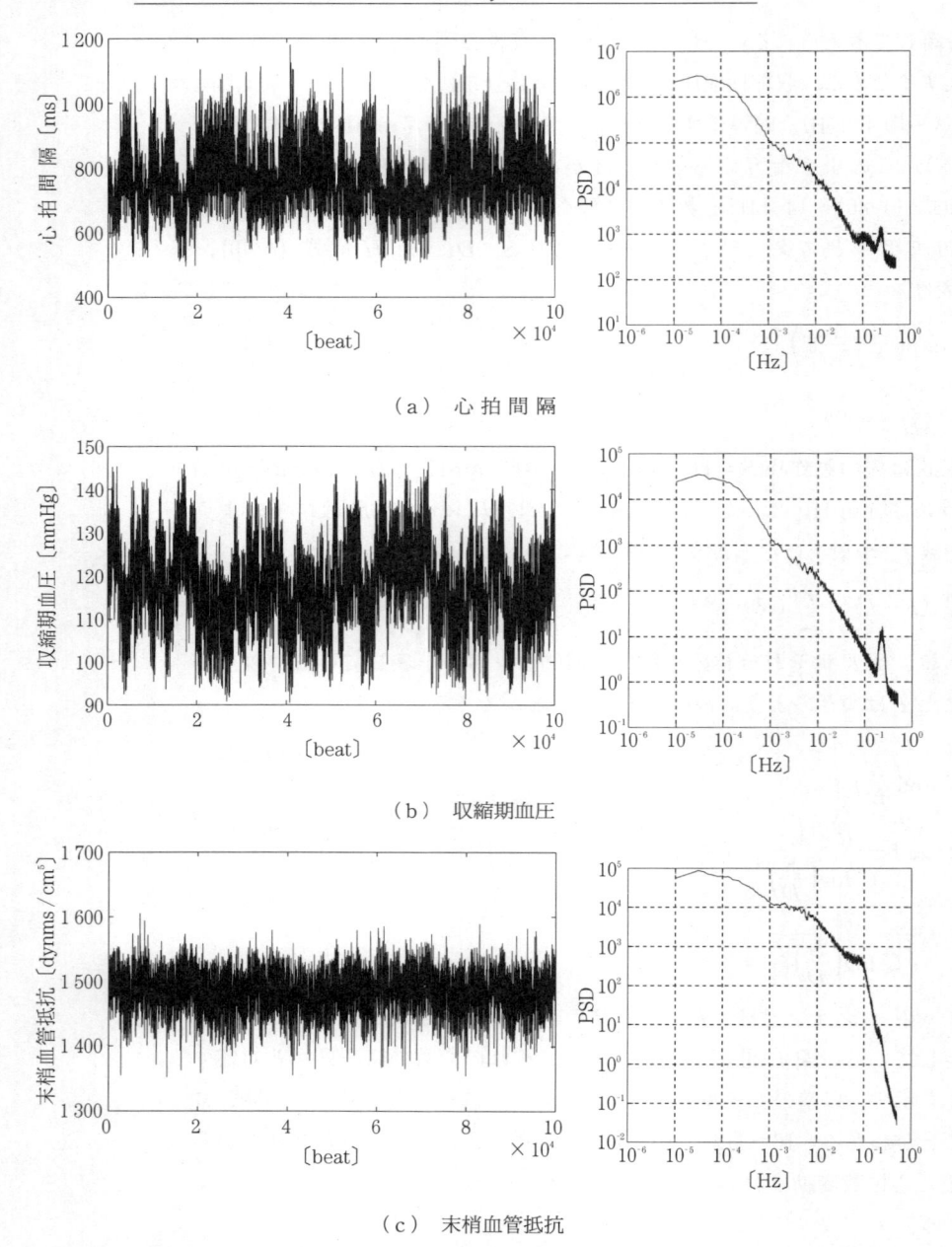

(b) 収縮期血圧

(c) 末梢血管抵抗

**図 4.36** 階層的制御モデルによって生成された各変数時系列とスペクトル〔Nakao, M., Takizawa, T., Nakamura, K., Katayama, N. and Yamamoto, M. : An optimal control model of 1/f fluctuations in heart rate variability, IEEE EMB Magazine, **20**, pp.77-87 (2001) より許可を得て転載〕

が異なっている．両境界の間に血圧があるときは，その変動速度を制限する制御が働くだけである．境界の外では，これに加えて動作点へ引き戻す制御が働く．実際の心臓血管系では，静脈系や動脈系に存在している圧受容器からの情報に基づく圧受容器反射が血圧制御を行う主要な神経機構である．最近の生理学的知見によれば

二種類の圧受容器が存在し，それぞれ異なる形で血圧制御に関与していることが明らかにされている[191),192)]。**表4.2**は，Seagardらがイヌの頸動脈洞に存在する二種類の圧受容器の生理学的性質を要約している[191)]。ここで圧受容器のリセッティングとは，刺激-応答曲線が血圧の平均レベルの変化にそって平行に移動する，すなわち，順応現象を指す。タイプⅠ受容器は平均レベルの近傍での血圧変動に対する制御にかかわっていると考えられ，一方，タイプⅡは広い範囲における平均レベルそのものの制御にかかわると考えられる[192)]。この考えは基本的にはほかの研究者によって支持されており，異なった出力線維（A線維およびC線維）を有する圧受容器の血圧制御への選択的なかかわりが示唆されている[184),193)]。したがって，タイプⅠがかかわる圧受容器反射は，モデルにおいては両境界内での制御に対応していると考えられる。さらに，モデルにおける動作点へ血圧を引き戻す制御は，タイプⅠ受容器の応答範囲外における血圧に対する制御として自然なものであると考えられる。モデルにおける動作点の制御はタイプⅡ圧受容器による反射として解釈されよう。また，これら以外にも主要な受容器として大動脈圧受容器の存在が知られている。その応答範囲からみて，頸動脈圧受容器よりも高い血圧範囲における制御を担っているものと考えられる[194)]。さらに，心肺圧受容器は静脈還流量をモニタし，圧受容器反射を調節している[195)]。これらの圧受容器を介する制御のモデル化は，より現実的な枠組みを構築するうえで重要である。

**表4.2** 異なるタイプの圧受容器の性質[191),192)]

|  | 刺激-応答特性 | 有効応答範囲 | リセッティング | 神経線維 | 制御 |
|---|---|---|---|---|---|
| typeⅠ | 閾値＋飽和型 | 狭い | あり | A線維 | 動的制御 |
| typeⅡ | シグモイド型 | 広い | ほとんどない | C線維 | 静的制御 |

心臓血管系は，非線形で，分布定数的で，さらに時変的な系でもあると考えられる。しかしながら，以上の議論では，二次コスト関数による最適制御問題の解析的な解を得るために心臓血管系の線形モデルが必須であった。同時に，線形モデルによればシミュレーション結果をモデルの構造に照らして直接解釈することが容易である。実際，心臓血管系ダイナミクスの研究には，Windkesselモデルのように単純で線形なモデルも依然として有効であると考えられている[196)]。一方，最近では，心臓血管系の非線形モデルも多く提案されるようになってきた[143),144)]。非線形性が心拍変動の$1/f$ゆらぎにどのような影響を及ぼしているかを明らかにするためにはモデルの非線形系への拡張が必要となる。

前項では，心臓血管系の動作点や制御規範がさまざまな生理的状態に応じて変化することが心拍$1/f$ゆらぎの生成メカニズムとして重要であるとの観点からモデリングを行っていた。一方，Nunes Amaralらは，姿勢（臥位か，それに準じた姿勢）や覚醒状態を維持し，生理学的状態変化を極力排除した条件下（これをコンスタントルーティンという）で27時間にわたって心拍変動の計測を行い，そのマ

ルチフラクタル性[†]を報告している（病態や自律神経系の遮断薬によってその性質は変容する）[179]。これはマルチフラクタル性が，自律神経系による制御に由来しており，明示的な状態変化がなくても存在していることを示唆している。コンスタントルーティンは一種の断眠実験であること，そのもとでも日周リズムなどの内因性リズムは存続していることなどから，生理的状態がつねに一定であるとは必ずしもいえないが，心拍変動の自己相似的な性質を担うメカニズムの解明にとって重要な情報を提供している。

## 4.4　生体 $1/f$ ゆらぎの生理学的解釈について

　これまで，脳単一ニューロン活動や心臓血管系信号における $1/f$ ゆらぎ現象について述べ，そのメカニズムを生理学的に解釈するためのモデルについて紹介してきた。神経活動や生体信号においてあまねく $1/f$ ゆらぎが見いだされることは，脳や生体系が単なる線形で受動的な素子からなるエネルギー的に閉じられたシステムではないことを物語っている。これは $1/f$ ゆらぎが定常と非定常の境界にある確率過程と考えられることと対応している。ここでの興味はこのような非定常性がどのようなメカニズムで生み出され，どのような生物学的意義を有しているのかを解き明かすことである。すなわち，単なるダイナミクスの特徴づけの後にくるメカニズムの解釈や意義の究明がモデル化の主題である。

　ネコの脳のレム睡眠中に現れる単一ニューロン活動の $1/f$ ゆらぎは，神経回路網モデルにシミュレーションから，その準安定性から生じていることが示唆された。これはある意味ではスピン系などの物理系と共通した振る舞いであるが，モデル化によって，$1/f$ ゆらぎを引き起こす要因が"系の温度"ではなく，大域的な抑制性あるいは興奮性入力，ノイズの相関構造，ニューロン間結合の疎密などであることが明らかになり，それらの生物学的解釈を可能にしている。ここで示されたようなニューロン活動の $1/f$ ゆらぎがレム睡眠の生物学的意義を考えるうえで一つの具体的な枠組みを与えるものと期待される[221]。

　心臓血管系においては血液を拍出する心臓は一つしかないが，血液をすみずみの生体組織まで運ぶ血管系は複雑に分岐した大規模システムである。血管系を通して生体内での血流配分を制御するためには，大動脈から毛細血管に至るまで膨大な階層を有するシステムを制御しなくてはならない。このような心臓血管系が，生体組織が要求する血流量を最低限確保するためにとり得る制御機構はなんであろうか。心臓血管系信号においてあまねく見いだされる $1/f$ ゆらぎをこのような制御戦略の表出と見て，ダイナミクスから逆に制御原理を推定しようとする枠組みは自然なもののように思われる。

---

　[†] フラクタル次元が局所的に異なり，それがある分布をなしているような性質をいう。詳しくは文献176），177）などを参照のこと。

# 5 おわりに
## バイオインフォマティクスからシステム論的理解へ
―生体情報の計測，解析，解釈の視点から―

　1998年に発行された『Trend Guide to Bioinformatics』によれば，膨大なDNA塩基配列とその他の生物学的データを開拓するために，生物学と数学・計算機科学とが融合して生まれた新しいサイエンス，それがバイオインフォマティクスと呼ばれている。そこには，データベース検索，配列アラインメント，遺伝子同定，機能的ゲノミックス，タンパク質分類，分子系統学などのキーワードに象徴される広範な分野が含まれている[240]。そこでは，情報理論や自然言語処理，データマイニングなどの記号論的手法が主役であった。2000年6月にHuman Genome Projectの第一次終結宣言がなされ，いまやポストゲノム時代真っただ中である。ゲノム情報を基にして，機能物質としてのタンパク質を発掘する作業が大規模に行われている（プロテオーム[241]）。この流れはさらに代謝までも射程に入れたメタボロームへとつながる[242]。それらの成果の，遺伝子診断，新薬の開発，農作物の品種改良，食品生産などの広範な分野への応用が期待されている。しかしながら，ポストゲノム時代においても記号論的な処理が主役となれるかどうかは定かではない。それは以下に述べるような"情報"の重層性によっている。

　最初に情報の定義にかかわることを述べておく。広義の情報は記号情報（symbolic information）と意味情報（semantic information）の二つの側面からとらえられる。記号情報とは文字系列のような単なる表象の情報であり，シャノンの情報理論の対象になっている。そこでは記号系列の意味内容には感知せず，記号の出現を単に確率事象としてとらえている。ゲノムにおける塩基配列も単なる記号の系列とみなすことができるので，確率過程や情報理論，自然言語処理などの手法がゲノム解析に使われているわけである。

　一方，意味情報とは，意味体系を担う構造を背景にしてとらえられる情報である。ゲノム中の遺伝子の塩基配列は，それがタンパク質の機能情報を担っているという意味で，意味情報でもある。そしてそれは，細胞や組織，器官，個体の機能の意味情報，さらには，個体と環境との相互作用の意味情報へと広がっている。以上のことから，ゲノム情報にも，単なる記号情報的側面とその意味内容にかかわる意味情報的側面の二つの面があることを認識しなければならない。

　このような情報の重層性を考えるとき，現在のバイオインフォマティクスでは情報の記号論的な側面が強調されすぎているように思われる。確かにゲノムの塩基配

## 5. おわりに

列から遺伝子部分を同定し，タンパク質を分類し，データベースを構築していく作業が，ポストゲノム科学においても重要なプロセスであることには違いない。しかしその先には，遺伝子，タンパク質，細胞，組織，器官，個体に階層化されたシステムの間の相互作用，さらには個体と環境との間の相互作用の，高次の意味情報が連なっていることを認識しなければならない。要するに，高次の階層で従来営々と積み重ねられてきた医学・生物学の知識をも取り込んだ形でゲノム情報を読み解く技法を確立していかなければならないと思われる。

このようなわれわれの問題意識は，バイオインフォマティクスを包摂したニューロインフォマティクスやフィジオームという概念の提唱者によっても共有されている。

ニューロインフォマティクスは，脳研究におけるそれぞれの専門分野で膨大な情報の蓄積がなされている状況下において，遺伝子から行動に至る個別の知識をデータベース化し，脳機能の統合的見解を各研究者が共有しようというもので，NIH によって Human Brain Project として 2000 年正式に発足している[243]。例えば，学習や記憶機能の研究におけるニューロインフォマティクスの目的はつぎのように要約されている。

① 検証可能な仮説の提唱
② 実験データの一貫性の検証
③ 新しい現象のモデル化
④ 超複雑な多重階層性の検討

このように脳の高次機能まで考慮したニューロインフォマティクスにおいては，モデル化を通した実験データの高次の解釈にまで踏み込んでいることが特徴となっている。

一方，フィジオームはもともと医用生体工学の分野において NIH のバックアップを受けて提唱された概念であり，そこでは，生体システムのさまざまな階層におけるダイナミクスを個体全体の立場から定量的・統合的にとらえようとしている[244]。

こうしてみると，ニューロインフォマティクスもフィジオームも本質的に，生体機能を統合的に理解することをその主目的としている点で重なり合う。

生体機能のシステム論的理解のためには，（理想的には）各研究者自らが各階層の生体情報を計測し，解析し，解釈するプロセスを，数学や物理学，計算機科学と生物学を融合して実践することが必要であると思われる。

生体情報の"計測"とは，ヒトや動物から時間軸上の一次データを得るプロセスである。すなわちダイナミクス計測のことである。細胞レベルの電気生理学的計測はもとより，分子レベルの生化学的計測，さらには遺伝子の発現プロセスの実時間計測も視野に入れなければならない。また，睡眠-覚醒という生体のグローバルな"意識"や行動の計測を基礎に，脳の感覚，運動，連合，学習，記憶過程の計測や，

## 5. おわりに

脳が内外環境に働きかける行動計測も含まれる。脳の外環境への働きかけの行動計測とは一義的には筋肉活動の計測ということであり，また，脳の内環境への働きかけのそれは，ホルモン系や自律神経系の動態計測という意味である。個体全体からみた生体機能の解明においては，これらの計測は可能な限り同時並列になされることが理想的である。

つぎに，生体情報の"解析"とは，生体情報の時空間ダイナミクスを明らかにするために，一次データに数理的処理を施し，一次データからは直接的にはみえない情報を抽出するプロセスである。画像解析や時系列解析のプロセスといってよい。このプロセスでは，数学や物理学の手法，例えば，確率過程論，非線形動力学，統計力学などの導入が重要となる。

計測と解析の先にあるものは，生体情報の"解釈"のプロセスであり，システム論的理解の核心部分である。解釈とは計測と解析の結果得られる時空間ダイナミクスの解釈という意味であり，具体的には，メカニズムを説明する物理モデルや数理モデルの創生を意味する。従来は，個々のサブシステムに閉じた形で研究が行われてきたため，階層をまたがって機能的解釈を加えることは困難であった。しかし，システム論的理解のためには，遺伝子や細胞レベルから行動レベルにおいて同時進行している現象を統合するモデル化の手法が必須であることは言をまたない。

本書では，細胞や器官レベルの情報計測と解析を行い，臓器の振る舞いや個体の行動を予測したりデザインしたりすることができるような数理的，物理的統合モデル構築に至る道筋について述べてきた。ここにいう統合的モデルとは計算パワーにまかせた網羅的モデル化を単に意味するのではない。膨大な自由度を本質を失わずに縮約する技法を確立することがポストゲノム時代に強く求められている。その意味で，本書が生体機能のシステム論的理解に少しでも役立てば幸いである。

# 引用・参考文献

1) Aschoff, J. and Wever, R.: Spontanperiodik des Menschen bei Ausschluss aller Zeitgeber, Naturwissenschaften, **15**, pp.337-342 (1962)
2) Aschoff, J., Gerecke, U. and Wever, R.: Desynchronization of human circadian rhythms, Jpn. J. Physiol., **17**, pp.450-457 (1967)
3) Wever, R. A.: The Circadian System of Man. Results of Experiments under Temporalisolation, Springer-Verlag, New York (1979)
4) Czeisler, C.A., Weitzman, E.D., Moore-Ede, M.C., Zimmerman, J.C. and Kronauer, R.S.: Human sleep: its duration and organization depend on its circadian phase, Science, **210**, pp.1264-1267 (1980)
5) Zulley, J., Wever, A. and Aschoff, J.: The dependence of onset and duration of sleep on the circadian rhythm of rectal temperature, Pflügers Arch., **391**, pp.314-318 (1981)
6) Kronauer, R.E., Czeisler, C.A., Pilato, S.F., Moore-Ede, M.C. and Weitzman, E.D.: Mathematical model of the human circadian system with two interacting oscillators, Am. J. Physiol., **242**, pp.R3-R17 (1982)
7) Daan, S., Beersma, D.G. and Borbély, A.A.: Timing of human sleep recovery process gated by a circadian pacemaker, Am. J. Physiol., **246**, pp.R161-R178 (1984)
8) Borbély, A.A.: A two process model of sleep regulation, Human Neurobiol., **1**, pp.195-204 (1982)
9) Glass, L. and Perez, R.: The fine structure of phase locking, Phys. Rev. Lett., **48**, pp.1772-1775 (1982)
10) Sakai, H., Nakao, M., and Yamamoto, M.: A circle map model of human circadian rhythms, Frontiers Med. Biol. Eng., **9**, pp.75-92 (1999)
11) Nakao, M., Yamamoto, K., Honma, K., Hashimoto, S., Honma, S., Katayama, N. and Yamamoto, M.: A phase dynamics model of human circadian system, J. Biol. Rhythms, **17**, pp.476-489 (2002)
12) Kawato, M., Fujita, K., Suzuki, R. and Winfree, A.T.: A three oscillator model of the human circadian system controlling the core temperature rhythm and the sleep-wake cycle, J. Theor. Biol., **98**, pp.369-392 (1982)
13) Strogatz, S.: Human sleep and circadian rhythms: A simple model based on two coupled oscillators, J. Math. Biol., **25**, pp.327-347 (1987)
14) Nakao, M., McGinty, D., Szymusiak, R. and Yamamoto, M.: A thermoregulatory model of sleep control, Jpn. J. Physiol., **45**, pp.291-309 (1995)
15) Nakao, M., McGinty, D., Szymusiak, R. and Yamamoto, M.: Thermoregulatory model of sleep control: Losing the heat memory, J. Biol. Rhythms, **14**, pp.547-556 (1999)
16) Leloup, J.C. and Goldbeter, A.: Toward a detailed computational model for the mammalian circadian clock, Proc. Natl. Acad. Sci. USA, **100**, pp.7051-7056 (2003)
17) Ueda, H., Hagiwara, M. and Kitano, H.: Robust oscillations within the inter-locked feedback model of Drosophila circadian rhythm, J. Theor. Rhythms, **210**, pp.401-406 (2001)
18) Hales, S.: Statical Essays. vol.II, Haemastaticks, Innings and Manby, London (1733)

19) Akselrod, S., Gordon, D., Ubel, F.A., Shannon, D.C., Barger, A.C. and Cohen, R.J.: Power spectrum analysis of heart rate fluctuation: A quantitative probe of beat-to-beat cardiovascular control, Science, **213**, pp.220-222 (1981)

20) Wagner, R.: Die Regulierung des Blutdruckes als Beispiel einer Regler-Einrichtung im Organismus, Naturwissenschaften, **37**, pp.128-136 (1950)

21) Guyton, A.C. and Harris, J.W.: Pressoreceptor-autonomic oscillations: a probable cause of vasomotor waves, Am. J. Physiol., **165**, pp.158-166 (1951)

22) Burton, A.C.: The range and variability of the blood flow in the human fingers and the vasomotor regulation of body temperature, Am. J. Physiol., **127**, pp.437-453 (1939)

23) Burton, A.C.: The operating characteristics of the human thermoregulatory mechanism. In: Temperature. Its measurement and control in science and industry, pp.522-528, Reinhold, New York (1941)

24) Hyndman, B.W., Kitney, R.I. and Sayers, B.McA.: Spontaneous rhythms in physiological control systems, Nature, **233**, pp.339-341 (1971)

25) Sayers, B.McA.: Analysis of heart rate variability, Ergonomics, **16**, pp.17-32 (1973)

26) Chess, G.F., Tam, R.M.K. and Calaresu, F.R.: Influence of cardiac neural inputs on rhythmic variations of heart period in the cat, Am. J. Physiol., **228**, pp.775-780 (1975)

27) Hyndman, B.W.: The role of rhythms in homeostasis, Kybernetik, **15**, pp.227-236 (1974)

28) Kitney, R.I.: An analysis of the nonlinear behaviour of the human thermal vasomotor control system, J. Theor. Biol., **52**, pp.231-248 (1975)

29) DeBoer, R.W., Karemaker, J.M. and Strackee, J.: Hemodynamic fluctuations and baroreflex sensitivity in humans: a beat-to-beat model, Am. J. Physiol., **253**, pp.H680-H689 (1987)

30) Seidel, H. and Herzel, H.: Bifurcations in a nonlinear model of the baroreceptor-cardiac reflex, Physica D., **115**, pp.145-160 (1998)

31) Jaron, D., Moore, T.W. and Bai, J.: Cardiovascular response to acceleration stress: a computer simulation, Proc. IEEE, **76**, pp.700-707 (1988)

32) Saul, J.P., Abrecht, P., Stein, S.P., Chen, M.H. and Cohen, R.J.: Transfer function analysis of the circulation: unique insights into cardiovascular regulation, Am. J. Physiol., **261**, pp.H1231-H1245 (1991)

33) Mullen, T.J., Appel, M.L., Mukkamala, R., Mathias, J. and Cohen, R.J.: System indentification of closed-loop cardiovascular control: Effects of posture and autonomic blockade, Am. J. Physiol., **272**, pp.H448-H461 (1997)

34) 中尾光之, 広川 賢, 片山統裕, 山本光璋, 宗像正徳: 心臓血管系信号ダイナミクスの多変量多状態解析, 電子情報通信学会論文誌, **J82-D-II**: pp.2132-2142 (1999)

35) Baselli, G., Cerutti, S., Civardi, S., Malliani, A. and Pagani, M.: Cardiovascular variability signals: Towards the identification of a closed-loop model of the neural control mechanisms, IEEE Trans. Biomed. Eng., **35**, pp.1033-1046 (1988)

36) Baselli, G., Cerutti, S., Badilini, F., Biancardi, L., Porta, A., Pagani, M., Lombardi, F., Rimoldi, O., Furlan, R. and Malliani, A.: Model for the assessment of heart period and arteria pressure variability interactions and of respiration influences, Med. Biol. Eng. & Comput., **32**, pp.143-152 (1994)

37) Goldberger, A.L. and West, B.J.: Application of nonlinear dynamics of clinical cardiology, Ann.

N.Y. Acad. Sci., **504**, pp.195-213（1987）

38) Yamamoto, Y. and Hughson, R.L.: On the fractal nature of heart rate variability in humans: Effects of data length and $\beta$-adrenergic blockade, Am. J. Physiol., **266**, pp.R40-R49（1994）
39) Niizeki, K., Kawahara, K. and Miyamoto, Y.: Interaction among cardiac, respiratory, and locomotor rhythms during cardiolocomotor synchronization, Appl. J. Physiol., **75**, pp.1815-1821（1993）
40) Schäfer, C., Rosenblum, M.G., Abel, H. H. and Kurths, J.: Synchronization in the human cardiorepiratory system. Physical Rev. **E 60**, pp.857-870（1999）
41) Kobayashi, M. and Musha, T.: 1/f fluctuation of heartbeat period, IEEE Trans. BME, **29**, pp.456-457（1982）
42) Saul, J.P., Albrecht, R.D., Berger, R.D. and Cohen, R.J.: Analysis of long term heart rate variability: methods, 1/f scaling and implications, Proc. Computer in Cardiology, pp.419-422（1987）
43) Meesmann, M., Boese, J., Chialvo, D.R., Kowallik, P., Wolfgang, R.B., Peters, W., Grüneis, F. and Kniffki, K. D.: Demonstration of 1/f fluctuations and white noise in the human heart rate by the variance-time-curve: Implications for self similarity, Fractals, **1**, pp.312-320（1993）
44) 佐光興亜，ほか：血圧の低周波ゆらぎのスペクトル解析，日本ME学会「生体時系列信号とゆらぎ研究会」研究報告集，**2-5**, pp.57-58（1989）
45) Castiglioni, P., Frattola, A., Parati, G., Di Rienzo, M.: 1/f-modeling of blood pressure and heart rate spectra: Relations to aging, Proc. 14th Ann. Conf. IEEE Eng. Med. & Biol. Soc., pp.465-466（1992）
46) 山内芳子，中村孝夫，河原剛一：心拍ゆらぎの発生過程における変化とその機能的意義，第8回生体・生理工学シンポジウム論文集，pp.71-74（1993）
47) 河原剛一：生体リズムゆらぎの機能的意義と1/fゆらぎの個体発生，BME, **8**, pp.22-28（1994）
48) Musha, T., Takeuchi, H. and Inoue, K.: 1/f fluctuation in the spontaneous spike discharge intervals of a giant snail neuron, IEEE Trans. BME, **30**, pp.194-197（1983）
49) Musha, T., Kosugi, Y., Matsumoto, G. and Suzuki, M.: Modulation of the time relation of action potential impulse propagating along an axon, IEEE Trans. BME, **28**, pp.616-623（1981）
50) Yamamoto, M., Nakahama, H., Shima, K., Kodama, T. and Mushiake, H.: Markov-dependency and spectral analyses on spike counts in mesencephalic reticular neurons during sleep and attentive states, Brain Res., **366**, pp.279-289（1986）
51) 山本光璋，中浜　博，嶋　啓節，綾　晧二郎，児玉　亨，虫明　元，稲瀬正彦：逆説睡眠時のニューロン活動，神経研究の進歩，**30**, pp.1010-1022（1986）
52) Mushiake, H., Kodama, T., Shima, K., Yamamoto, M. and Nakahama, H.: Fluctuations in spontaneous discharge of hippocampal theta cells during sleep-waking states and PCPA-induced insomnia, J. Neurophysiol., **60**, pp.925-939（1988）
53) Kodama, T., Mushiake, H., Shima, K., Nakahama, H. and Yamamoto, M.: Slow fluctuations of single unit activities of hippocampal and thalamic neurons in cats. I. Relation to natural sleep and alert states, Brain Res., **487**, pp.26-34（1989）
54) Sei, H., Sakai, K., Yamamoto, M., and Jouvet, M.: Spectral analyses of PGO-on neurons during paradoxical sleep in freely moving cats, Brain Res. **612**, pp.351-353（1993）
55) Teich, M.C.: Fractal neuronal firing patterns. In: Single Neuron Computation, Academic Press,

New York, pp.589-625 (1992)

56) Teich, M.C., Turcott, R.G. and Siegel, R.M. : Temporal correlation in cat striate-cortex neural spike trains, IEEE EMB Magazine, **15**, pp.79-87 (1996)
57) Kawahara, K. and Yamauchi, Y. : Spectral analysis on low frequency fluctuation in respiratory rhythm in decerebrate cat, Biol. Cybern., **61**, pp.265-270 (1989)
58) Noguchi, Y. : 1/f fluctuations in fetal breathing rates, Proc. 11th Int'l. Conf. IEEE Eng. in Med. & Biol. Soc., pp.328-329 (1989)
59) Yoshida, T., Ohtomo, S. and Kanamura, S. : 1/f frequency-fluctuation of human EEG and emotional changes, Proc. Int'l. Conf. Noise in Physical Syst. & 1/f Fluct., pp.719-722 (1991)
60) 武者利光：ゆらぎの世界，自然界の1/fゆらぎの不思議，講談社 (1980)
61) 吉田倫幸：脳波レベルからみた1/fゆらぎの意義，BME，**8**，pp.29-35 (1994)
62) Yamamoto, Y. and Hughson R.L. : On the fractal nature of heart rate variability in humans : Effect of data length and $\beta$-adrenergic blockade, Am. J. Physiol., **266**, pp.R40-R49 (1994)
63) Mandelbrot, B.B. and Van Ness, J.W. : The fractional Brownian motions, fractional noises and applications, SIAM Rev., **10**, pp.422-437 (1968)
64) 小倉久直：1/fノイズを確率過程としてみれば，電子情報通信学会誌，**77**，pp.250-253 (1994)
65) Lowen, S.B. and Teich, M.C. : Power-law shot noise, IEEE Trans., **IT 36**, pp.1302-1318 (1990)
66) Lowen, S.B. and Teich, M.C. : Doubly stochastic Poisson point process driven by fractal shot noise, Phys. Rev., **A 43**, pp.4192-4215 (1991)
67) Bak, P., Tan, C. and Wiesenfelt, K. : Self-organized criticality : An explanation of 1/f noise, Phys. Rev. Lett., **59**, pp.381-384 (1987)
68) Grüneis, F., Nakao, M., Yamamoto, M., Musha, T. and Nakahama, H. : An interpretation of 1/f fluctuations in neuronal spike trains during dream sleep, Biol. Cybern., **60**, pp.161-169 (1989)
69) Aizawa, Y. and Kohyama, T. : Asymptotically non-stationary chaos, Prog. Theor. Phys., **71**, pp.847-850 (1984)
70) Hopfield, J.J. : Neural networks and physical systems with emergent collective computational abilities, Proc. Natl. Acad. Sci. USA, **79**, pp.2254-2258 (1982)
71) Nakao, M., Takahashi, T., Mizutani, Y. and Yamamoto, M. : Simulation study on dynamics transition in neuronal activity during sleep cycle by using asynchronous and symmetry neural network model, Biol. Cybern., **63**, pp.243-250 (1990)
72) Nakao, M., Honda, I., Musila, M. and Yamamoto, M. : Metastable associative network models of dream sleep, Neural Networks, **10**, pp.1289-1302 (1997)
73) Nakao, M., Ito, A., Katayama, N. and Yamamoto, M. : A control strategy underlying 1/f fluctuations in heart rate variability, Proc. Asia-Pacific Cong. Biomed. Eng., pp.340-341 (2000)
74) Nakao, M., Takizawa, T., Nakamura, K., Katayama, N. and Yamamoto, M. : An optimal control model of 1/f fluctuations in heart rate variability, IEEE EMB Magazine, **20**, pp.77-87 (2001)
75) Daan, S. and Beersma, D. G. : Circadian gating of human sleep-wake cycles, In : Moore-Ede, M. C. and Czeisler, C. A. eds. : Mathematical Models of the Circadian Sleep-Wake Cycle, Raven Press, New York, pp.129-158 (1984)
76) Achermann, P. and Borbély, A.A. : Concepts and models of sleep regulation, Wien Med. Wochenscher, **145**, pp.402-406 (1995)
77) Sack, R.L., Lewy, A.J., Blood, M.L., Keith, L.D. and Nakagawa, H. : Circadian rhythm abnormal-

ities in totally blind people : Incidence and clinical significance, J. Clin. Endocrinol. & Metabol., **75**, pp.127-134 (1992)
78) Hashimoto, S., Nakamura, K., Honma, S. and Honma, K. : Non-photiv entrainment of human rest-activity cycle independent of circadian pacemaker, Sleep and Biol. Rhythms, **2**, pp.29-36 (2004)
79) Kronauer, R.E. : Temporal subdivision of the circadian cycle, Lectures on Mathematics in the Life Sciences, **10**, pp.63-110, American Mathematical Society (1987)
80) Kuramoto, Y. : Chemical Oscillations, Waves, and Turbulence, Springer-Verlag, New York (1984)
81) 蔵本由紀 編著：パターン形成，朝倉書店 (1991)
82) 川上 博 編著：生体リズムの動的モデルとその解析，コロナ社 (2002)
83) Monk, T.H., Buysse, D.J., Reynolds, C.F. and Kupfe, D.J. : Inducing jet lag in older people : Adjusting to a 6-hour phase advance in routine, Exp. Gerontol., **28**, pp.119-133 (1993)
84) Carrier, J., Monk, T.H., Buysse, D.J. and Kupfer, D.J. : Amplitude reduction of the circadian temperature and sleep rhythms in the elderly, Chronobiol. Int'l, **13**, pp.373-386 (1996)
85) Souetre, E., Salvati, E., Belugou, J.L., Pringuey, D., Candito, M., Krebs, B., Ardisson, J.L. and Darcourt, G. : Circadian rhythms in depression and recovery : evidence for blunted amplitude as the main chronobiological abnormality, Psychiatry Res., **28**, pp.263-278 (1989)
86) Nakamura, K., Hashimoto, S., Honma, S., Honma, K. and Tagawa, Y. : A sighted man with non-24-hour sleep-wake syndrome shows damped plasma melatonin rhythm, Psychiatry & Clin. Neurosci., **51**, pp.115-119 (1997)
87) Nakao, M., Yamamoto, K., Nakamura, K., Katayama, N. and Yamamoto, M. : A circadian system model with feedback of cross-correlation between sleep-wake rhythm and oscillator, Psychiatry and Clin. Neurosci., **55**, pp.295-297 (2001)
88) Shirakawa, T., Honma, S., Katsuno, Y., Oguchi, H. and Honma, K. : Synchronization of circadian firing rhythms in cultures rat suprachiasmatic neurons, Eur. J. Neurosci., **12**, pp.2833-2838 (2000)
89) Masubuchi, S., Honma, S., Abe, H., Ishizaki, K., Namihira, M., Ikeda, M. and Honma, K. : Clock genes outside the suprachiasmatic nucleus involved in manifestation of locomotor activity rhythm in rats, Eur. J. Neurosci., **12**, pp.4206-4214 (2000)
90) Dunlap, J.C. : Molecular bases for circadian clocks, Cell, **96**, pp.271-290 (1999)
91) Kawato, M. : Transient and steady state phase response curves of limit cycle oscillators, J. Math. Biol., **12**, pp.13-30 (1981)
92) Kawato, M. and Suzuki, R. : Analysis of entrainment of circadian oscillators by skelton photoperiods using phase transition curve, Biol. Cybern., **40**, pp.139-149 (1981)
93) Daan, S. and Pittendrigh, C.S. : A functional analysis of circadian pacemakers in nocturnal rodents III heavy water and constant light : homeostasis of frequency ?, J. Comp. Physiol., **106**, pp.267-290 (1976)
94) 千葉喜彦，高橋清久 編：時間生物学ハンドブック，朝倉書店 (1991)
95) 高橋康郎，高橋清久：睡眠覚醒サイクルと内分泌機能（伊藤正男，入沢 宏，小幡邦男，鳥居鎮夫，松尾 裕 編）：脳の統御機能 1. 生体リズム，医歯薬出版，pp.117-144 (1978)
96) 井上昌次郎，早石 修 編著：快眠の科学，朝倉書店 (2002)
97) 鳥居鎮夫 編：睡眠環境学，朝倉書店 (1999)

98) アーサー・ウィンフリー（鈴木善次，鈴木良次 訳）：生物時計，東京化学同人（1992）
99) Strogatz, S.H., Kronauer, R.E. and Czeisler, C.A. : Circadian pacemaker interferes with sleep onset at specific times each day : Role in insomnia, Am. J. Physiol., **232**, pp.R172-R178（1987）
100) Stephan, F.K. and Zucker, I. : Circadian rhythms in drinking behavior and locomotor activity of rats are eliminated by hypothalamic lesions, Proc. Nat. Acad. Sci. USA, **69**, pp.1583-1586（1972）
101) Moore, R.Y. and Eichler, V.B. : Loss of circadian adrenal corticosterone rhythm following suprachiasmatic lesions in the rat, Brain Res., **42**, pp.201-206（1972）
102) Shibata, S., Oomura, Y., Kita, H. and Hattori, K. : Circadian rhythmic changes of neuronal activity in the suprachiasmatic nucleus of the rat hypothalamic slice, Brain Res., **247**, pp.154-158（1982）
103) Green, D.J. and Gillete, R. : Circadian rhythm of firing rate recorded from single cells in the rat superachiasmatic brain slice, Brain Res., **245**, pp.198-200（1982）
104) Honma, K., Honma, S. and Hiroshige, T. : Activity rhythms in the circadian domain appear in suprachiasmatic nuclei lesioned rats given methamphetamine, Physiol. Behav., **40**, pp.767-774（1987）
105) Winfree, A.T. : Integrated view of resetting a circadian clock, J. Theor. Biol., **28**, pp.327-374（1970）
106) Kawato, M. and Suzuki, R. : Biological oscillators can be stopped-topological study of a phase response curve, Biol. Cybern., **30**, pp.241-248（1978）
107) Honma, K., Honma, S. and Wada, T. : Entrainment of human circadian rhythms by artificial bright light cycles, Experimentia, **43**, pp.1205-1207（1987）
108) Minor, D.S., Waterhouse, J.M. and Wirtz-Justice, A. : A human phase-response curve to light, Neurosci. Lett., **133**, pp.36-40（1991）
109) Czeisler, C.A., Kronauer, R.E., Allan, J.S., Duffy, J.F., Jewett, M.E., Brown, E.N. and Ronda, J.M. : Bright light induction of strong (type 0) resetting of the human circadian pacemaker, Science, **244**, pp.1328-1333（1989）
110) Jewett, M.E., Kronauer, R.E. and Czeisler, C.A. : Light-induced suppression of endogenous circadian amplitude in humans, Nature, **350**, pp.59-61（1991）
111) Honma, K., Honma, S. and Wada, T. : Phase-dependent responses of human circadian rhythms to bright light under temporal isolation. In : Comparative Aspects of Circadian Clocks, (Hiroshige, T. and Honma, K. eds.), Hokkaido Univ. Press, Sapporo, pp.178-192（1987）
112) 本間研一，本間さと，広重　力：生体リズムの研究，北海道大学図書刊行会（1989）
113) McGinty, D. and Szymusiak, R. : Keeping cool : A hypothesis about the mechanisms and functions of slow wave sleep, Trends in Neurosci., **13**, pp.480-487（1990）
114) 堀　哲郎：視床下部と体温調節，神経研究の進歩，**31**, pp.504-519（1987）
115) 彼末一之，中島敏博：脳と体温，共立出版（2000）
116) Nakao, M., McGinty, D., Szymusiak, R. and Yamamoto, M. : Dynamical features of thermoregulatory model of sleep control, Jpn. J. Physiol., **45**, pp.311-326（1995）
117) Luna, T.D. : Air traffic controller shift work : what are the implications for aviation safety ?, A review. Aviation, Space and Environ. Med., **68**, pp.69-79（1997）
118) Daan, S. and Aschoff, J. : Circadian rhythms of locomotor activity in captive birds and mammals : their variations with season and latitude, Oecologia, **18**, pp.269-316（1975）

119) Nakao, M. and Yamamoto, M.: Bifurcation properties of the two process model, Psychiatry and Clin. Neurosci., **52**, pp.131-133 (1998)
120) Nakao, M., Sakai, H. and Yamamoto, M.: An interpretation of the internal desynchronizations based on dynamics of the two-process model, Methods of Inform. Med., **36**, pp.282-285 (1997)
121) Nakao, M., Nishiyama, H., McGinty, D., Szymusiak, R. and Yamamoto, M.: Model-based interpretation of biphasic daily pattern of sleepiness, Biol. Cybern., **81**, pp.403-414 (1999)
122) Froberg, J.E.: Twenty-four-hour patterns in human performance, subjective and physiological variables and differences between morning and evening active subjects, Biol. Psychol., **5**, pp.119-134 (1977)
123) Aschoff, J.: Exogenous and endogenous components on circadian rhythms, Cold Spr. Harb. Symp. quant. Biol., **25**, pp.11-28 (1960)
124) Kamath, M. V., Fallen, E. L.: Power spectral analysis of HRV: a noninvasive signature of cardiac autonomic functions, Crit. Rev. Biom. Eng., **21**, pp.245-311 (1993)
125) Hayano, J., Yasuma, F., Okada, A., Mukai, S. and Fujinami, T.: Respiratory sinus arrhythmia. A phenomenon improving pulmonary gas exchange and circulatory efficiency, Circulation, **94**, pp.842-847 (1996)
126) Sunagawa, K., Kawada, T. and Nakahara, T.: Dynamics nonlinear vago-sympathetic interaction in regulating heart rate, Heart Vessels, **13**, pp.157-174 (1998)
127) Taylor, J.A., Williams, T.D., Seals, D.R. and Davy, K.P.: Low-frequency arterial pressure fluctuations do not reflect sympathetic outflow: gender and age differences, Am. J. Physiol., **274**, pp.H1194-H1201 (1998)
128) Kirby, R.L., Nugent, S.T., Marlow, R.W., Macleod, D.A. and Marble, A.E.: Coupling of cardiac and locomotor rhythms, J. Appl. Physiol., **66**, pp.323-329 (1989)
129) 川上 博 編：生体リズムの動的モデルとその解析，コロナ社 (2002)
130) Kawahara, K., Yoshioka, T., Yamauchi, Y. and Niizeki, K.: Heart beat fluctuation during fictive locomotion in decerebrate cats: locomotor-cardiac coupling of central origin, Neurosci. Letter, **150**, pp.200-202 (1993)
131) Kawahara, K., Kumagai, S., Nakazono, Y. and Miyamoto, Y.: Analysis of entrainment of respiratory rhythm by somatic afferent stimulation in cats using phase response curves, Biol. Cybern., **58**, pp.235-242 (1988)
132) 池上晴夫：走行時の着地のタイミングと循環反応，日本運動生理学会誌，**1**, pp.10-19 (1994)
133) Koh, J., Brown, T.E., Beightol, L.A., Ha, C.Y. and Eckberg, D.L.: Human autonomic rhythms: Vagal cardiac mechanisms in tetraplegic subjects, J. Physiol., **474**, pp.483-495 (1994)
134) Niizeki, K. and Miyamoto, Y.: Phase-dependent heartbeat modulation by muscle contractions during dynamic handgrip in humans, Am. J. Physiol., **276**, pp.H1331-H1338 (1999)
135) Niizeki, K., Kawahara, K. and Miyamoto, Y.: Cardiac, respiratory, and locomotor coordination during walking in humans, Folia Primatol, **66**, pp.226-239 (1996)
136) 新関久一：心周期と筋活動のタイミング，体育の科学，**50**, pp.356-362 (2000)
137) Funk, G.D., Milsom, W.K. and Steeves, J.D.: Coordination of wingbeat and respiration in the Canada goose. I. Passive wing flapping, J. Appl. Physiol., **73**, pp.1014-1024 (1992)
138) Ainsworth, D.M., Smith, C.A., Henderson, K.S. and Dempsey, J.A.: Breathing during exercise in dogs-passive or active?, J. Appl. Physiol., **81**, pp.586-595 (1996)

139) Bramble, D.M. and Jenkins, F.A.Jr.: Mammalian locomotor-repiratory integration: implication for diaphragmatic and pulmonary design, Science, **262**, pp.235-240 (1993)
140) Garlando, F., Kohl, J., Koller, F.A. and Pietsch, P.: Effect of coupling the breathing and cycling rhythms on oxygen uptake during bicycle ergometry, Euro. J. Appl. Physiol. & Occup. Physiol., **54**, pp.497-501 (1985)
141) Bernasconi, P. and Kohl, J.: Analysis of co-ordination between breathing and exercise rhythms in man, J. Physiol., **471**, pp.693-706 (1993)
142) Rassler, B. and Kohl, J.: Analysis of coordination between breathing and walking rhythms in humans, Resp. Physiol., **106**, pp.317-327 (1996)
143) Cohen, M.A. and Taylor, J.A.: Short-term cardiovascular oscillations in man: measuring and modelling the physiologies, J. Physiol., **542**, pp.669-683 (2002)
144) Malpas, S.C.: Neural influences on cardiovascular variability: possiblities and pitfalls, Am. J. Physiol., **282**, pp.H6-H20 (2002)
145) Triedman, J.K. and Saul, J.P.: Blood pressure modulation by central venous pressure and respiration: buffering effects of the heart rate reflexes, Circulation, **89**, pp.169-179 (1994)
146) Elstad, M., Toska, K., Chon, K.H., Raeder, E.A. and Cohen, R.J.: Respiratory sinus arrhythmia: opposite effects on systolic and mean arterial pressure in supine humans, J. Physiol., **536**, pp.251-259 (2001)
147) Kim, S.Y. and Euler, D.E.: Baroreflex sensitivity assessed by complex demodulation of cardiovascular variability, Hypertension, **29**, pp.1119-1125 (1997)
148) Box, G.E.P. and Genkins, G.M.: Time Series Analysis Forcasting and Control, Holden-Day, San Francisco (1970)
149) Berntson, G.G., Cacioppo, J.T. and Quigley, K.S.: Respiratory sinus arrythmia: Autonomic origins, physiological mechanisms, and psychophysiological implications, Psychophysiol., **30**, pp.183-196 (1993)
150) Haykin, S.: Adaptive Filter Theory, Prentice Hall, New Jersey (1996)
151) Piepoli, M., Sleight, P., Leuzzi, S., Valle, F., Spadacini, G., Passino, C., Johnston, J. and Bernardi, L.: Origin of respiratory sinus arrhythmia in conscious humans, Circulation, **95**, pp.1813-1821 (1997)
152) Guyton, A.C.: Blood pressure control-special role of the kidneys and body fluids, Science, **252**, pp.1813-1816 (1991)
153) Madwed, J.B., Albrecht, P., Mark, R.G. and Cohen, R.J.: Low-frequency oscillations in arterial pressure and heart rate: A simple model, Am. J. Physiol., **256**, pp.H1573-H1579 (1989)
154) Ikeda, Y., Kawada, T., Sugimachi, M., Kawaguchi, O., Shishido, T., Sato, T., Miyano, H., Matsuura, W., Alexander Jr., J. and Sunagawa, K.: Neural arc of baroreflex optimizes dynamics pressure regulation in achieving both stability and quickness, Am. J. Physiol., **271**, pp.H882-H890 (1996)
155) DeBoer, R.W., Karemaker, J.M. and Strackee, J.: Comparing spectra of a series of point events particularly for heart rate variability data, IEEE Trans. Biomed. Eng., **BME-31**, 384-387 (1984)
156) Patton, D.J., Triedman, J.K., Perrott, M., Vidian, A.A. and Saul, P.: Baroreflex gain: Characterization using autoregressive moving average analysis, Am. J. Physiol., **270**, pp.H1240-H1249 (1996)

157) 早野順一郎：心拍のゆらぎと自律神経, Therapeut. Res., **17**, pp.5-77 (1996)
158) 山下 博, 河南 洋, 前田正信：脳と循環, 共立出版 (1998)
159) 菅 弘之, 高木 都, 後藤葉一, 砂川賢二：心臓力学のエネジェティクス, コロナ社 (2000)
160) Parati, G., Di Rienzo, M. and Mancia, G.: How to measure baroreflex sensitivity: from the cardiovascular laboratory to daily life, J. Hypertension, **18**, pp.7-19 (2000)
161) Yana, K., Saul, J.P., Berger, R.D., Perrott, M.H. and Cohen, R.J.: A time domain approach for the fluctuation analysis of heart rate related to instantaneous lung volume, IEEE Trans. Biomed. Eng., **40**, 1, pp.74-81 (1993)
162) Saul, J.P., Berger, R.D., Chen, M. and Cohen, R.J.: Transfer function analysis of autonomic regulation II. Respiratory sinus arrythmia, Am. J. Physiol., **256**, pp.H153-H161 (1989)
163) Task Force Eur. Soc. Cardiol. and North Am. Soc. Pacing Electrophysiol.: Heart Rate Variability-Standards of Measurement, Physiological Interpretation, and Clinical Use, Circulation, **93**, pp.1043-1065 (1996)
164) Rechtschaffen, A. and Kales, A.: A manual of standardized terminology, techniques and scoring system for sleep stages of human subjects, NIH Neurological Information Network, Bethesda (1968)
165) 中尾光之, 広川 賢, 片山統裕, 山本光璋, 宗像正徳：心臓血管系信号ダイナミクスの多変量多状態解析, 電子情報通信学会論文誌, **J82-D-II**, pp.2132-2142 (1999)
166) 赤池弘次, 北川源四朗：時系列解析の実際 I, 朝倉書店 (1994)
167) 甘利俊一, 長岡浩司：情報幾何の方法, 岩波講座 応用数学 6, 岩波書店 (1993)
168) 佐藤俊輔, 張 碧林, 高羽洋樹：心電図R波系列のスペクトルについて, 第8回生体生理工学シンポジウム論文集, pp.65-70 (1993)
169) Nakao, M., Takagi, H., Mizutani, Y., Yamamoto, M., Munakata, M., Imai, Y. and Abe, K.: Characterization of cardiovascular dynamics on the basis of slow wave sleep, Proc. 15th Ann. Conf. IEEE Eng. Med. & Biol. Soc., pp.566-567 (1993)
170) Nakao, M., Sawada, M., Matsushita, Y., Katayama, N., Yamamoto, M. and Munakata, M.: Characterization of multivariate cardiovascular dynamics during head-up tilting based on Kullback-Leibler divergence, Proc. 19th Ann. Conf. IEEE Eng. Med. & Biol. Soc. (CD-ROM), 7.0.4-PB#041 (1997)
171) 本郷利憲, 広重 力, 豊田順一, 熊田 衛 編：標準生理学 第3巻, 医学書院 (1993)
172) Mohrman, D.E. and Heller, L.J.: Cardiovascular Physiology (4th ed.), McGraw-Hill, Tokyo (1997)
173) 瀧沢智和, 中尾光之, 五十嵐庸介, 片山統裕, 山本光璋：心拍$1/f$ゆらぎとそのモデル化, 電子情報通信学会技術研究報告, **MBE97-106** (1997)
174) Nakao, M., Norimatsu, M., Mizutani, Y. and Yamamoto, M.: Spectral distortion properties of the integral pulse frequency modulation model, IEEE Trans. Biomed. Eng., **44**, pp.419-426 (1997)
175) Nakao, M., Grüneis, F. and Yamamoto, M.: Modeling techniques of point processes and applications in processing biomedical data, In Leondes, C. T. ed., Handbook of Computational Methods in Biomaterials, Biotechnology, and Biomedical Systems. vol.1, Kluwer Academic Publishers, pp. 249-311 (2002)
176) タマス・ヴィチェック（宮島佐介訳）：フラクタル成長現象, 朝倉書店 (1990)
177) 本田勝也：フラクタル, 朝倉書店 (2002)

178) Saper, C.B., Chou, T.C. and Scammell, T.E.: The sleep switch: hypothalamic control of sleep and wakefulness, Trends in Neurosci., **24**, pp.726-731 (2001)
179) Amaral, L. A. N., Ivanov, P.C., Aoyagi, N., Hidaka, I., Tomono, S., Goldberger, A.L., Stanley, H. E. and Yamamoto, Y.: Behavioral-independent features of complex heartbeat dynamics, Physical Review Lett., **86**, pp.6026-6029 (2001)
180) Karni, A., Tanne, D., Rubenstein, B.S., Askenasy, J.J.M. and Sagi, D.: Dependence on REM sleep of overnight improvement of a perceptual skill, Science, **265**, pp.679-682 (1994)
181) Smith, C.: Sleep states and learning: a review of the animal literature, Biobehav. Rev., **9**, pp.157-168 (1985)
182) Louie, K. and Wilson, M.A.: Temporally structures replay of awake hippocampal ensemble activity during rapid eye movement sleep, Neuron, **29**, pp.145-156 (2001)
183) Maquet, P., Laureys, S., Peigneux, P., Fuchs, S., Petiau, C., Phillips, C., Aerts, J., Del Fiore, G., Degueldre, C., Meulemans, T., Luxen, A., Franck, G., Van Der Linden, M., Smith, C. and Cleeremans, A.: Experience-dependent changes in cerebral activation during human REM sleep, Nature Neurosci. **3**, pp.831-836 (2000)
184) Thoren, P., Saum, W.R. and Brown, A.M.: Characteristics of rat aortic baroreceptors with nonmedullated afferent nerve fibers, Circ. Res., **40**, pp.231-237 (1977)
185) Yamamoto, M., Nakao, M., Koshikawa, Y., Nakamura, K., Ikuta, N., Hondou, T., Mizutani, Y., Ando, R., Nitta, S., Yambe, T. and Sei, H.: A further study on 1/f fluctuations in cat's inter-heartbeat intervals, Proc. AIP Conf. **285**, Noise in Physical Systems and 1/f Fluct., Lithuania, pp. 651-654 (1995)
186) Yamamoto, M., Nakao, M., Nakamura, K., Takizawa, T., Igarashi, Y., Katayama, N., Mizutani, Y., Ikuta, N., Chiba, E. and Ando, R.: 1/f fluctuations of cat's inter-heartbeat intervals in extremely low frequency range, Proc. Noise in Physical Systems and 1/f Fluct., Hong Kong, pp. 191-194 (1999)
187) Polosa, C.: Rhythms in the activity of the autonomics nervous system: their role in the generation of systemic arterial pressure waves. In: Mechanisms of Blood Pressure Waves (Miyakawa, K., Koepchen, H.P., Polosa, C. eds.) Japan Sci. Soc. Press, Tokyo, pp.27-41 (1984)
188) Aoki, M.: Optimization of Stochastic Systems, Academic Press, San Diego (1989)
189) Nakao, M., Takizawa, T., Nakamura, K., Katayama, N. and Yamamoto, M.: A cardiovascular control model of 1/f fluctuations in heart rate variability, Proc. 20th Ann Conf. IEEE Eng. Med. & Biol. Soc., pp.279-282 (1998)
190) Nakao, M., Takizawa, T., Katayama, N. and Yamamoto, M.: An optimal control model of 1/f fluctuations in heart rate variabilities, Proc. 15th Int'l. Conf. Noise in Physical Systems and 1/f Fluct., pp.187-190 (1999)
191) Seagard, J.L., van Brederode, J.F.M., Dean, C., Hopp, F.A., Gallenberg, L.A. and Kampine, J.P.: Firing characteristics of single-fiber carotid sinus baroreceptor, Circ. Res., **66**, pp.1499-1509 (1990)
192) Seagard, J.L., Hopp, F.A., Drummond, H.A. and Van Wynsberbhe, D.M.: Selective contribution of two types of carotid sinus baroreceptors to the control of blood pressure, Circ. Res., **72**, pp. 1011-1022 (1993)
193) Coleridge, H.M., Coleridge, J.C.G. and Schultz, H.D.: Characteristics of C fibre baroreceptors in

the carotid sinus of dogs, J. Physiol., **394**, pp.291-313 (1987)
194) Ninomiya, I. and Irisawa, H. : Summation of baroreceptor reflex effects on sympathetic nervous activities, Am. J. Physiol., **216**, pp.1330-1336 (1969)
195) Pawelczyk, J.A. and Raven, P.B. : Reductions in central venous pressure improve carotid baroreflex responses in conscious men, Am. J. Physiol., **257**, pp.H1389-H1395 (1989)
196) Yoshizawa, M., Abe, K., Takeda, H., Yambe, T. and Nitta, S. : Classical but effective techniques for estimating cardiovascular dynamics, IEEE Eng. Med. Biol. Magazine, **16**, pp.106-112 (1997)
197) 特集：生体1/fゆらぎ，BME, **8** (1994)
198) Yamamoto, M., Nakao, M. and Kodama, T. : A possible mechanism of dynamics-transition of central single neuronal activity during sleep, In : (Hayaishi, O. and Inoué, S. eds.) Sleep and Sleep Disorders : From Molecule to Behavior, Academic Press, Tokyo, pp.81-95 (1997)
199) McCarley, R.W. and Portas, C.M. : Direct *in vivo* microdialysis measurement of serotonin release in the dorsal raphe nucleus during waking, Sleep Res., **22**, p.14 (1993)
200) Kodama, T., Takahashi, Y. and Honda, Y. : Enhancement of acetylcholine release during paradoxical sleep in the dorsal tegmental field of the cat brain stem, Neurosci. Lett., **114**, pp.277-282 (1990)
201) Nakao, M. and Yamamoto, M. : Modeling neuronal dynamics-transition during sleep, IEEE EMB Magazine, **18**, pp.99-107 (1999)
202) 麻生英樹：ニューラルネットワーク情報処理，産業図書 (1988)
203) 中尾光之，片山統裕，山本光璋，宗像正徳：スペクトログラムによる心拍1/fゆらぎの構造解析，医用電子と生体工学，**36**, pp.370-381 (1998)
204) 本郷利憲，広重　力，豊田順一，熊田　衛 編：標準生理学 第3版，医学書院 (1993)
205) 市丸雄平，小笠原正彦，片山宗一：自律神経障害患者における心拍のリズムとゆらぎ，BME, **8**, pp.36-48 (1994)
206) Basics of Sleep Behavior, American Sleep Research Society (1993)
207) 吉川　昭：時間-周波数解析の展望 III フーリエ解析そしてスペクトログラム，電子情報通信学会誌，**79**, pp.746-751 (1996)
208) 乗松正志，中尾光之，水谷好成，山本光璋：動物の睡眠-覚醒サイクルにおける心拍リズムのスペクトル解析，電気関係学会東北支部連合大会予稿集，p.139 (1991)
209) Ichimaru, Y. and Katayama, S. : Central nervous system and heart rate variabilities, Proc. Noise in Physical Syst. & 1/f Fluct., pp.691-695, Corona sha, Tokyo (1991)
210) Vanoli, E., Adamson, P.B., Ba-Lin, Pinna, G.D., Lazzara, R. and Orr, W.C. : Heart rate variability during specific sleep stages : A comparison of healthy subjects with patients after myocardial infarction. Circulation, **91**, pp.1918-1922 (1995)
211) Vaughn, B.V., Quint, S.R., Messenheimer, J.A. and Robertson, K.R. : Heart period variability in sleep, Electroencephalogr. Clin. Neurophysiol., **94**, pp.155-162 (1995)
212) Iwakiri, H., Matsuyama, K. and Mori, S. : Extracellular levels of serotonin in the medial pontine reticular formation in relation to sleep-wake cycle in cats : A microdialysis study, Neurosci. Res., **18**, pp.157-170 (1993)
213) Nakamura, K., Yamamoto, M., Takahashi, K., Nakao, M., Mizutani, Y., Katayama, N. and Kodama, T. : State-dependency of neuronal slow dynamics during sleep observed in cat lateral geniculate nucleus, Sleep Res. Online, **3**, pp.147-154 (2000)

214) Yamamoto, Y. and Hughson, R.L. : Extracting fractal components from time series, Physica. D., **68**, pp.250-264 (1993)
215) Abe, Y., Yamamoto, M., Chinzei, T., Mabuchi, K., Matsuura, H., Isoyama, T., Kouno, A., Ono, T., Atsumi, K., Fujimasa, I. and Imachi, K. : $1/f$ fractuation in total artificial heart, Heart Replacement-Artificial Heart 5 (Akutsu, T. and Koyanagi, H. eds.), Springer-Verlag, Tokyo, pp. 303-306 (1996)
216) Crick, F. and Mitchison, G. : The function of dream sleep, Nature, **304**, pp.111-114 (1983)
217) Yamamoto, M., Nakao, M., Mizutani, Y. and Kodama, T. : Dynamic properties in time series of single neuronal activity during sleep, Adv. Neurol. Sci., **39**, pp.29-40 (1995)
218) Nakao, M., Watanabe, K., Takahashi, T., Mizutani, Y. and Yamamoto, M. : Structural properties of network attractor associated with neuronal dynamics transition, Proc. IJCNN, Baltimore, **III**, pp.529-534 (1992)
219) Nakao, M., Watanabe, K., Mizutani, Y. and Yamamoto, M. : Metastability of network attractor and dream sleep, Proc. ICANN, Amsterdam, pp.27-30 (1993)
220) Nakao, M., Honda, I., Musila, M. and Yamamoto, M. : Metastable behavior of neural network under correlated random perturbations, Proc. ICONIP, Seoul, pp.1692-1697 (1994)
221) 山本光璋：脳に学ぶ，東北大学大学院電気・情報系および電気通信研究所編「個性の輝くコミュニケーション―21世紀への夢―」，東北大学出版会，pp.196-221 (2001)
222) Amit, D.J. : Modeling Brain Function, Cambridge University Press, Cambridge (1989)
223) Bulsara, A.R. and Ross, F.E. : Cooperative stochastic processes in reduced neuron models, Proc. Int'l. Conf. Noise in Physic. Sys. and 1/f Fluct., pp.621-627 (1991)
224) Moss, F. and McClintock, P.V.E. eds. : Noise in nonlinear dynamical systems, 1, 2 and 3., Cambridge University Press, Cambridge (1989)
225) Baiter, H.J., Grüneis, F. and Timan, P. : An extended base of for the statistical description of cavitation noise, Proc. Int'l. Symp. on Cavitation Noise, ASME, Phoenix, pp.93-108 (1982)
226) Grüneis, F., Nakao, M. and Yamamoto, M. : Counting statistics of 1/f fluctuations in neuronal spike trains, Biol. Cybern., **62**, pp.407-413 (1990)
227) Grüneis, F., Nakao, M., Yamamoto, M., Meesmann, M. and Musha, T. : Further study on 1/f fluctuations observed in central single neurons during REM sleep, Biol. Cybern., **68**, pp.193-198 (1993)
228) Lewis, P.A.W. : A branching Poisson process model of the analysis of computer failure patterns, J. R. Stat. Soc., **26B**, pp.398-371 (1964)
229) Lowen, S.B. and Teich, M.C. : Fractal renewal processes generate 1/f noise, Physical Rev. E, **47**, pp.992-1001 (1993)
230) Lowen, S.B. and Teich, M.C. : The periodogram and Allan variance reveal fractal exponents greater than unity in auditory-nerve spike trains, J. Acoust. Soc. Am., **99**, pp.3585-3591 (1996)
231) Parzen, E. : Stochastic Processes, Holden-Day, San Francisco (1962)
232) 小倉幸雄：理工学の中の拡散過程，数理科学，**29**，pp.14-20 (1991)
233) Hänggi, P., Talkner, P. and Borkovec, M. : Reaction-rate theory : Fifty years after Kramers, Rev. Mod. Phys., **62**, pp.251-341 (1990)
234) Papoulis, A. : Probability, Random Variables, and Stochastic Processes, McGraw-Hill, Tokyo (1984)

235) Daley, D.J. and Vere-Jones, D. : An Introduction to the Theory of Point Processes, Springer-Verlag, New York (1988)
236) 渡邊一彦：相互結合型ニューラルネットワークのダイナミクスに関する研究，東北大学大学院工学研究科修士論文（1992）
237) 本田 巌：ランダムな擾乱を受ける神経回路網モデルのダイナミクスに関する研究，東北大学大学院情報科学研究科修士論文（1995）
238) 坂本和久：スパイキング・ニューロン回路網モデルのダイナミクスに関する研究，東北大学大学院情報科学研究科修士論文（2001）
239) Van Vliet, C.M. and Handel, P.H. : A new transform theorem for stochastic processes with special application to counting statistics, Physica., **113A**, pp.261-276 (1982)
240) Boguski, M.S. : Bioinformatics-a new era. In : Trend guide to bioinformatics, Trend Supplement 1998, Elsevier, p.1 (1998)
241) 平野 久：プロテオーム解析，東京化学同人（2001）
242) 冨田 勝，西岡孝明 編：メタボローム研究の最前線，シュプリンガー・フェアラーク（2003）
243) http://www.nimh.nih.gov/neuroinformatics/index.cfm/（2004年6月現在）
244) 梶谷文彦：展開「医学生物学の新しい機能原理：フィジオーム」研究を推進する意義，BME, **14**, pp. 5-10 (2000)

# 索　　引

## 【あ】

| | |
|---|---|
| アセチルコリン | 114 |
| 圧受容器 | 8 |
| アドレナリン | 72 |
| アラン分散 | 131 |
| 安定性 | 34 |
| 安定平衡点 | 34 |
| アンフェタミン類 | 11 |

## 【い】

| | |
|---|---|
| 息こらえ法 | 83 |
| 位相振動子 | 4 |
| 位相遷移曲線 | 12 |
| 位相反応曲線 | 12 |
| 位相引込み | 79 |
| 1型のPRC | 13 |
| 一回心拍出量 | 70 |
| 一般化位相差 | 80 |
| 意味情報 | 153 |
| インパルス応答関数 | 6 |

## 【う】

| | |
|---|---|
| ウルトラディアンリズム | 111 |

## 【え】

| | |
|---|---|
| エリアシング | 68 |

## 【か】

| | |
|---|---|
| 階層的制御 | 149 |
| 外的同調 | 12 |
| 外的同調因子 | 11 |
| カオス | 6 |
| 覚醒維持期間 | 10 |
| 隔離実験 | 28 |
| 下肢減圧法 | 83 |
| 間隔スペクトル | 67 |
| 間欠カオス | 7 |
| 還元論 | 1 |
| 眼電図 | 9 |
| ガンマ分布 | 125 |
| 緩和振動子 | 4 |

## 【き】

| | |
|---|---|
| 記号情報 | 153 |
| 逆学習仮説 | 139 |

## 

| | |
|---|---|
| 休息-活動リズム | 4 |
| 強制引込み | 12 |
| 筋交感神経系活動 | 107 |
| 筋電図 | 9 |
| 筋肉によるポンプ作用 | 72 |

## 【く】

| | |
|---|---|
| クラスタ点過程 | 125 |

## 【け】

| | |
|---|---|
| 計数スペクトル | 67 |
| 計数統計 | 128 |
| 血圧 | 5 |
| 血圧変動系列 | 6 |
| 血管収縮線維 | 72 |
| 結合振動子系 | 4 |

## 【こ】

| | |
|---|---|
| 交感神経活動 | 5 |
| 勾配系 | 137 |
| 呼吸性洞性不整脈 | 5 |
| 呼吸リズム | 5 |
| コヒーレンス関数 | 6 |
| コンスタントルーティン | 151 |

## 【さ】

| | |
|---|---|
| 最大エントロピー法 | 96 |
| 最適制御 | 8 |
| 再同調 | 19 |
| サークルマップ | 4 |

## 【し】

| | |
|---|---|
| 死腔換気率 | 76 |
| 視交叉上核 | 11 |
| 自己回帰モデル | 2 |
| 自己相似性 | 111 |
| 自己組織化臨界現象 | 7 |
| 時差飛行 | 28 |
| 指数分布 | 125 |
| システム論的理解 | 155 |
| 実行系ニューロン | 114 |
| シフトワーク | 54 |
| 周波数引込み | 79 |
| 準安定性 | 8 |
| 瞬時肺容積 | 89 |
| 準夜勤 | 55 |

| | |
|---|---|
| 詳細モデル | 2 |
| 小信号モデル | 148 |
| 状態依存性 | 94 |
| 静脈還流量 | 70 |
| 静脈血混合比 | 76 |
| ショットノイズ | 7 |
| 徐波睡眠 | 94 |
| 自律神経活動 | 5 |
| 心筋の収縮性 | 72 |
| 神経インパルス時系列 | 7 |
| 神経回路網アトラクタ | 135 |
| 人工心臓 | 123 |
| 心臓迷走神経 | 73 |
| 心電図 | 66 |
| 振動子 | 4 |
| ──の硬さ | 26 |
| 心肺圧受容器 | 73 |
| 心拍間隔 | 5 |
| 心拍出量 | 72 |
| 心拍タコグラム | 89 |
| 心拍変動時系列 | 6 |

## 【す】

| | |
|---|---|
| 睡眠-覚醒リズム | 4 |
| 睡眠潜時 | 10 |
| スケジュール | 55 |
| スペクトル | 3 |
| スペクトルパワーバランス | 120 |
| スペクトログラム | 117 |

## 【せ】

| | |
|---|---|
| 制御規範 | 8 |
| 生体リズム | 3 |
| 生物時計 | 3 |
| セットポイント | 47 |
| 0型のPRC | 13 |
| セロトニン | 114 |
| 潜水反射 | 94 |

## 【そ】

| | |
|---|---|
| 相互結合型神経回路網 | 131 |
| 相互作用関数 | 59 |
| 相互引込み | 6 |
| 相対位相 | 80 |

## 【た】

| | |
|---|---|
| 体温調節 | 4 |
| 滞在確率 | 137 |
| 体内時計 | 3 |
| ダイナミクス交替現象 | 112 |
| 多振動子説 | 33 |
| ダブルプロット | 18 |
| 多変量自己回帰モデル | 97 |
| 断眠 | 52 |

## 【ち】

| | |
|---|---|
| 抽象モデル | 3 |
| 中心静脈圧 | 72 |
| 中心静脈プール | 72 |
| 中脳網様体 | 111 |
| 調節系ニューロン | 114 |

## 【て】

| | |
|---|---|
| 定常過程 | 109 |
| 定常増分過程 | 110 |
| 点過程 | 7 |
| 伝達関数 | 6 |

## 【と】

| | |
|---|---|
| 動脈圧受容器反射 | 72 |
| 特徴づけモデル | 2 |
| 時計遺伝子 | 4 |
| ドーパミン | 114 |

## 【な】

| | |
|---|---|
| ナイキスト周波数 | 70 |
| 内的相対的同調 | 42 |
| 内的脱同調 | 4 |

## 【に】

| | |
|---|---|
| 日勤 | 55 |
| 日周リズム | 3 |
| 2プロセスモデル | 4, 29 |
| ニューロインフォマティクス | 154 |
| ニューロン活動 | 6 |

## 【ね】

| | |
|---|---|
| 眠気 | 19 |

## 【の】

| | |
|---|---|
| 脳波 | 9 |
| ノルアドレナリン | 72 |
| ノンパラメトリック同調 | 15 |
| ノンレム睡眠 | 9 |

## 【は】

| | |
|---|---|
| バイオインフォマティクス | 153 |
| 肺の伸展受容器 | 74 |
| 白色ノイズ | 108 |
| パラメトリック同調 | 15 |
| バルサルバ法 | 83 |
| パワースペクトル密度 | 6 |

## 【ひ】

| | |
|---|---|
| ヒスタミン | 114 |
| ヒートメモリ | 47 |
| 非24時間睡眠覚醒症候群 | 61 |
| 非光同調因子 | 12 |
| 表層的アプローチ | 1 |

## 【ふ】

| | |
|---|---|
| ファノファクタ | 129 |
| 不安定平衡点 | 34 |
| ファンデルポール方程式 | 24 |
| フィジオーム | 154 |
| フィードバック | 57 |
| 副交感神経活動 | 5 |
| ブラウン運動 | 110 |
| フラクショナルブラウン運動 | 7 |
| フラクタル解析 | 6 |
| フラクタル次元 | 3 |
| フランク・スターリング機構 | 72 |
| フリーラン周期 | 3 |
| プロスタグランジン $D_2$ | 46 |
| プロセスC | 29 |
| プロセスS | 29 |

## 【プ】

| | |
|---|---|
| プロテオーム | 153 |
| 分岐 | 36 |
| 分岐図 | 36 |
| 分散-平均曲線 | 129 |

## 【へ】

| | |
|---|---|
| 閉ループ系 | 83 |

## 【ほ】

| | |
|---|---|
| ポアソン過程 | 125 |
| ポストゲノム | 153 |
| ポテンシャルエネルギー | 132 |
| ホメオスタシス | 20 |

## 【ま】

| | |
|---|---|
| マイヤー波 | 5 |
| マスキングプロセス | 47 |
| 末梢血管抵抗 | 5 |
| マルチフラクタル性 | 152 |

## 【め】

| | |
|---|---|
| メタボローム | 153 |
| メラトニンリズム | 4 |

## 【や】

| | |
|---|---|
| 夜勤 | 55 |

## 【ゆ】

| | |
|---|---|
| 緩やかな制御 | 149 |

## 【ら】

| | |
|---|---|
| ランダム点列 | 67 |

## 【り】

| | |
|---|---|
| リセッティング | 151 |
| リミットサイクル | 11 |
| 臨界期間 | 63 |

## 【れ】

| | |
|---|---|
| レニンアンジオテンシン系 | 5 |
| レム睡眠 | 9 |

---

## 【A】

| | |
|---|---|
| ACTH | 9 |
| AIC | 102 |
| ARMAモデル | 141 |
| ARXモデル | 90 |
| A線維 | 151 |

## 【B】

| | |
|---|---|
| bifurcation | 36 |
| bifurcation diagram | 36 |

## 【C】

| | |
|---|---|
| CPG | 82 |
| CPPモデル | 125 |
| C線維 | 151 |

## 【D】

| | |
|---|---|
| DNA塩基配列 | 153 |

## 【E】

| | |
|---|---|
| entrainment limit | 25 |
| escape time | 136 |
| ET | 136 |

## 【F】

| | |
|---|---|
| Frank-Starling機構 | 72 |
| $1/f$ ゆらぎ | 6 |

## 索　引

### 【H】
head-up tilt 法　　83
HF　　73
Hopfield 型神経回路網　　7
HWSN　　46

### 【K】
Kullback-Leibler divergence　　99

### 【L】
LF　　73
LF/HF パワー比　　107

### 【M】
MDL　　92
MSLT　　10

### 【N】
Neck Chamber 法　　83

### 【P】
phase trapping　　42
PRC　　12
PTC　　12

### 【R】
RSA　　5
R 波　　67
R 波間隔　　66, 101
$1/R$ 制御　　123

### 【S】
SCN　　11

Sequence 法　　83

### 【V】
Valsalva 法　　83
VLF　　73

### 【W】
Windkessel 模型　　71

### 【X】
X 振動子　　24

### 【Y】
Y 振動子　　24

―― 著者略歴 ――

**中尾　光之**（なかお　みつゆき）
1979 年　山口大学工学部電気工学科卒業
1981 年　東北大学大学院工学研究科修士課程修了（情報工学専攻）
1984 年　東北大学大学院工学研究科博士課程修了（情報工学専攻）
　　　　工学博士（東北大学）
1984 年　(財)東京都老人総合研究所助手
1985 年　東北大学助手
1991 年　東北大学助教授
1993 年　東北大学大学院助教授
2003 年　東北大学大学院教授
　　　　現在に至る

**山本　光璋**（やまもと　みつあき）
1963 年　東北大学工学部通信工学科卒業
1965 年　東北大学大学院工学研究科修士課程修了（電気および通信工学専攻）
1968 年　東北大学大学院工学研究科博士課程単位取得退学（電気および通信工学専攻）
　　　　東北大学助手
1971 年　工学博士（東北大学）
1976 年　東北大学講師
1980 年　医学博士（東北大学）
1984 年　東北大学助教授
1988 年　東北大学教授
1993 年　東北大学大学院教授
2004 年　東北福祉大学教授
　　　　現在に至る
　　　　東北大学名誉教授

---

生体リズムとゆらぎ ―モデルが明らかにするもの―
Biological Rhythms and Fluctuations

　　　　　　　　　　　　　　Ⓒ(社)日本エム・イー学会　2004

2004 年 11 月 1 日　初版第 1 刷発行

| 検印省略 | 編　者 | 社団法人　日本エム・イー学会 |
| --- | --- | --- |
| | 発行者 | 株式会社　コロナ社 |
| | | 代表者　牛来辰巳 |
| | 印刷所 | 新日本印刷株式会社 |

112-0011　東京都文京区千石 4-46-10

発行所　株式会社　コロナ社
CORONA PUBLISHING CO., LTD.
Tokyo Japan
振替 00140-8-14844・電話 (03) 3941-3131 (代)

ホームページ http://www.coronasha.co.jp

ISBN 4-339-07153-6　　（新井）　（製本：愛千製本所）
Printed in Japan

無断複写・転載を禁ずる
落丁・乱丁本はお取替えいたします

# バイオテクノロジー教科書シリーズ

（各巻A5判）

■編集委員長　太田隆久
■編集委員　相澤益男・田中渥夫・別府輝彦

| 配本順 | | | 頁 | 定価 |
|---|---|---|---|---|
| 2.（12回） | 遺伝子工学概論 | 魚住武司著 | 206 | 2940円 |
| 3.（5回） | 細胞工学概論 | 村上浩紀・菅原卓也 共著 | 228 | 3045円 |
| 4.（9回） | 植物工学概論 | 森川弘道・入船浩平 共著 | 176 | 2520円 |
| 5.（10回） | 分子遺伝学概論 | 高橋秀夫著 | 250 | 3360円 |
| 6.（2回） | 免疫学概論 | 野本亀久雄著 | 284 | 3675円 |
| 7.（1回） | 応用微生物学 | 谷吉樹著 | 216 | 2835円 |
| 8.（8回） | 酵素工学概論 | 田中渥夫・松野隆一 共著 | 222 | 3150円 |
| 9.（7回） | 蛋白質工学概論 | 渡辺公綱・小島修二 共著 | 228 | 3360円 |
| 11.（6回） | バイオテクノロジーのためのコンピュータ入門 | 中村春木・中井謙太 共著 | 302 | 3990円 |
| 13.（11回） | 培養工学 | 吉田敏臣著 | 224 | 3150円 |
| 14.（3回） | バイオセパレーション | 古崎新太郎著 | 184 | 2415円 |
| 15.（4回） | バイオミメティクス概論 | 黒田裕久・西谷孝子 共著 | 220 | 3150円 |

**以下続刊**

| | | | |
|---|---|---|---|
| 1. 生命工学概論 | 太田隆久著 | 10. 生命情報工学概論 | 相澤益男著 |
| 12. 生体機能材料学 | 赤池敏宏著 | 16. 応用酵素学概論 | 清水・加藤共著 |
| 17. 生理活性物質 | 瀬戸治男著 | | |

定価は本体価格＋税5％です。
定価は変更されることがありますのでご了承下さい。

図書目録進呈◆

# 電気・電子系教科書シリーズ

(各巻A5判)

- ■編集委員長　高橋　寛
- ■幹　　　事　湯田幸八
- ■編集委員　　江間　敏・竹下鉄夫・多田泰芳
　　　　　　　　中澤達夫・西山明彦

| 配本順 | | | 頁 | 定価 |
|---|---|---|---|---|
| 1. | 電気基礎 | 柴田尚志・皆藤新一 共著 | | 近刊 |
| 2.（14回） | 電磁気学 | 多田泰芳・柴田尚志 共著 | | 近刊 |
| 4.（3回） | 電気回路Ⅱ | 遠藤　勲・鈴木　靖 共著 | 208 | 2730円 |
| 6.（8回） | 制御工学 | 下西二郎・奥平鎮正 共著 | 216 | 2730円 |
| 9.（1回） | 電子工学基礎 | 中澤達夫・藤原勝幸 共著 | 174 | 2310円 |
| 10.（6回） | 半導体工学 | 渡辺英夫 著 | 160 | 2100円 |
| 11. | 電気・電子材料 | 中澤・森田・押山・藤原・服部 共著 | | 近刊 |
| 12.（13回） | 電子回路 | 須田健二・土田英一 共著 | 238 | 2940円 |
| 13.（2回） | ディジタル回路 | 伊原充博・若海弘夫・吉沢昌純 共著 | 240 | 2940円 |
| 14.（11回） | 情報リテラシー入門 | 室賀　進・山下　巖 共著 | 176 | 2310円 |
| 18.（10回） | アルゴリズムとデータ構造 | 湯田幸八・伊原八博 共著 | 252 | 3150円 |
| 19.（7回） | 電気機器工学 | 前田　勉・新谷邦弘 共著 | 222 | 2835円 |
| 20.（9回） | パワーエレクトロニクス | 江間　敏・高橋　勲 共著 | 202 | 2625円 |
| 21.（12回） | 電力工学 | 江間　敏・甲斐隆章 共著 | 260 | 3045円 |
| 22.（5回） | 情報理論 | 三木成彦・吉川英機 共著 | 216 | 2730円 |
| 25.（4回） | 情報通信システム | 岡田　裕・桑原正史 共著 | 190 | 2520円 |

以下続刊

| | | | |
|---|---|---|---|
| 3.電気回路Ⅰ | 多田・柴田共著 | 5.電気・電子計測工学 | 西山・吉沢共著 |
| 7.ディジタル制御 | 青木・西堀共著 | 8.ロボット工学 | 白水俊之著 |
| 15.プログラミング言語Ⅰ | 湯田幸八著 | 16.プログラミング言語Ⅱ | 柚賀・松林共著 |
| 17.計算機システム | 春日・舘泉共著 | 23.通信工学 | 竹下鉄夫著 |
| 24.電波工学 | 松田・宮田・南部共著 | 26.高電圧工学 | 松原・箕田・植月共著 |
| 27.自動設計製図 | | | |

定価は本体価格+税5％です。
定価は変更されることがありますのでご了承下さい。

図書目録進呈◆

# 臨床工学シリーズ

(各巻A5判)

- ■監修　(社)日本エム・イー学会
- ■編集委員代表　金井　寛
- ■編集委員　伊藤寛志・太田和夫・小野哲章・斎藤正男・都築正和

| 配本順 | | | 頁 | 定価 |
|---|---|---|---|---|
| 1.(10回) | 医学概論（改訂版） | 江部　充他著 | 220 | 2940円 |
| 2.(3回) | 基礎医学Ⅰ | 伊藤寛志他著 | 228 | 2940円 |
| 3.(7回) | 基礎医学Ⅱ | 降矢　熒他著 | 274 | 3150円 |
| 5.(1回) | 応用数学 | 西村千秋著 | 238 | 2835円 |
| 7.(6回) | 情報工学 | 鈴木良次他著 | 268 | 3360円 |
| 8.(2回) | 医用電気工学 | 金井　寛他著 | 254 | 2940円 |
| 9.(4回) | 医用電子工学 | 松尾正之他著 | 268 | 3360円 |
| 19.(8回) | 臨床医学総論Ⅱ | 鎌田武信他著 | 200 | 2520円 |
| 20.(9回) | 電気・電子工学実習 | 南谷晴之著 | 180 | 2520円 |

**以下続刊**

- 4. 基礎医学Ⅲ　玉置憲一他著
- 6. 医用工学概論
- 10. 生体物性　多氣昌生他著
- 11. 医用機械工学
- 12. 医用材料工学　堀内・村林共著
- 13. 生体計測学　小野哲章他著
- 14. 医用機器学概論　小野哲章他著
- 15. 生体機能代行装置学Ⅰ　都築正和他著
- 16. 生体機能代行装置学Ⅱ　太田和夫他著
- 17. 医用治療機器学　斎藤正男他著
- 18. 臨床医学総論Ⅰ　岡島光治他著
- 21. システム・情報処理実習　佐藤俊輔他著
- 22. 医用機器安全管理学　小野哲章他著

定価は本体価格+税5％です。
定価は変更されることがありますのでご了承下さい。

◆図書目録進呈◆

# ＭＥ教科書シリーズ

（各巻B5判）

■（社）日本エム・イー学会編
■編纂委員長　佐藤俊輔
■編纂委員　稲田　紘・金井　寛・神谷　瞭・北畠　顕・楠岡英雄
　　　　　　戸川達男・鳥脇純一郎・野瀬善明・半田康延

| | 配本順 | | | 頁 | 定価 |
|---|---|---|---|---|---|
| A-1 | （2回） | 生体用センサと計測装置 | 山越・戸川共著 | 256 | 4200円 |
| A-2 | （16回） | 生体信号処理の基礎 | 佐藤・吉川・木竜共著 | 216 | 3570円 |
| B-1 | （3回） | 心臓力学とエナジェティクス | 菅・高木・後藤・砂川編著 | 216 | 3675円 |
| B-2 | （4回） | 呼吸と代謝 | 小野功一著 | 134 | 2415円 |
| B-3 | （10回） | 冠循環のバイオメカニクス | 梶谷文彦編著 | 222 | 3780円 |
| B-4 | （11回） | 身体運動のバイオメカニクス | 石田・廣川・宮崎・阿江・林共著 | 218 | 3570円 |
| B-5 | （12回） | 心不全のバイオメカニクス | 北畠・堀編著 | 184 | 3045円 |
| B-6 | （13回） | 生体細胞・組織のリモデリングのバイオメカニクス | 林・安達・宮崎共著 | 210 | 3675円 |
| B-7 | （14回） | 血液のレオロジーと血流 | 菅原・前田共著 | 150 | 2625円 |
| C-1 | （7回） | 生体リズムの動的モデルとその解析 ―ＭＥと非線形力学系― | 川上博編著 | 170 | 2835円 |
| C-2 | （17回） | 感覚情報処理 | 安井湘三編著 | 144 | 2520円 |
| C-3 | （18回） | 生体リズムとゆらぎ ―モデルが明らかにするもの― | 中尾・山本共著 | 180 | 3150円 |
| D-1 | （6回） | 核医学イメージング | 楠岡・西村監修 藤林・田口・天野共著 | 182 | 2940円 |
| D-2 | （8回） | Ｘ線イメージング | 飯沼・舘野編著 | 244 | 3990円 |
| D-3 | （9回） | 超音波 | 千原國宏著 | 174 | 2835円 |
| E-1 | （1回） | バイオマテリアル | 中林・石原・岩崎共著 | 192 | 3045円 |
| E-3 | （15回） | 人工臓器（Ⅱ） ―代謝系人工臓器― | 酒井清孝編著 | 200 | 3360円 |
| F-1 | （5回） | 生体計測の機器とシステム | 岡田正彦編著 | 238 | 3990円 |

## 以下続刊

| | | | | | | |
|---|---|---|---|---|---|---|
| A | 生体電気計測 | 山本尚武編著 | | A | 生体用マイクロセンサ | 江刺正喜編著 |
| A | 生体光計測 | 清水孝一著 | | B | 循環系のバイオメカニクス | 神谷瞭編著 |
| B | 肺のバイオメカニクス ―特に呼吸調節の視点から― | 川上・西村編著 | | C | 脳磁気とＭＥ | 上野照剛編著 |
| D | 画像情報処理（Ⅰ） ―解析・認識編― | 鳥脇純一郎編著 | | D | 画像情報処理（Ⅱ） ―表示・グラフィックス編― | 鳥脇純一郎編著 |
| D | ＭＲＩ・ＭＲＳ | 松田・楠岡編著 | | E | 電子的神経・筋制御と治療 | 半田康延編著 |
| E | 治療工学（Ⅰ） | 橋本・篠原編著 | | E | 治療工学（Ⅱ） | 菊地眞編著 |
| E | 人工臓器（Ⅰ） ―呼吸・循環系の人工臓器― | 井街・仁田編著 | | E | 生体物性 | 金井寛著 |
| E | 細胞・組織工学と遺伝子 | 松田武久著 | | F | 地域保険・医療・福祉情報システム | 稲田紘編著 |
| F | 臨床工学（CE）とＭＥ機器・システムの安全 | 渡辺敏編著 | | F | 医学・医療における情報処理とその技術 | 田中博著 |
| F | 福祉工学 | 土肥健純編著 | | F | 病院情報システム | 野瀬善明著 |

定価は本体価格+税5％です。
定価は変更されることがありますのでご了承下さい。

図書目録進呈◆